W0223026

Ute Stahl

Leukämie – Beginnt ein neues Leben oder wird die Katastrophe noch größer?

Ute Stahl

Leukämie

Beginnt ein neues Leben oder wird die Katastrophe noch größer?

Magic Buchverlag
Christine Praml

Magic Buchverlag im Internet:
www.magicbuchverlag.de

Ute Stahl im Internet:
www.ute-stahl.de

© 2016 by Magic Buchverlag Christine Praml
Adolf-Hölzel-Str. 5, 85256 Vierkirchen
Alle Rechte vorbehalten

Herstellung: Magic Buchverlag Christine Praml
Umschlagfotos: Ute Stahl
Umschlaggestaltung: Magic Buchverlag
Fotos im Buch: Ute Stahl
Druck: Bookpress EU, Polen

Taschenbuch
ISBN 978-3-944847-51-1
E-Book Mobi-Format
ISBN 978-3-944847-52-8
E-Book, ePub-Format
ISBN 978-3-944847-53-5

Die Vorgeschichte

Geschafft! Ein halbes Jahr Chemotherapie, die ich wegen meiner chronischen lymphatischen Leukämie bekommen habe, lag hinter mir. Gesundheitlich ging es mir recht gut und ich freute mich auf meine Reha im Harz.

In meiner Ehe gab es seit einiger Zeit Unstimmigkeiten und ich wollte nur noch weg, weit weg. Ich wollte mich von den Strapazen der Chemo erholen, neue Kräfte sammeln, Spaß haben und dann nach meiner Rückkehr sobald wie möglich wieder in meinen Beruf als Lehrerin in einer Berufsschule zurückkehren.

Es war in der Reha eine Superzeit. Ich lernte nette Leute kennen, ich fühlte mich gut und ich hatte mich verliebt, in Peter. Er war auch Tumorpatient und auch gebunden, aber wir fühlten uns sehr zueinander hingezogen und in unserer Freizeit haben wir viel zusammen unternommen.

Am Ende unserer Reha nahmen wir uns vor, nach einer weiteren Zeit der Genesung, gemeinsam den Jakobsweg in Spanien zu gehen. Wir trafen uns auch nach der Reha weiter und waren fest mit der Planung unseres Vorhabens beschäftigt. Dass ich gegen Ende der Reha-Zeit nachts wieder diesen starken Nachtschweiß hatte, der auch vor der Chemo so ein typisches B-Symptom war, nahm ich zuerst gar nicht so wahr. Ich wollte es wohl nicht wahrhaben.

Leider brachte die erste Untersuchung bei meinem Hämatologen zu Hause die böse Wahrheit ans Licht. Die Chemo hatte nicht wirklich was gebracht. Nun blieb mir nur noch eine Stammzellentherapie. Aber darauf wollte ich mich gar nicht einlassen. Ich war der Meinung, wenn die Chemotherapie mir nicht geholfen hat, warum sollte ich mich dann weiter quälen. Hat doch eh keinen Sinn. Zumal mir noch die Worte meines Arztes in Erinnerung waren, als ich ihn bei der Diagnose der Leukämie im Jahr 2004 fragte: »Da gibt es doch auch so was wie Transplantationen.« Ich hatte davon mal in der Zeitung gelesen. Da war seine Antwort: »Wünschen Sie sich so was ja nicht.« Aber mir war auch in Erinnerung, dass er mir mal gesagt hat, dass gerade bei Leukämie die Forschung große Fortschritte machte.

Also ließ ich mich nach langer Zeit des Nachdenkens und Gesprächen mit mir nahestehenden Menschen, aber auch verschiedenen Ärzten, auf das »Abenteuer« allogene Stammzellentransplantation ein.

Freitag, 22.02.2008

Habe heute früh eine Tablette Prednisolon eingenommen. Soll der Vorbereitung der Antikörperbehandlung dienen, die am Montag um 8 Uhr beginnen wird.

Dr. T. hat mich heute krankgeschrieben, ich hätte die gut gemeinten Verabschiedungen in der Schule nicht ausgehalten.

Zu meiner großen Freude hatte Peter (die Liebe meiner letzten Reha) heute Zeit und so haben wir uns in K. getroffen. Wir haben lange miteinander gesprochen. Er hat versucht, mich aufzubauen und gesagt, dass ich die Transplantation als Chance für ein neues Leben sehen solle.

Von seinem Verhalten wird sehr viel abhängen, weil meine Psyche mächtig angeschlagen ist. Er kann mich aufbauen oder fallen lassen. Das weiß er – und ich weiß, dass es ihn sehr belastet. Aber ich kann im Moment nicht anders.

Die Situation in meiner Ehe hat sich leider nicht entspannt. Vielleicht können wir wirklich nicht mehr gut miteinander. Da mich diese Situation auch bei meiner Chemotherapie, die ich am 19.02.07 begonnen hatte, so sehr belastet hat, habe ich gesagt, dass ich die »Sache« diesmal alleine durchziehe. Und somit habe ich beschlossen, dass ich zu den Therapien alleine fahre bzw. mich um einen Transport kümmere.

Habe heute eine Sendung im Fernsehen über Knochenmarkspende gesehen, das hat mich mächtig runtergezogen. Ich konnte nur noch heulen. Mal sehen, wie die zwei Tage am Wochenende werden.

Samstag, 23.02.2008

War heute mit meinem Sohn Michael und meinen Eltern in Dresden. Sie wollten sehen, wo die Klinik ist und wie sie alleine dahinkommen. Ich glaube, sie sind nun etwas beruhigter. Anschließend waren wir noch kurz in der Frauenkirche und noch essen. Es war alles recht angenehm.

Michi habe ich versucht zu erklären, warum ich meine Therapie alleine durchstehen will. Vielleicht hat er es verstanden, vielleicht auch nicht, aber auch darauf kann ich im Moment keine Rücksicht nehmen. Ich muss da jetzt durch, und wenn ich mich dazu entschließe, dann muss es ganz sein. Halbe Sachen bringen hier gar nichts mehr. Ich werde es wie Michael Lech halten und das tun, was mir guttut, auch wenn es nicht immer ärztlich »einwandfrei« ist.

Heute Abend wollen wir mit den Nachbarn noch »Wintergrillen« und anschließend Canasta spielen. Kann also ganz schön werden.

Sonntag, 24.02.2008

Fühle mich heute total durch den Wind. Habe das Peter geschrieben, ich hoffe, er meldet sich heute noch. Ich brauche Trost von Menschen, die mich verstehen und für mich da sein wollen. Würde mich jetzt gern mit ihm unterhalten, auch ein bisschen rumspinnen.

Als mein Mann gestern Abend von der Messe kam, konnte er mich nicht mal richtig begrüßen. Ich will heute noch mal mit ihm reden, warum ich so handeln muss. Vielleicht bemüht er sich ja wenigstens, mich zu verstehen.

Draußen ist schönstes Frühlingswetter, die Sonne scheint, es sollen 17 Grad werden. Und ich habe nur traurige Gedanken.

War mit Michael am Nachmittag noch Kaffee trinken und etwas wandern. Es war sehr schön. Jetzt, 17 Uhr, ist er nach Leipzig gefahren. Ich bin allein.

Montag, 25.02.2008

War heute früh sehr aufgeregt, als ich zur ersten Antikörperbehandlung gefahren bin. Habe erste Medikamente gespritzt bekommen (gegen Allergien und Infektionen) und von 9 bis 11 Uhr lief dann der Tropf mit Antikörpern. Nach jeweils 15 Minuten wurde der Blutdruck gemessen, Temperatur nach jeweils einer Stunde. Aber es war alles in Ordnung. Der Kalenderspruch für heute hat zugetroffen: »Jeden Morgen rede ich mir ein, dass mir tagsüber ein kleines Wunder begegnen wird, und siehe, es findet sich eins.« Ein Zweites war, dass Peter heute eine recht schöne SMS gesendet hat. Das baut auf.

Ich bin aber nun etwas müde, weil ich auch Beruhigungsmittel bekommen habe, also lege ich mich jetzt hin.

Dienstag, 26.02.2008

Nach einer recht erholsamen Nacht bin ich wieder zur Therapie gefahren. Diese hat mich mächtig geschafft. Ich bekam gegen Ende der Therapie und zu Hause Schüttelfrost und Fieber (38,8 °C). War ganz schön heftig.

Mit Peter habe ich telefoniert, ich glaube, dem gehe ich im Moment mächtig auf den Keks. Aber was soll ich machen, er fehlt mir sehr. Er hat meine Enttäuschung wahrscheinlich gemerkt und sich gleich noch in einer SMS für meinen Anruf bedankt.

Habe vorhin mit meinem Onkologen gesprochen, er will morgen erst mal sehen, ob wir weitermachen können oder abbrechen müssen. Das geht ja gut los!

Mittwoch, 27.02.2008

Nachdem ich heute Nacht so geschwitzt habe, dass mir das Wasser am Bauch entlanggelaufen ist, ging es mir heute Morgen recht gut. Also bin ich wieder in die Praxis gefahren. Aber der Doc wollte nun doch lieber erst mal mit der Behandlung aussetzen, da mein Körper so heftig reagiert hat. Am Montag starten wir einen weiteren Versuch.

Es geht mir jetzt gut, das Fieber ist weg. Trotzdem mache ich mir Sorgen, dass mein Körper schon am zweiten Tag schlappgemacht hat.

Mal sehen, wie die nächsten drei Wochen werden. Drei Wochen Vorbereitung und dann vier Wochen Pause.

Ja, und dann geht's erst mal richtig los

Freitag, 29.02.2008
(Schalttag)

Als ich heute früh aufgestanden bin, habe ich mich nicht gut gefühlt.

Ich bin so durch den Wind, dass ich mir immer wieder die Frage stelle, ob ich mit der Vorbereitung zur Transplantation weitermache oder die Sache abblase.

Ich habe mich in mein Auto gesetzt und bin einfach nur rumgefahren.

Als ich wieder zu Hause war, ist mein Mann weggefahren – und somit mussten wir uns nicht schon wieder anfauchen.

Den Abend will ich mit Lesen verbringen und es mir gemütlich machen.

Samstag, 01.03.2008

Sind heute früh zu meiner Schwägerin gefahren. Sie will meine Perücke noch mal nachschneiden. Mein Mann will sich seine Haare auch schneiden lassen, wird auch wieder Zeit.
Es ist zwar für heute Sturmwarnung angegeben, aber wir fahren trotzdem los.

H. hat mindestens anderthalb Stunden an meinem Zweithaar rumgeschnitten, sie hat echt Ahnung. Ich glaube, mit dem Teil kann ich mich unter die Leute trauen.

Während der Fahrt haben mein Mann und ich kaum ein Wort gewechselt, ich habe aber auch nicht das Bedürfnis dazu. Er wird mir immer fremder.

Heute Abend wollen wir mit den Nachbarn noch Jägerbrötchen machen und Karten spielen, das bringt wenigstens etwas Abwechslung.

Ich hoffe, dass ich die Therapie nächste Woche besser überstehe. Denn ich habe für mich festgelegt, wenn es mir gut geht, dann suche ich den Kontakt zu anderen Leuten. Ich will raus und vielleicht auch mal wieder lachen.

Sonntag, 02.03.2008

Als ich heute früh aufgestanden bin, war wieder diese Trauer da. Sonntage waren für mich sonst immer etwas Schönes, aber jetzt bringen sie nur wenig Abwechslung und ich denke zu viel nach. Also, Beschäftigung suchen! Wäsche waschen, abnehmen, legen, Essen kochen, abwaschen – toll!

Dann geht es noch zu Oma und Opa zum Kaffee, abends noch Canasta mit den Nachbarn.

Als Überraschung haben sich noch andere Freunde angemeldet, also haben wir zu sechst Canasta gespielt, was richtig lustig war.

Montag, 03.03.2008

War heute schon etwas gespannt, wie ich die heutige Infusion vertrage. Ging aber alles gut, gab keinerlei Nachwirkungen.

Bin anschließend noch in die Schule gefahren und habe mir ein paar Bettmützen genäht für meine »kahle« Zeit.

Meine Kollegin und Freundin Ilona ist mal ins Zimmer gekommen, da habe ich mich gefreut.

Morgen will ich mich mit Peter im Schloss A. treffen. Wir wollen uns zusammen ein bisschen Kultur ansehen. Ich freue mich riesig darauf.

Nun bin ich doch etwas geschafft, also Zeit zum Hinlegen.

Donnerstag, 06.03.2008

Bin heute erst 11 Uhr in der Praxis bestellt gewesen. Es gab die volle Dosierung, 30 ml. Da hatte ich schon Angst, dass es mich wieder mit Fieber erwischt. Aber bis jetzt ist es ausgeblieben. Darüber bin ich sehr froh.

Mir geht es heute richtig gut, drum will ich auch mit in die Sauna gehen, ich freue mich schon drauf. Der gestrige Kalenderspruch hat mich dazu animiert: »Ein guter Witz kann einem die ganze schlechte Laune verderben.« Ich hoffe, dass der Saunachef einen guten Witz kennt.

Freitag, 07.03.2008
Die Infusion verlief recht gut. Ich hatte zwar niedrigen Blutdruck (100) und Temperatur von knapp über 37 °C, aber es ging. Anschließend habe ich mich mit Ilona im CC getroffen.

Am Nachmittag fühlte ich mich nicht gut, hätte nur noch heulen können. Und dann war ich so kraftlos. Trotzdem bin ich noch eine kleine Runde mit meiner Hündin Lisa gegangen.

Samstag, 08.03.2008
Nachdem ich gestern Abend noch eine Schlaftablette genommen habe, bin ich heute früh entspannt aufgestanden. Beim Frühstück las ich die Zeitung, es war ein Bericht über eine Stammzellenspenderin aus F. drin. Sie hatte Mitte Januar Stammzellen gespendet und sich nun nach dem 46-jährigen Patienten aus Hamburg erkundigt. Es ging ihm nicht sehr gut. Da konnte ich nur noch heulen.

Habe heute in der oberen Etage Fenster geputzt und Gardinen gewaschen. Wenn ich nicht mehr kann und darf, soll das wenigstens in Ordnung sein. Nächste Woche mache ich im Erdgeschoss weiter.

Am Abend sind wir bei den Nachbarn, es werden Frühlingsrollen gemacht. Bringt ein bisschen Abwechslung und tut gut. Habe noch einen Kalenderspruch gefunden, der Peter zum Nachdenken anregen sollte. Drum nehme ich diesen beim nächsten Treffen mit.

»Verstehen kann man das Leben rückwärts,
leben muss man es aber vorwärts.«
Sören Kierkegaard

Mittwoch, 12.03.2008
Die Therapie verlief wieder ohne Komplikationen, worüber ich sehr erleichtert war. Ich sollte zwar noch auf die Ultraschalluntersuchung warten, aber Dr. T. hatte keine Zeit. Ich ja eigentlich auch nicht, denn ich wollte ja noch in die Schule.

Steffen habe ich in unserem Vorbereitungszimmer noch schnell die Haare geschnitten und dann sind wir zum Essen ins Sportlerheim gefahren. Er hatte mich eingeladen. Es war richtig schön, dass wir mal wieder einfach so quatschen konnten. Denn das Verhältnis zu Steffen ist wirklich rein freundschaftlich, ganz im Gegensatz zu dem von Peter.

Donnerstag, 13.03.2008
Nach dem Aufstehen und Frühstücken bin ich mit unserer Lisa die Runde gegangen. Habe heute Nacht so gut wie nicht geschlafen, wollte aber auch keine Tablette nehmen. Ich kann ja nicht alles in mich reinstopfen.

Mit Peter habe ich mich gegen 10 Uhr getroffen. Es war mit ihm wieder sehr schön. Ich habe mich zusammengerissen und nur am Schluss noch mal über den Tag der Transplantation gesprochen.

Gegen 13 Uhr sind wir dann wieder in »unsere« Bäckerei gegangen auf einen Kaffee und Kuchen.

Freitag, 14.03.2008
Die Behandlung verlief gut. Im Gespräch mit Dr. T. habe ich erfahren, dass Krebszellen aus dem Blut verschwunden sind und die Lymphknoten sich verkleinert haben. Also sieht die Vorbereitung recht gut aus. Nächste Woche muss ich nur noch zweimal zur Therapie.

Samstag, 15.03.2008
Bin heute früh in die Schule gefahren, wir hatten »Tag der offenen Tür«. Es war schön, mal wieder paar Kollegen zu treffen. Habe mir die Modenschau angesehen, die wieder echt gelungen war. Hatten tolle »Models« dabei und auch ehemalige Schüler haben mitgemacht.

Steffen habe ich ein Schokoladenhandy mitgenommen, weil er sich immer so fleißig meldet.

Hab's ihm einfach hingelegt, er wird es schon finden. 13 Uhr fahre ich mit meiner Nachbarin nach Chemnitz, wir wollen uns mit den Wanderfreunden treffen und vorher ein bisschen durch das Vita-Center bummeln.

Der Treff mit der Wandertruppe war erst recht schön. Als sich dann aber alle über ihre Urlaube, Wanderungen und andere tolle Sachen unterhalten haben, kam ich mir total deplatziert vor. Denn ich habe leider was ganz anderes vor, die Transplantation. Ich gehöre nicht mehr dazu und werde auch nicht mehr mitgehen können. Dieses Kapitel ist abgeschlossen.

Ich bin dann aufgestanden und gegangen. Helga hatte ich Bescheid gesagt. Auf der Rückfahrt hab ich Rotz und Wasser geheult.

Bin dann ins Bett gegangen und erst eingeschlafen, nachdem ich die zweite Schlaftablette eingeworfen hatte.

Sonntag, 16.03.2008

Habe mit Michael ein sehr intensives Gespräch geführt, dass es so nicht mehr weitergeht und ich auch nicht mehr weiß, warum ich noch irgendwas machen soll.

Ich will im Moment auch keinen Kontakt mehr zu irgendwelchen Leuten, habe mein Telefon ausgemacht. Meinen Kolleginnen (Ilona und Gabi) schrieb ich, dass ich mich mal wieder melde, wenn mir danach ist. Ich habe keine Lust mehr, mit jemandem über meine Probleme zu reden, außer mit Michael, meinem Sohn. Ich hoffe, dass ich am Abend noch etwas zur Ruhe komme, morgen habe ich wieder Therapie.

Bevor Michael nach Leipzig gefahren ist (er hat zwischendurch mal sehr geweint, ich kann's aber auch nicht ändern), haben wir uns noch über die Tage zu Ostern unterhalten.

Freitag fährt mein Mann zu seinen Eltern, Samstag gehen wir abends zu Freunden, Sonntag mit meinen Eltern zum Mittagessen, Montag nichts. Das reicht mir dann aber auch.

Mittwoch, 19.03.2008

War heute zur letzten Antikörperbehandlung. Das heißt, dass ich die erste Etappe geschafft habe. Es sind jetzt noch drei Wochen Zeit und die Angst wächst von Tag zu Tag.

Dann folgt die nächste Etappe. Der Aufenthalt und die Therapie in der Uniklinik in Dresden.

Donnerstag, 20.03.2008

Habe mich wieder mal dem Haushalt gewidmet.

Deshalb habe ich im Erdgeschoss die Fenster geputzt und Gardinen gewaschen. Schließlich will ich das Haus ordentlich hinterlassen, wenn ich gehe. Aber sonst bin ich heute ziemlich weit unten. Ich erschrecke manchmal vor mir selber, wie egal mir alles ist.

Auf Sauna heute Abend habe ich zwar Lust, aber wenn ich dann an die Gespräche denke, die mir wieder so egal sind, bin ich geneigt, gar nicht mitzugehen. Es bleibt ja noch etwas Zeit zum Überlegen. Morgen bin ich allein, da tut Abwechslung heute vielleicht noch mal ganz gut. Mein Mann fährt morgen zu seinen Eltern und ich bin glücklich über meine Entscheidung, nicht mitzufahren. Michi geht zum Volleyball, mal sehen, womit ich mich ablenke.

Freitag, 21.03.2008 (Karfreitag)

Bin 7 Uhr aufgestanden, weil ich trotz Schlaftablette nicht mehr wirklich richtig zur Ruhe komme. Heute in drei Wochen gehe ich hoffentlich in die Klinik und in vier Wochen erhalte ich die Transplantation.

Habe mich heute mit Arbeit eingedeckt – Kartoffelsalat für morgen vorbereiten, Eier kochen und färben, Wäsche aufhängen, sauber machen und so weiter.

Steffen hatte mir gestern in die Sauna die Ostergeschenke meiner Kolleginnen mitgebracht, bei denen habe ich mich heute per Mail oder SMS bedankt.

In der Sauna war es übrigens ganz schön, aber es hebt mich wirklich nichts mehr an.

Sonntag, 23.03.2008 (Ostersonntag)
War vorhin eine Stunde mit Lisa spazieren. Als wir wieder zu Hause waren, reagierte ich wieder allergisch und bekam rote, aufgedunsene Wangen. Sicher arbeitet jetzt irgendwie mein Immunsystem.

Zum Mittag gehen wir mit meinen Eltern essen, wir sind eingeladen.

Am Abend kommen Freunde zu uns. Wir wollen grillen und Glühwein trinken. Das passt, weil es seit gestern ununterbrochen schneit. Und das zu Ostern!

Aber ich freue mich darauf, denn Carola bringt mit ihrer unkomplizierten Art angenehme Abwechslung.

Montag, 24.03.2008 (Ostermontag)
Der gestrige Abend verlief so, wie nicht anders erwartet. Es war lustig und schön.

Bevor ich ins Bett gegangen bin, habe ich noch eine Schlaftablette genommen. Dadurch schlief ich wunderbar und fühle mich heute früh ausgeruht und auch ruhiger.

Habe heute noch mal mit Michael und meinem Mann gesprochen, weil bei mir ja doch manchmal Reaktionen vorkommen, die ich selber nicht erklären kann. Sie wollen mir in meine Entscheidungen nicht reinreden.

Waren dann zu dritt spazieren. Am Abend wollen wir mit den Nachbarn Canasta spielen.

Dienstag, 25.03.2008
Zur Blutkontrolle nach Chemnitz gefahren. Mit meinem Blut ist alles im grünen Bereich.

Danach war ich beim Psychiater. Muss mir mal was von der Seele reden, auch die Sache mit Peter.

Der Besuch bei Herrn K. war sehr aufschlussreich. Er riet mir, mit Peter vorerst alles so zu belassen, dann hätte ich ihn doch wenigstens teilweise. Ob ich das kann, weiß ich nicht.

Freitag, 28.03.2008

Heute hatte ich einen Supervormittag. Traf mich mit Peter in G. um 9 Uhr. Wir hatten uns zum Wandern verabredet. Das Wetter war herrlich.

Bis ca. 12 Uhr sind wir gelaufen, anschließend noch zum Essen gegangen. Es war wie zur Reha im Harz.

Als er sagte, er wünscht mir, dass ich mich zur nächsten Reha wieder verliebe, antwortete ich ihm, dass er mich überhaupt nicht versteht. Dann guckt er immer ganz betröpfelt.

Zur Transplantation will er kommen, deshalb soll ich versu chen, Einfluss darauf zu nehmen, dass der »Akt« nicht vor 9 Uhr stattfindet, schließlich muss er anreisen. Und seine Trulla darf nichts wissen.

Als ich nach Hause kam, hatte eine Schwester aus der Klinik angerufen, ich gehe also, wie verabredet, am 11.04.08 in die Klinik. Zwischen 12 und 13 Uhr soll ich da sein.

Habe meinem Mann vorgeschlagen, dass wir heute ins Kino gehen könnten. Es kommt »Keinohrhasen« mit Till Schweiger. Als WG verstehen wir uns im Moment richtig gut. Aber, ich kann mir ein Mehr nicht mehr vorstellen.

Die Nachbarn gehen auch mit und so bin ich richtig zufrieden.

Sonntag, 30.03.2008 (Sommerzeit)

Michi ist wieder nach Leipzig gefahren.

Es steht mir also ein oder Sonntagnachmittag bevor.

Langsam wird mir mulmig zumute, der Tag, an dem es in die Klinik geht, rückt näher.

Heute Abend noch Canasta mit den Nachbarn. Es war ein schöner Abend, die Stimmung bei allen gut.

Mittwoch, 02.04.2008

Peter hat mir gleich heute Morgen geschrieben, dass wir uns morgen 9 Uhr in A. treffen.

Er hat mir auch geschrieben, dass er mir einen Brief mit in die Klinik geben will. Das will ich aber nicht, weil ich mir vorstellen kann, was er reinschreibt. Das muss doch selbst ihm klar sein, dass ich Negatives in der Klinik nicht gebrauchen kann.

Am Nachmittag waren Steffi und Ilona da. Wir haben mal schön miteinander gequatscht. War eine gute Abwechslung. Zwei Wanderfreundinnen riefen an und erkundigten sich nach meinem Befinden. War mit meinem Mann heute noch in der Metro und im CC, was essen. Als WG kommen wir ganz gut aus, wir erwarten im Moment nichts voneinander. Das ist ganz gut so.

Samstag, 05.04.2008

Mein letztes Wochenende, meine letzten Samstagsbrötchen vor dem schweren Gang. Ich stehe schon wieder total neben mir.

Beschäftige mich mit restlichen Hausarbeiten und Vorbereitungen für die Klinik. Meine Tasche ist gepackt, es sind nur noch Kleinigkeiten einzuräumen und Erinnerungsstücke.

Am Nachmittag wollen mein Mann und ich evtl. noch Stück wegfahren und am Abend gehen wir mit den Nachbarn essen. Also ein wenig Ablenkung.

Der Abend verlief richtig gut, wir hatten zusammen Spaß, haben anschließend noch Karten gespielt. Das lenkt gut ab, das muss man den Nachbarn lassen, das kriegen sie hin.

Sonntag, 06.04.2008

Das Wetter zieht mich schon beim Augenaufschlagen runter. Ich hätte nie gedacht, dass Wetter auch meine Stimmung beeinflussen kann.

Meine Tanten Margitta und Christa haben heute früh angerufen und mir alles Gute gewünscht. Lieb gemeint, aber macht mich im

Moment total fertig. Margitta hat gesagt: »Du bist so eine starke Frau, ich hab dich nie klagen hören.« Ich werde versuchen, die restlichen Tage ohne zusätzliche Verabschiedungen zu überstehen. Familie ist klar, aber alles andere werde ich abblocken.

Nachher wollen Michi, mein Mann und ich noch unsere Ausfahrt machen, hoffentlich hört es wenigstens auf zu regnen.

Mein Mann gibt sich ausgesprochen viel Mühe, mich zu unterstützen. Ich finde es angenehm, aber mir fehlen z. Z. irgendwie ein paar Gefühle für ihn.

Peter habe ich geschrieben, dass er jetzt nicht das kaputt machen soll, was er zur Reha im Harz aufgebaut hatte. Er gab mir Zuversicht und Hoffnung. Habe ihm geschrieben, dass man auch mal lügen darf. Ich weiß zwar, dass das blöd von mir ist, ich verarsche mich ja nur selbst, aber alles andere ist für mich jetzt kaum zu ertragen.

Unsere Ausfahrt war auch sehr schön. Wir waren erst zu Mittag essen, sind dann nach K. gefahren und haben uns die Burg angesehen.

Anschließend gingen wir noch spazieren und tranken in den »Seeterrassen« Kaffee. War gut.

Abends sind wir noch bei den Nachbarn Canasta spielen. Also ein recht positiver Tag.

Montag, 07.04.2008

Nun hat die letzte Woche vor dem Klinikeinzug angefangen. Aber ich denke, ich bin ganz gut vorbereitet.

Am Nachmittag war ich noch beim Psychiater, aber es gab nichts Besonderes mehr zu besprechen.

Am Abend haben mein Mann und ich einen Film im Fernsehen gesehen, in welchem sich ein Krebspatient selbst das Leben genommen hat, als er keine Hoffnung mehr sah. Das war für mich völlig verständlich, aber meinen Mann hat das total mitgenommen. Er hat geweint.

Dienstag, 08.04.2008
Erst mal war heute Hausarbeit angesagt. Wenn ich sonst immer unterwegs bin, muss ich das etwas konzentrieren.

Gegen 11 Uhr hat mich eine Wanderfreundin besucht. Sie hat mir von einer Patientin erzählt, die vor zwei Jahren transplantiert worden ist. Es geht ihr heute gut. Sie hat mir eine Folie mitgebracht, in welche ich Karten und Bilder stecken kann. Die nehme ich mit.

Gabi will dann auch noch kommen. Manchmal ist mir wie reden, dann wieder gar nicht. Jeder Tag fühlt sich anders an.

Donnerstag, 10.04.2008
(Letzter Tag vor der Klinikaufnahme)
Bei Dr. T. habe ich heute früh meine Unterlagen geholt. Er dachte, dass ich morgen nur mal so zur Untersuchung hinfahre. Aber dem ist ja nun nicht so.

Ansonsten ist weitestgehend alles eingepackt und ich bin bereit.

Dann kommen Mutti und Vati, mal sehen, wie das abläuft. Sie tun mir leid, sie wissen nicht, wie es mit ihrer einzigen Tochter weitergehen wird.

Dr. S. aus Dresden hat gerade angerufen, ich dachte schon, es ist was passiert. Aber, ich soll nur bereits 11 Uhr da sein, weil er mich noch sehen möchte, da er mittags gehen muss.

Mit dem Spender ist auch alles in Ordnung, er wäre noch mal untersucht worden und topfit. Das klingt ja schon mal gut.

Am Samstag beginnt dann wirklich schon die Chemo, dann wird's ernst.

Ganz spät ist dann Michael gekommen, er hat morgen frei und will mit nach Dresden fahren. Das freut mich sehr.

Freitag, 11.04.2008
(Aufnahme in die Klinik)

Ich bin heute um 6.30 Uhr aufgestanden, habe geduscht und Haare gewaschen. Gegen 8.45 Uhr sind wir losgefahren. Es war schon komisch, mein Haus zu verlassen.

Als ich hier ankam, wurde mir gesagt, dass ich ein Zweibettzimmer nehmen muss. Hatte gleich die Nase voll. Aber bis Montag muss ich durch. Dann bin ich allein.

Bei der Verabschiedung von meiner Familie hat mich Michael gedrückt und auch mein Mann hat mich fest in die Arme genommen. Es war schön, leider hat er das zu selten gemacht.

Am Nachmittag wurde mir noch mal Knochenmark genommen. Hab's diesmal ganz schön gemerkt. Aber jetzt geht es wieder.

Der Haustechniker hat mir den Internetanschluss gelegt. Habe schon mit Michael gechattet und auch schon E-Mails geschrieben.

Das Essen war bisher gut, das Personal auch.

War vor dem Abendbrot noch im Klinikgelände spazieren, es war mildes Wetter.

Mein Mann hat angerufen, er weiß, dass wir miteinander reden müssen in meinem neuen Leben. Er will erst mal weiter mit mir in Kontakt bleiben. Das beruhigt mich nun doch.

Samstag, 12.04.2008
(Chemotag 1)

Die erste Nacht im Krankenhausbett war nicht so toll. Erstens war ein fürchterliches Gewitter, zweitens brummelt meine Bettnachbarin so vor sich hin. Selbst die Schlaftablette hat nichts gebracht.

Aber das Essen ist hier richtig gut. Werde wohl zunehmen oder auch nicht.

Ich denke, am Vormittag wird es mit der Chemo losgehen. War heute das erste Mal mit Gummihandschuhen mein großes Geschäft verrichten. Ist blöd beim Abwischen, man rutscht ab. Mal sehen, was mir noch so widerfährt.

Gegen 13 Uhr hat man mich angestöpselt. Ich bekomme Wasser zum Rausspülen der schlechten Krebszellen, etwas gegen die Kotzerei und eben die Chemo. Das Ganze soll ca. 7 Stunden laufen. Wenigstens kann ich aufstehen und schreiben.

War am Nachmittag spazieren, es war wunderbares Wetter. Nach meiner ersten Chemo heute musste ich meinen Weg mit Mundschutz und Handschuhen antreten. Kam mir vor wie ein Exot und hatte das Gefühl, dass mich alle Menschen anstarren. War aber bestimmt nicht so.

Sonntag, 13.04.2008
(Chemotag 2)

Nach einer besseren Nacht (ich habe meine eigene Schlaftablette genommen), konnte ich wenigstens bis halb fünf schlafen.

Die Chemo, die ich heute bekomme, ist die gleiche wie gestern, also Fludarabin. Muss ich mir keine Gedanken machen, dass mir groß übel wird.

Am Nachmittag kommen die Nachbarn zu Besuch, sie bringen meinen Mann und Michael mit. Ich freue mich auf die Ablenkung.

Mein Besuch kam pünktlich und ich habe mich gefreut. Wir sind dann eine große Runde spazieren gegangen. Es hat mir nichts ausgemacht. Wir redeten alle miteinander und es war sehr entspannend. Ich war froh, sie mal wieder gesehen zu haben.

Danach bin ich noch mit meiner Bettnachbarin raus, ihr erstes Mal. Sie war ganz stolz, die paar Schritte geschafft zu haben.

Leider sind ihre Leukos unter eins und so entsteht die Frage, ob sie morgen zur Reha kann. Wenn nicht, muss sich das Personal was einfallen lassen, ich möchte dann mein Zimmer, um endlich meine Taschen ausräumen zu können. Ich habe auch das Bedürfnis, endlich meinen eigenen Rhythmus zu fahren. Abends länger aufbleiben, um dann besser zu schlafen. Mein Berliner Cousin hat mir eine Karte geschrieben, Wanderfreunde haben auch eine sehr schöne mitgeschickt. Diese Kleinigkeiten erfreuen mich sehr.

Montag, 14.04.2008
(Chemotag 3)

Heute früh hat meine Bettnachbarin erfahren, dass sie nun tatsächlich zur Reha fährt. Damit habe ich das Zimmer erst mal für mich allein.

Hoffe, dass ich dann auch wieder in meinen Schlafrhythmus finde. Das Ergometer wird mir auch ins Zimmer gestellt, kann ich mich trainieren. Bei der guten Verpflegung werde ich sonst noch fett.

Der Professor hat heute Visite gemacht, er hätte schon viel von Dr. S. über mich gehört. Was auch immer?

Ich bekomme weiter Fludarabin als Infusion und ab morgen Chemotabletten. Es geht mir noch gut.

Wenigstens bin ich alleine im Zimmer. Frau W. ist zur Reha. Mal sehen, wann wieder jemand kommt. Hoffentlich nicht so bald!

Dienstag, 15.04.2008
(Chemotag 4)

Die vergangene Nacht habe ich gut geschlafen.

Dadurch, dass ich allein im Zimmer war, konnte ich bis 23 Uhr lesen, dann nahm ich meine Schlaftablette und bin eingeschlafen. Ich schlief ohne Unterbrechung bis 4.30 Uhr. Dann habe ich ein bisschen gelesen und bin wieder eingeschlafen.

6 Uhr wurde ich von der Nachtschwester geweckt, da musste ich die Chemotablette einnehmen. Ab jetzt alle 6 Stunden. Das sind die, welche zu der Keinhaarfrisur (meine nette Umschreibung für Glatze) führen. Faustan zur Beruhigung bekomme ich ab heute auch.

Muss heute ständig aufs Klo. Hatte mir gestern ein leichtes Abführmittel geben lassen, dass die Schwestern scherzhaft »Bifi« nennen. »Bifi« hat gewirkt!

Durch die zusätzliche Chemo durfte ich heute und morgen auch die Station nicht verlassen. Wetter war aber sowieso nicht gut. Das

Faustan macht müde und so habe ich mal mittags ein wenig ausgeruht.

Abends dann mit Gabi, Ilona, Carola, der Nachbarin und Steffen gesprochen bzw. geschrieben.

Mit Michi und meinem Mann chattete ich fast den ganzen Nachmittag. Das klappt recht gut, wie mit einem Freund. Schade!

Habe mit Schwester K. über meine Situation und den Tag der Transplantation gesprochen.

Ich hoffe, Peter kommt eher, will mit ihm noch reden.

Mittwoch, 16.04.2008
(Chemotag 5)

Bin 6.30 Uhr aufgestanden. Dann habe ich mir die Haare gewaschen, will so lange wie möglich nicht krank aussehen.

7.30 Uhr rief ich Vati an, er hat heute seinen 78. Geburtstag. Ich war der erste Gratulant. Die beiden machen sich so viele Sorgen, hoffentlich halten sie durch. Sie können sich nicht vorstellen, dass es mir noch gut geht. Ist sicherlich auch schwer.

Heute um 10.30 Uhr findet eine Sonografie statt. Werde im »Wagen« ins nächste Haus gefahren. Leider darf ich bis dahin nichts essen, soll aber Tabletten schlucken. Die Schwestern haben mir wenigstens eine Suppe gebracht. Wenn das mal gut geht.

Am Nachmittag will mich Ilona besuchen kommen. Ich freue mich drauf!

Da ich letzte Nacht nicht so gut schlafen konnte, habe ich mir was zum Freitag ausgedacht.

Das ist »Mein Tag 0«, und wenn ich den mit positivem Ausgang überstehe, muss einiges anders werden. So mache ich mich selber kaputt.

Ich beende etwas:

(?), habe noch zwei Tage Zeit.

Ich behalte etwas:
meine bisherige Stärke, meine Kraft, ohne die ich vielleicht schon verzweifelt wäre.

Ich beginne etwas:
ein neues Leben. Meine Denkweise hat sich in letzter Zeit schon geändert, ich sehe jetzt manches anders.

Zur Ultraschalluntersuchung haben sie mich inmitten von anderen Leuten warten lassen. Ich hatte zwar Mundschutz, aber trotzdem. Sonst ist man isoliert und dann sitzt du mit anderen Leuten zusammen. Dann hat es auch noch ewig gedauert, 12.15 Uhr habe ich das Erste gegessen, weil ich nüchtern erscheinen musste.

Ilona hat mich besucht. Es war schön, mit ihr zu quatschen.

Donnerstag, 17.04.2008 (letzter Minustag)
Habe gut geschlafen. Das Gespräch mit Ilona hat mir geholfen, über meine Situation nachzudenken.

Gegen 9.45 Uhr war der Professor B. hier, es würde alles planmäßig verlaufen. Morgen gegen 11 Uhr soll der »Akt« stattfinden. Peter hat geschrieben, dass er morgen halb acht losfährt, er würde zwei Stunden fahren. Dann hätten wir noch genug Zeit, um zu reden. Einige Fragen will ich noch geklärt haben. Ich brauche meinen inneren Frieden.

Nach etwas Sport bin ich rausgegangen. Bin zu den Elbwiesen gelaufen, es war herrliches Wetter. Ich bin richtig süchtig nach frischer Luft.

Dann war Mittagessen angesagt, 13 Uhr musste ich zum EKG. Bin dann gleich noch mal gelaufen, weiß ja nicht, wann ich wieder »raus« darf.

Gegen 16 Uhr war Michael da. Wir haben erst im Zimmer gequatscht, dann sind wir noch mal zu den Elbwiesen (heute mein drittes Mal). Es war schön, mit ihm zu erzählen.

Freitag, 18.04.2008 (Tag »0« – Transplantation)
Die Nacht war ruhig. Fühle mich überhaupt recht entspannt, ich glaube, das ist auch gut so.

Ich rief meinen Mann an, weil er sich gestern nicht gemeldet hat, ich wusste aber, dass er viel unterwegs war. Wollte mich nur selber beruhigen. Es ist alles okay, er hat aber nun wirklich ganz schön viel um die Ohren. Er hat auch begriffen, dass er zu meinem Krankengeld endlich mal was dazuverdienen muss. Er arbeitet im Moment viel bei E. im Garten.

Habe gerade mit einem Pfleger gesprochen, der sagte, dass ich, wenn es mir gut geht, auch nach der Transplantation raus kann. Das klingt doch richtig gut.

Peter war gegen 10 Uhr da. Dann habe ich alles angesprochen, was ich ihm sagen wollte. Es musste alles raus.

12 Uhr ist er gegangen, bevor die Transplantation losging. War mir auch recht so.

12.45 Uhr lief das Transplantat in meine Vene. Vorher hatte ich noch eine Infusion mit einem leichten Schlafmittel. Das hat mich auch wirklich schläfrig gemacht. Danach habe ich gemerkt, dass meine Vene schmerzt. Als der Pfleger M. dann mit Kochsalz spülen wollte, hatte ich große Schmerzen. Da hat er die Nadel rausgezogen. Morgen muss also ein neuer Venenzugang gelegt werden. Bin froh, dass mir nicht übel geworden ist bei der Transplantation, die Kotzschale stand schon an meinem Bett.

Als das Transplantat durch war, aß ich erst mal zu Mittag. Ist auch drin geblieben.

Anschließend habe ich meinem Mann eine SMS geschickt, dass das Transplantat drin ist.

Er war sehr froh und mir dummen Gans kamen vor Erleichterung die Tränen.

Was soll denn das nun wieder, Ute? Stark sein!

Bin am Nachmittag noch eine Stunde durch die Anlage des Klinikums gelaufen. Die frische Luft hat sehr gutgetan. Außerdem muss ich wohl jetzt jeden Tag nutzen, an dem ich raus kann, denn ab nun kann in den nächsten Wochen jeder Tag anders sein.

Hänge der Sache mit Peter nach. Aber wie hat Mutti einmal gesagt: »Er wird dir wehtun, wenn es für dich am schlimmsten ist.« So ist es gekommen.

Habe noch einige Anrufe bekommen: von meinem Mann, Michi, Oma und Opa, der Nachbarin, Gabi.

Abends sah ich noch ein kleines bisschen fern, bin aber immer eingeschlafen.

Um halb zehn löschte ich das Licht und bin eingeschlafen. Ohne Schlaftabletten!

Samstag, 19.04.2008 (Tag 1)

Habe die Nacht zwar nicht durchgeschlafen, aber es ging.

Der Tag wird sich heute hinziehen. Es ist Wochenende! Ich warte auf einen neuen Zugang, dass ich »endlich« wieder an den Tropf angehangen werden kann. Draußen regnet es, ich hoffe, am Nachmittag wird es besser, wenn es geht, will ich wieder raus.

Der Zugang wurde gelegt, aber ich muss gar nicht mehr ständig an den Tropf. Wasser trinke ich selbst genug, es muss also nicht noch zusätzliche Flüssigkeit in den Körper – und essen kann ich auch. Wahrscheinlich erhielt ich die ganze Zeit Zusatznahrung als Infusion, hat der Prof. auch abgesetzt. »Wir wollen Sie doch nicht mästen«, hat er gesagt. Vernünftige Einstellung.

Leider hat der Regen bis zum Nachmittag nicht aufgehört, sodass aus einem Spaziergang bis jetzt nichts wurde. Vielleicht kann ich gegen Abend mal raus. Fühle mich heute aber auch etwas müde.

Gegen 16.45 Uhr bin ich doch noch eine Runde draußen gelaufen, ich brauchte frische Luft. Es hat zwar immer noch geregnet, aber es war trotzdem schön. Nun beginnt ein langer Abend, vielleicht werde ich aber auch wieder zeitig müde.

Carola hat eben noch angerufen, wir haben ein wenig gequatscht.

Sonntag, 20.04.2008 (Tag 2)

Habe recht gut geschlafen und bin erst um 7 Uhr aufgestanden. Dann war Haarewaschen angesagt, mal sehen, wie oft ich das noch kann. Eine Schwester hatte mir gestern gesagt, dass sie mir dann die restlichen Haare abschneiden, wenn es so weit ist. Das wird bestimmt noch mal ein schwerer Moment.

Heute bekomme ich mal keine Infusionen, was auch mal ganz angenehm ist. Aber auch jetzt am Vormittag habe ich das Gefühl, mich doch wieder hinlegen zu müssen. Wenigstens ist mein Stuhlgang wieder in Schwung gekommen, gestern war ich richtig aufgebläht.

Am Nachmittag kommen mein Mann, Michael und Oma und Opa. Wird bestimmt anstrengend werden. Ich will Stärke zeigen.

Bei der Visite wurde mir gesagt, dass nicht jeder so schlimme Nebenwirkungen nach der Transplantation hat. Nun hoffe ich, dass es bei mir auch nicht so schlimm wird, ich wenigstens immer selbst essen kann. Ich hasse es, wenn mir was eingeflößt wird. Selbst essen, aufstehen, auf Toilette gehen, rausgehen, das wäre schon super.

Der Nachmittag zog sich so hin, da mein Besuch erst gegen halb vier da war. Sie hatten irgendeine Umleitung.

Meine Eltern sind, denke ich, etwas beruhigter gefahren, nachdem sie gesehen haben, dass es mir noch gut geht.

Montag, 21.04.2008 (Tag 3)

Mein Schlaf war gut und ich bin hungrig aufgewacht. Aber der Zivi lässt sich Zeit und so knurrt mein Magen.

Aber sowohl er als auch das ganze Personal sind einfach Spitze. Bis jetzt habe ich keine Probleme, aber dann bekomme ich ja wieder »das« Mittel, was alles auslösen kann. Ich hoffe, es bekommt mir auch heute gut.

Eben war Visite, es sieht alles ganz gut aus. Die Schleimhäute könnten doch noch betroffen werden, aber sonst rechnen die Ärzte nicht mit viel »Schlimmem«. Das beruhigt erst mal, würde mich riesig freuen. Dr. S. ist aus dem Urlaub zurück und hat mich angelacht. Sicherlich freut er sich auch, dass es mir gut geht, das hatte er mir ja prophezeit.

War heute dreimal draußen, zweimal an der Elbe, einmal im Klinikgelände. Ich brachte meine geschriebenen Briefe zum Briefkasten.

Dienstag, 22.04.2008 (Tag 4)

Habe heute mit einer Sozialarbeiterin der Klinik bezüglich der Reha gesprochen. Sie rät mir erst nach Hause zu gehen, um Kräfte zu sammeln. Es stehen auch noch viele Kontrolltermine nach dem Klinikaufenthalt an. Und wenn ich dann zu Kräften gekommen bin, dann soll ich erst zur Reha fahren, dass ich auch was davon habe (da kann man sich »prima« verlieben und hängt dann Monate danach noch durch. Das will ich nicht mehr, noch mehr Enttäuschungen halte ich nicht aus).

Dr. S. hat mir heute die Nadel aus der Vene entfernt, denn die ist nun auch schon entzündet. Die ganzen zu erwartenden Nebenwirkungen sollen wohl erst in der zweiten Hälfte meines Klinikaufenthaltes kommen.

Draußen ist trübes Wetter, das hebt meine Stimmung nicht unbedingt. Sonst will ich nicht klagen, es geht mir gut.

Ich könnte heute nur heulen.

Zur Abwechslung wollte ich ein bisschen rausgehen, da fing es an zu regnen. Es passt alles zusammen. Hoffentlich ist der Tag bald um, ich muss ihn abhaken. Habe auch keine Lust auf irgendwelche Gespräche. Vorhin hat mich Helga angerufen und Gabi hat mir 'ne Karte geschickt. Alles gut gemeint, aber »der eine« lässt mich hängen. Ich hasse mich dafür, dass ich es so an mich ranlasse.

Ich kann mich heute zu nichts motivieren. Der Tag muss einfach rumgehen. Hoffentlich wird es morgen wieder besser.

Mittwoch, 23.04.2008 (Tag 5)

Hatte eine sehr unruhige Nacht. War ständig wach und dann grüble ich nur rum. Vielleicht hadere ich mit meinem Schicksal, aber mir fehlt »das« Ziel. Wenn ich an die Zeit im Harz denke, wie viel Energie ich in alles gelegt hatte, nur um richtig fit zu werden, um mit Peter so viel wie möglich unternehmen zu können.

Ich weiß, dass ich dankbar sein muss. Ich habe einen wunderbaren Sohn, habe noch beide Eltern, habe Freunde, die sich ständig melden, mein Mann scheint begriffen zu haben, dass er bezüglich Arbeit was unternehmen muss. Aber wenn wir abends telefonieren, haben wir uns nicht wirklich was zu sagen. Das macht mich alles so traurig und ich finde nichts, woran ich mich aufrichten kann.

Wenigstens ist das Wetter heute besser, die Sonne scheint, also werde ich versuchen, viel Zeit draußen zu verbringen.

Mein körperlicher Verfall scheint seinen Lauf zu nehmen, ich merke, meine Kräfte lassen nach. Das macht mir Angst.

War heute zweimal an der Elbe. Habe mich eine Weile hingesetzt, aber es ist sehr windig. Eine Erkältung sollte ich mir nun wirklich nicht noch zuziehen.

Donnerstag, 24.04.2008 (Tag 6)

Nach dem Aufstehen war Haarewaschen dran. War das für lange Zeit das letzte Mal? Ich darf noch nicht dran denken.

Der Kalenderspruch von heute: »Gib jedem Tag die Chance, der schönste deines Lebens zu werden.« (Mark Twain)

Witzbold, es ging nämlich schon gut los.

Die Schwestern gaben sich alle Mühe, meinen Venen etwas Blut zu entnehmen. Nach fünfmaligem Stechen hatten sie ihre Röhrchen endlich voll. Sie haben sich wirklich viel Mühe gegeben, aber jeden Tag geht das wahrscheinlich nicht. Ein Röhrchen war dabei, wo man kontrollieren will, ob die neuen Zellen schon zu arbeiten beginnen.

Heute bekomme ich meine dritte Gabe MTX. Davor ist mir bange! Zum einen hoffe ich, dass der Arzt eine brauchbare Vene findet, sonst legen die mir wirklich noch einen Venenkatheter. Zum anderen können nun spürbare Nebenwirkungen auftreten. Nachher gehe ich zum Ultraschall. Das Blöde ist, dass ich vorher nicht frühstücken darf und der Termin erst 9.30 Uhr ist. Aber ich habe jetzt schon HUNGER!

Gegen Mittag kam Dr. S., um mir das MTX zu injizieren. Der Mann hat echt Ahnung, er hat sich eine Vene raus gesucht, rein gestochen, und weil sie wegrollte, hat er sie festgehalten. Man sieht nicht mal einen Einstich. Ich war so froh. Er ist der Meinung, dass meine Venen nicht schlecht sind, eben »nur« wegrollen.

Anschließend bin ich zur Elbe gelaufen und habe mich auf eine Bank gesetzt. Hatte mir eine Zeitung mitgenommen. Aber nach einer Stunde hatte ich Durst. Bin dann zurück ins Zimmer, habe was getrunken und mich danach in den kleinen Park gegenüber der Klinik gesetzt. Dort habe ich gelesen. Aber dann war mir das doch zu anstrengend. War gegen 16 Uhr wieder auf dem Zimmer und habe ein wenig mit Michi und meinem Mann gechattet. Ist echt eine praktische Einrichtung. Meine Nachbarin hat angerufen, haben ein paar Minuten gequatscht.

Freitag, 25.04.2008 (Tag 7)

Als ich aufgewacht bin, hab ich's schon gesehen. Es regnet! Na klasse! Hoffentlich hört es zwischendurch mal auf, ich will noch zum Kiosk – Zeitung kaufen.

Beim Blutziehen mussten die Schwestern heute nur zweimal! stechen. War doch richtig gut.

Wenigstens hat Peter schon geschrieben. Er würde mich auch besuchen kommen, wenn ich keine Haare mehr hätte, denn ich wäre ich.

Sollte alles planmäßig verlaufen, hätte ich heute die Hälfte meiner Zeit hier um (Bergfest). Ich wage noch nicht, daran zu denken.

Zur Visite habe ich Positives erfahren.

1. Meine Schleimhäute sind immer noch in Ordnung.

2. Morgen wird mir kein Blut abgenommen, die Venen sollen geschont werden.

3. Ich darf mir abgepacktes Eis kaufen und es auch draußen essen, also den Mundschutz mal kurz abnehmen. Ich soll es aber dort kaufen, wo hoher Umsatz ist, dass das Eis auch frisch ist.

Also habe ich mich auf den Weg gemacht, einen Supermarkt zu suchen. Ich habe zwar kein Eis gekauft, aber wenn ich doch mal Eis essen möchte, kann ich mir welches kaufen. Allein deswegen, weil ich es darf, freut mich das.

Am Nachmittag, der teilweise verregnet war, bin ich fünfzehn Minuten Ergometer gefahren (ca. 6 km) und einmal um das gesamte Klinikgelände gelaufen. Man braucht 35–40 Minuten.

Samstag, 26.04.2008 (Tag 8)

Der Tag ging schon mal anders los als gedacht. Pfleger M. kam wieder mit vier Röhrchen zum Blutzapfen. Es stände so im Plan. Na ja! Aber er hat nur einmal gestochen, das Blut lief und gut war's. Eventuell morgen nicht, weil da nichts für die Studie gebraucht wird. Wochenende ist immer langweilig, da ist auch hier alles auf Sparflamme.

Peter hat mir gestern wieder einen Gutenachtgruß gesendet. Er strengt sich ganz schön an. Hoffentlich sehe ich ihn bald!

Bin am Vormittag wieder meine Runde ums Klinikgelände gelaufen. Nach einer Mittagsruhe bin ich an die Elbe gegangen. Leider stehen dort alle Bänke in der Sonne. Ich habe zwar ein bisschen gelesen, aber dann wollte ich es mit der Sonne nicht übertreiben und bin zurück ins Klinikgelände und habe mich dort auf eine schattige Bank gesetzt. Da war's mir aber nach einer Weile zu kalt und ich bin wieder in die Klinik zurück. So richtig habe ich mein Plätzchen draußen noch nicht gefunden, aber ich will zufrieden sein, dass ich überhaupt raus darf.

Im Zimmer habe ich einige E-Mails geschrieben und gelesen. Nach dem Abendbrot will ich noch auf dem Ergometer trainieren und mich dann ins Bett hauen. Wieder ein Tag, den ich rumgebracht habe. Ich denke, in der nächsten Woche wird sich zeigen, ob schon Erfolge zu verbuchen sind. Da könnte es mir aber nun auch wirklich mal mieser gehen, drum will ich jetzt noch so oft wie möglich raus.

Sonntag, 27.04.2008 (Tag 9)

Bin heute Vormittag einmal ums Klinikgelände gelaufen.

Nach dem Mittagessen habe ich mich hingelegt. Gegen 13.30 Uhr war die Familie da (Eltern, mein Mann, Micha, Hündin Lisa). Wir sind an die Elbe gegangen und haben uns auf eine Bank gesetzt. Sie hatten sogar einen Sonnenschirm mit und ihn aufgestellt. Das war angenehm, so musste ich mich wegen der Sonne nicht gar so verkriechen. Aber ich glaube, gefühlsmäßig bin ich taub. Ich konnte mich nicht so richtig über Besuch freuen und reden wollte ich auch nicht. Was soll ich auch erzählen? In mir ist alles so leer.

Wenn ich allein irgendwo bin, könnte ich heulen. In der Klinik traue ich mich nicht, nicht dass sie mir dann gleich mit Psychiater kommen. Abends im Bett bin ich zu müde. Aber es fällt mir immer schwerer, meine Tränen zurückzuhalten.

Montag, 28.04.2008 (Tag 10)

Wieder beginnt eine neue Woche. Die Blutabnahme verlief recht gut (nur zweimal stechen!).

Herr K. (Psychologe) hat mir eine Mail geschickt, also auf meine geantwortet. Er glaubt, dass ich jetzt gefühlsmäßig total neben mir liege, deshalb auch meine gestörten Empfindungen. Freude, was ist das? Ich freue mich, dass ich noch fast keine Nebenwirkungen habe, dass es heute keine Schwierigkeiten bei der Blutabnahme gab.

Er glaubt aber auch, dass ich nach dieser Zeit, wo sich ja im Inneren meines Körpers was tut, ich anders denken und auch ehrlicher zu mir selbst sein werde.

Zur Visite war heute Prof. B. mit dabei. Er sagte: »Frau Stahl, so richtig können wir uns das auch nicht erklären, dass Sie so gar keine Nebenwirkungen haben.«

Es könnte in der zweiten Wochenhälfte noch was kommen, wenn die neuen Zellen anfangen zu arbeiten. Und wenn sie dann arbeiten, könnte ich bald nach Hause. Passiert nichts Unvorhergesehenes, werde ich wohl Ende nächster Woche entlassen werden.

Ich glaube, ich bin noch gar nicht so weit. Dann kommt die Zeit, wo ich reden muss. Und dann kommt ganz viel mehr. Ich darf noch nicht dran denken.

War heute wieder zweimal draußen. Am Nachmittag habe ich ganz schön lange an der Elbe gesessen. Hatte mir was zu trinken und zu lesen mitgenommen.

Ich hatte das Gefühl, dass mein Hals leicht kratzt. Habe im Zimmer gleich erst mal gegurgelt. Nun muss auch nicht noch was passieren.

Eben sprach ich mit einer Schwester. Die sagte auch, dass es selten ist, dass jemand gar nichts merkt. Aber bei manchen käme es sehr spät und nur kurz. Na hoffen wir mal.

Dienstag, 29.04.2008 (Tag 11)

Seit gestern hatte ich leichtes Prickeln auf der Zunge, als hätte ich sie mir mit einer heißen Speise verbrannt. Habe gleich heute früh angefangen zu spülen. Mal sehen, wie es dann beim Essen wird.

Ich will auf jeden Fall alles tun, damit ich nicht über einen Schlauch ernährt werden muss. Ich möchte nicht noch mal stundenlang am Tropf hängen. Habe ich es so weit geschafft, muss ich es nun noch bis zum Schluss durchhalten. Also: spülen, spülen, spülen.

Habe wieder mein MTX bekommen. Anschließend habe ich noch Sport gemacht, war sogar auf dem Crosstrainer, und bin noch eine halbe Stunde spazieren gegangen. Abends noch ein bisschen Fernsehen geguckt, aber mir fehlt eigentlich das richtige Interesse. Lasse den Fernseher eben nur so laufen.

Mittwoch, 30.04.2008 (Tag 12)

Meine Beschwerden in Mund und Rachen sind nicht viel schlimmer geworden. Aber das Essen ist schon eine echte Tortur. Doch ich werde mich hüten zu klagen, womöglich hängen die mich an den Tropf und ernähren mich so. Das will ich auf jeden Fall vermeiden.

Der Doc hat mir geraten, Cola zu trinken. Erst habe ich gedacht, er will mich verarschen. Aber es hilft. Damit bringe ich sogar meine Tabletten runter.

Am Nachmittag bin ich zur Elbe gelaufen. Aber es war sehr windig und so bin ich nicht lange geblieben. Auch auf den Bänken im Park war es nicht so toll, gegen 15.15 Uhr war ich wieder im Zimmer. Ich habe mit Michi gechattet und E-Mails beantwortet. Ilona, Steffen und Steffi hatten geschrieben. Sie wollen mich alle noch nächste Woche besuchen kommen. Würde mich freuen, vorausgesetzt, mir geht es gut.

Der Mund ist nicht schlimmer geworden, ich hoffe, dass das morgen auch nicht passiert. Morgen ist Feiertag, 1. Mai und Himmelfahrt; für mich wird es langweilig werden. Ich wollte keinen Besuch, aber mein Mann ist auch nicht selbst auf die Idee gekommen zu fragen. Auch bei ihm wird nichts mehr an Bindung zu mir da sein.

Donnerstag, 01.05.2008 (Tag 13)

Hatte eine sehr unruhige Nacht, der Hals schmerzt ganz schön. Die Schleimhaut im Mund hat sich wahrscheinlich schon ein wenig erholt, tut nicht mehr ganz so weh. Vielleicht schaffe ich es ohne zusätzliche künstliche Ernährung. Das wünsche ich mir.

Heute ist Feiertag, es ist der 1. Mai und gleichzeitig Himmelfahrt. Es fällt also in diesem Jahr ein Feiertag weg, weil ich nichts davon habe, ist es für mich nicht von Bedeutung. Hier in der Klinik passiert nicht viel. Mir soll nun nur noch jeden zweiten Tag Blut abgenommen werden, die Venen sollen geschont werden. Wenn die Visite vorbei ist, ist der Tag klinisch gelaufen. Ich wollte an die Elbe gehen, da ist heute Flottenparade, aber zurzeit regnet es. Also warte ich, bis es besser wird.

Gegen 10 Uhr hat der Regen aufgehört und so bin ich an die Elbe gelaufen. Dort war es aber so windig, dass mir unheimlich mein Hals geschmerzt hat. Ich habe mir zwar einige Schiffe angesehen, auf allen spielten Kapellen und es war richtig Stimmung. Aber dann bin ich wieder in die Klinik gegangen, ich wollte nichts riskieren.

Am Nachmittag habe ich meine eigentliche Vormittagsrunde gedreht, also einmal ums Klinikgelände. Hat mich aber auch angestrengt, vor allem schmerzte der trockene Hals. Bin also wieder ins Zimmer und habe sofort gespült. Es ist einigermaßen zu ertragen.

Dann habe ich mich noch auf dem Ergometer gequält (6 km) und nun bin ich fertig. Meine Temperatur ist heute 36,9 °C, hoffentlich kommt da kein Fieber. Ich verliere auch Haare, im Moment noch einzelne. Doch es wird wohl losgehen. Aber ich hab's ja gewusst.

Der Tag war total langweilig und zieht sich hin. Bekomme jetzt mein Abendbrot, dann ist wieder ein Tag geschafft.

Freitag, 02.05.2008 (Tag 14)

Durch ein Schmerzmittel, das ich heute Nacht gegen 4 Uhr noch mal genommen habe, konnte ich recht gut schlafen.

Aber heute Morgen der Schock. Mir sind meine Haare büschelweise ausgefallen. Ich habe sie zwar noch gewaschen, aber das Waschbecken war total voll mit Haaren. Es war mir ja schon vorher bekannt, es ist auch zum vorausgesagten Termin eingetreten, trotzdem bin ich jetzt erst mal platt. Ich könnte heulen, aber was hilft's? Ich hab's so satt! Nun habe ich die »Keinhaarfrisur«.

Vorhin war der Arzt bei mir und wollte mir eine Flexüle legen, weil irgendwas mit den Nieren ist. Die Alternative dazu ist, dass ich 1,5 Liter mehr trinke als gestern. Also schütte ich in mich rein, was geht.

Gehe dann nur noch mal kurz raus, weil ich sonst mein Trinkpensum nicht schaffe. Da ich aber nun auch Fieber bekommen könnte, kann es sein, dass ich trotzdem noch so ein Ding verpasst bekomme. Tolle Aussichten!

Am Nachmittag ging's mir richtig mies. Habe mir nun doch eine Flexüle legen lassen. Bevor ich dann in der Nacht am Tropf hänge, bringe ich es lieber hinter mich. Trinken kann ich auch nicht so viel, mit ist nämlich auch noch total schlecht. Toller Tag, hoffentlich gibt's nicht so viele davon. Den Tag heute hake ich ab.

Samstag, 03.05.2008 (Tag 15)

Ich schreibe heute mit größter Kraftanstrengung. Es geht mir gar nicht gut, war heute früh zu schwach, um mich im Stehen zu waschen. Schmerzen im Mund habe ich immer noch. Mein Hb-Wert ist unter fünf gesunken, deshalb bekomme ich dann noch Blut übertragen.

Mein Mann und Michi wollen am Nachmittag kommen.

Da ich nichts essen kann, werde ich nun auch noch über den Tropf ernährt.

Mein Befinden wurde immer schlechter. Die zwei haben mich echt besorgt angesehen. Mir war alles so egal. Bin immer wieder eingeschlafen.

Dann überbrachte mir der Pfleger noch die »frohe« Botschaft, dass ich noch in ein anderes Haus zum Röntgen abgeholt werden würde. Könnte auch spätabends sein.

Zum Glück hat das dann nicht stattgefunden.

Sonntag, 04.05.2008 (Tag 16)

Beim Aufstehen merkte ich schon, dass gar nichts ging. Nun war mir auch noch schlecht.

Also nach dem Aufstehen und Waschen gleich wieder hingelegt. Essen geht auch nicht, ich bekomme so viel über den Tropf in meinen Körper und ständig wird Blut abgenommen. Es gleitet alles an mir vorbei.

13 Uhr war mein Mann schon da, hat sich Sorgen gemacht.

Gegen 14 Uhr musste ich zum Röntgen. Die Fahrt dorthin war eine Katastrophe. Bis zum Krankenwagen musste ich im Rollstuhl gefahren werden, im Auto wurde mir schlecht, zum Glück hatte ich die Kotzschale dabei. Mein Mann war mit, das war ganz gut. Er war mir eine große Hilfe.

Ich war froh, als ich wieder im Bett lag und schlafen konnte. Abends ging es mir ein wenig besser.

Da ich bei der vielen Flüssigkeitszufuhr nicht genug pinkle, bekomme ich nun auch noch dafür ein Mittel. Und mir ist soooo schlecht.

Montag, 05.05.2008 (Tag 17)

Schlecht ist mir immer noch und Stuhlgang hatte ich seit Freitag nicht. Habe aber zum Frühstück ein halbes Filinchen gegessen. Zum Mittag eineinhalb Zwiebacke. Immerhin!

Meine Leukos sind auf 0,4 angestiegen. Das ist doch schon was!

Ansonsten ist mein Befinden zu gestern leicht besser geworden. Muss ja nun auch werden.

Mit meiner Flexüle wird es immer schlimmer. Hoffentlich hält sie noch durch.

Gegen 22.15 Uhr halte ich es vor Schmerzen am Arm kaum noch aus. Ich sage der Nachtschwester Bescheid. Sie zieht sie raus, welche Erleichterung!

Kurze Zeit später kommt der Bereitschaftsarzt und legt eine neue. Ging ganz schnell. Habe dann in der Nacht recht gut geschlafen.

Dienstag, 06.05.2008 (Tag 18)

Zum Frühstück habe ich zwei Filinchen mit Marmelade gegessen. War total satt. Schwindlig ist mir immer noch.

Zur Visite sagte mir Dr. S., dass meine Leukos auf 0,8 gestiegen sind. Welch große Freude. Die Ernährungszuführung soll morgen beendet werden. Bin ich froh. Anfang nächster Woche darf ich wahrscheinlich heim, vielleicht auch schon eher. Musste gleich erst mal vor Freude heulen.

Mittag habe ich kaum gegessen (Rührei und Bratkartoffeln), hat nicht geschmeckt. Aber zum Kaffee ließ ich mir ein Stück Streuselkuchen schmecken. War richtig gut.

Ich fühle mich immer noch wie besoffen und liege viel. Da geht's mir gut.

Mittwoch, 07.05.2008 (Tag 19)

Bin heute früh mit Kopfschmerzen aufgewacht. Aber sonst geht es recht gut. Die Ernährung und das Schmerzmittel durch die Vene sind eingestellt worden. Das bringt eine große Erleichterung für die Vene. Im Moment hält sie durch.

Die Physiotherapeutin hat mit mir ein paar Übungen gemacht, die gegen den Kopfschmerz wirken sollen. Außerdem hat die Ärztin bei der Visite gesagt, dass ich ruhig ein Mittel gegen den Kopfschmerz nehmen soll. Mal sehen, ob es wirkt? Hoffentlich!

Meine Leukos sind auf über 1,1 gestiegen, genau weiß ich es gar nicht.

Mittags habe ich ein Wärmekissen in den Nacken gelegt bekommen, hat mir sehr gutgetan und meine Kopfschmerzen gelindert. War richtig gut!

Dr. S. kam ins Zimmer und hat gefragt, ob er mit ein paar Studenten wiederkommen könne. Ich solle einfach erzählen, wie es mir hier ergangen sei. Ich habe zugesagt und er kam mit sechs Studenten (fünf Mädchen und ein Junge). Ich habe alles erzählt und er hat sich gefreut. War etwas Abwechslung für mich.

Michael kam gegen 16.45 Uhr. Ich bin dann schon alleine draußen gewesen, weil ich wieder an den Tropf musste. Wir haben uns schön unterhalten, eine Stunde später ist er wieder nach Leipzig gefahren. Jetzt bin ich breit und will mich nur noch hinlegen.

Donnerstag, 08.05.2008 (Tag 20)

Habe mir eben wieder was gegen meine Darmträgheit spritzen lassen. So richtig kommt er von allein doch nicht in Schwung. Mal sehen, wann es mich wieder auseinandernimmt.

Sonst fühle ich mich heute schon wohler als gestern, hoffe, dass das nun jeden Tag etwas bergauf geht.

Eben war Visite. Der Prof. hat mich gefragt, wann ich nach Hause möchte. Ich habe so leicht angefragt: »Vielleicht am Dienstag?« Da hat er doch richtig enttäuscht geguckt und geantwortet, dass ich auch am Samstag nach Hause könnte. Ich soll morgen sagen, wie es mir geht, dann würden die Papiere für mich fertiggemacht werden. Ich war total baff! Würde mich nun aber auch freuen, wenn es klappt. Mal wieder ohne Gepiepse schlafen – und das im eigenen Bett. Mal wieder was anderes essen, das wäre doch schön.

Am Nachmittag war Steffi da. Wir waren ca. anderthalb Stunden draußen. War eine schöne Abwechslung. Sie hat auch schon geschrieben, dass sie wieder gut zu Hause angekommen ist.

Die Schwester hat mir heute bestätigt, dass in meinen Unterlagen voraussichtliche Entlassung Samstag drinsteht. Nun hoffe ich, dass nichts mehr dazwischen kommt.

Zu Hause werde ich auch erst mal warten, bis ich wieder einigermaßen bei Kräften bin. Dann muss ich mit meinem Mann eine Aussprache führen. Davor graut mir, weil ich selbst noch nicht weiß, wie es weitergehen soll. Aber ich lasse mir damit viel Zeit, will mich nicht unter Druck setzen, um meine neu gewonnene »Freiheit«, mein neues Leben, zu genießen. Man muss sich auch mal freuen dürfen.

Freitag, 09.05.2008 (Tag 21)
Gestern Abend im Bett verspürte ich in der Brustgegend leichten Druck. Oje, es wird sich doch nicht ausgerechnet jetzt eine Erkältung anbahnen. Ich war richtig fertig. Habe mir von der Nachtschwester was gegen Husten geben lassen und schlief dann verhältnismäßig gut.

Meine Leukos sind auf 1,86 gestiegen. Wenn der Entzündungswert auch im Rahmen liegt, darf ich morgen heim.

16 Uhr hatte ich das Abschlussgespräch mit Dr. S. – Es ist bis hierher alles in Ordnung. Ich darf also nach vier Wochen (drei Wochen nach der Transplantation) nach Hause. Ich bin sehr froh. Zumal ich recht wenig Einschränkungen bezüglich Essen und Verhalten im Alltag bekommen habe.

Jetzt will ich die nächsten drei Tage erst mal genießen. Letzte Nacht mit »Piep«!

Meine Nachbarin hat mich noch angerufen, sie sagte, dass ich den Doc fragen soll, ob wir Karten spielen dürfen. Wir dürfen!

Samstag, 10.05.2008 (Tag 22)
7 Uhr bin ich aufgestanden und habe mich zurechtgemacht. Ich hatte eh keine Ruhe mehr. Nun will ich auch wirklich nach Hause.

Mein Mann war pünktlich gegen 9.45 Uhr da. Nach Verabschiedung von den Schwestern (vor allem Schwester K., meiner Lieblingsschwester), ging's auf nach Hause.

Ich hatte noch was Bares in die Stationskasse gegeben. Das war mir die hervorragende Betreuung wert. Das Personal auf dieser Station ist echt spitze, da ist man keine Nummer, sondern der Patient und Mensch.

Als wir zu Hause waren, hat uns Hündin Lisa stürmisch begrüßt.

Ich war froh, dass ich Handschuhe und Mundschutz endlich ablegen konnte. Auch meine Perücke habe ich sofort abgenommen, sie ist mir ein Fremdkörper.

Zum Mittag gab es Nudeln mit Schinken und Käse. Es war ein Hochgenuss! Anschließend ist mein Mann einkaufen gewesen und hat uns Kuchen mitgebracht. Zwischendurch haben wir noch gemeinsam die ganze Wäsche gewaschen und sie auch trocken bekommen. Es riecht so herrlich, nicht nach Desinfektion!

Als wir am Nachmittag auf der Terrasse saßen, habe ich mich sehr wohlgefühlt.

Am Abend haben wir zu zweit gegrillt und es hat mir super geschmeckt. Ich habe richtig reingehauen, zu lange hatte ich mir diesen Geschmack im Krankenhaus vorgestellt.

Später haben wir uns im Fernsehen noch eine Sendung angesehen und uns unterhalten. 22.30 Uhr bin ich ins Bett, es war ein wunderbares Gefühl! Mein erster Tag zu Hause.

Sonntag, 11.05.2008 (Tag 23)
Muttertag und Pfingstsonntag

Nach einer etwas unruhigen Nacht (ich wollte die Schlaftabletten von einem Tag auf den anderen absetzen) haben wir schön gefrühstückt.

Anschließend musste (wollte) mein Mann wieder putzen. Er hat jetzt sein Mittel entdeckt – »Sagrotan«. Ich habe ihn gefragt, ob er jemals darüber nachgedacht hat, dass ich das ganze Haus jahrelang allein sauber gemacht habe. Das will er natürlich nicht so richtig hören.

Mittags gab es Blumenkohl, Kartoffeln und Schnitzel. Wir haben zusammen gekocht und es hat prima geschmeckt.

Nachmittags kamen Oma und Opa zu Besuch. Ich glaube, sie waren unheimlich erleichtert, mich in diesem positiven Zustand zu sehen. Es war ein schöner Nachmittag.

Gegen Abend rief Carola an, ob wir Lust auf eine Runde Canasta haben. Natürlich hatten wir. Es war wiedermal richtig schön, aber das Spiel zog sich in die Länge. Ich war völlig k. o. Aber ich hatte mir sogar ein Glas Sekt genehmigt, es hat mir gutgetan. Als sie dann gegen 23.15 Uhr gegangen waren, konnte ich nicht mal mehr den Tisch abräumen. Aber es hat mir auch nichts ausgemacht, ich denke jetzt anders.

Michael hatte sich gemeldet, mir zum Muttertag alles Gute gewünscht und sich gefreut, dass es mir gut geht. Ich glaube, auch mein erwachsener Sohn hat sich um seine Mutter richtige Sorgen gemacht und ist froh, dass es mir gut geht.

Montag, 12.05.2008 (Tag 24)
Pfingstmontag

Gut ausgeschlafen habe ich heute den Tag begonnen.

Nach dem Frühstück habe ich meinen Mann auf unsere Situation angesprochen. Ich gab ihm zu verstehen, dass sich ja seit dem Klinikaufenthalt nichts geändert hat. Er hat das auch so gesehen, will aber eine Aussprache genau wie ich erst mal vertagen.

Nachmittags haben wir uns etwas ausgeruht. Das musste nach dem letzten Tag sein.

Abends haben wir gleich noch mal gegrillt, es hat hervorragend geduftet und geschmeckt.

20 Uhr sind die Nachbarn zu uns gekommen, wir haben viel miteinander gequatscht und Karten gespielt. Es hat wieder Spaß gemacht, aber auch danach war ich wieder total hinüber.

Dienstag, 13.05.2008 (Tag 25)

Wir sind gleich nach dem Frühstück einkaufen gefahren. Fühle mich mit Mundschutz und Handschuhen einfach nicht wohl. Aber es muss noch sein.

Mittags habe ich mich bei Dr. T. in Chemnitz in der Praxis gemeldet und einen Termin für morgen vereinbart. Nur mal so zum Zurückmelden, denn die ersten vier Wochen werde ich ja in Dresden nachversorgt.

Den restlichen Tag habe ich mich hauptsächlich ausgeruht, ich habe noch ganz schön mit mir zu tun.

Mittwoch, 14.05.2008 (Tag 26)
War heute ein bisschen durch den Wind. Ich konnte mich einfach nicht aufraffen, was zu tun. Vielleicht hatte ich aber unterbewusst auch bloß Angst nach Chemnitz zu fahren, um bei Dr. T. meinen Patientenbrief abzugeben.

In der Praxis lief alles relativ schnell ab. Dr. T. sagte mir auch, dass er im Moment nicht der richtige Ansprechpartner ist, weil die Praxis auf Transplantationen nicht ausgerichtet ist.

Nach dem Mittagessen zu Hause habe ich mich auf die Terrasse gelegt. Ich war wieder richtig fertig.

Ich hing noch Wäsche raus und wischte mit Mundschutz und Handschuhen Staub, zu mehr hat es nicht gereicht.

Donnerstag, 15.05.2008 (Tag 27)
Gleich nach dem Frühstück und der Gassi-Runde mit Lisa sind wir einkaufen gefahren. Zum einen wirst du angeguckt wie ein Mondkalb, zum anderen macht mich der Mundschutz fertig. Wahrscheinlich atme ich dann nicht richtig. Ich war total fertig. Anschließend sind wir noch zum Baumarkt gefahren, um ein paar Pflanzen zu holen. Mein Mann will sich um die Terrasse kümmern.

Gegen 10.30 Uhr waren wir zurück und ich habe mich hingelegt. Als ich allein war, habe ich Peter angerufen. Es war ein ganz gutes Gespräch, wir glauben, dass wir uns übernächste Woche treffen können. Ich würde mich riesig freuen. Auch wenn ich weiß, dass ich mich nur selbst betrüge. Aber ich habe mir ja »freuen« verordnet, also tue ich das.

Am Nachmittag habe ich dumme Nuss auf der Terrasse den Pollenstaub (leider ohne Mundschutz) abgewischt. Jetzt habe ich einen Druck auf dem Brustkorb, hoffentlich nichts Ernstes.

Freitag, 16.05.2008 (Tag 28)
Um 5.30 Uhr aufgestanden, ganz schön früh! Die Fahrt nach Dresden verlief gut, aber ich war mächtig aufgeregt. Wie werden meine

Werte sein? Nach Blutabnahme und längerer Wartezeit (man hatte mich vergessen) war aber alles okay. Die Werte haben sich nicht viel verbessert (Leukozyten auf 1,9), aber auch nicht verschlechtert. Also erst mal beruhigend.

Nachmittags war Ilona da. Wir haben schön miteinander gequatscht. Macht richtig Spaß mit ihr. Als sie gegen 17.30 Uhr gegangen ist, war ich fix und fertig.

Als Michi heimkam, haben wir noch ein wenig erzählt, dann habe ich nur noch geruht. Es strengt eben alles noch sehr an.

Samstag, 17.05.2008 (Tag 29)

Schon beim Aufstehen merkte ich, dass ich nicht gut drauf bin. Ich schleppe mich nur so durchs Gelände. Oma und Opa haben Dahlien gepflanzt, sie wollten es so. Ich werde mich in diesem Jahr gänzlich aus der Gartenpflege heraushalten, nicht dass ich mir noch irgendwelche Keime einfange.

Nachmittags waren wir bei den Nachbarn zum Kaffee eingeladen. Helga hatte extra frischen Rhabarberkuchen gebacken. Schmeckte sehr gut.

Im Laufe des Nachmittags hatte ich mich dann einigermaßen gefangen und so konnten wir am Abend sogar noch eine Runde Canasta spielen.

Aber 22.30 Uhr bin ich ins Bett gefallen. Bin auch eingeschlafen und habe nur Mist geträumt. Es war grauenvoll. Gegen halb eins habe ich dann doch noch eine halbe Schlaftablette genommen, dann ging's.

Montag, 19.05.2008 (Tag 31)

Früh bin ich immer noch total schlapp, nachmittags geht es besser. Bin heute mit Lisa die Gassi-Runde allein gelaufen, es ging gut.

Seit dem Wochenende habe ich so einen blöden Geschmack im Mund, keinen Hunger, keinen Durst und das ganze Essen schmeckt gleich. Meist empfinde ich Ekel.

Die Tage schleichen so dahin, ich will zu Kräften kommen, dass ich endlich wieder was alleine unternehmen kann. Nur hier rumzuhängen ist nicht mein Ding. Aber im Moment geht es nicht anders, das muss selbst ich einsehen.

Dienstag, 20.05.2008 (Tag 32)

Mit meinem Husten wird es schlimmer. Ich muss mich heute um ein Medikament kümmern. Aber wie? Schließlich kann ich nicht irgendetwas einnehmen, bei dem, was ich eh schon jeden Tag schlucke. Habe beim Hausarzt Dr. T. angerufen und nachgefragt, wie der Hustensaft, den ich sonst immer angefertigt bekomme, heißt. Dann hat mein Mann in der Apotheke angerufen, sie sollen uns bitte die Inhaltsstoffe des Saftes faxen, damit wir in Dresden nachfragen können.

Ich konnte nur noch heulen, so was überfordert mich im Moment total.

Dann war heute ein Artikel in der »Freien Presse« von einer Stammzellenspenderin. Vor meiner Transplantation war schon von ihr geschrieben worden, da hatte sie Hoffnung, dass sie »ihrem« Patienten helfen konnte. Heute stand geschrieben, dass der Mann mit sechsundvierzig Jahren gestorben ist. Ich habe nur noch geheult.

Nach dem Mittag hab ich mich ins Auto gesetzt und bin zur Drogerie gefahren. Ich musste testen, ob ich es noch kann, und war sehr froh über das bisschen zurückgewonnene Freiheit. Es ging gut.

Etwas mehr Appetit als gestern habe ich auch. Ich muss auch essen, heute früh habe ich noch 50,7 kg gewogen. Mehr abnehmen will ich nicht, das ist dann kein schöner Körper mehr.

Donnerstag, 22.05.2008 (Tag 34)

Waren als Erstes einkaufen. Im Kaufland setze ich immer noch den Mundschutz auf, aber der bringt mich fast um. Ich habe dann wieder Druck auf den Ohren und fühle mich total unwohl.

Am Nachmittag will ich zu meinen Eltern laufen, bisschen trainieren. Schließlich will ich bald wieder fit sein. Draußen ist es kalt und ich friere ständig, kann mich nicht so richtig erwärmen.

14 Uhr mache ich mich auf den Weg. Am »Steilen Weg« habe ich ganz schön zu kämpfen. Zum Glück muss Lisa pullern und ich kann auch stehen bleiben, um Luft zu holen.

Aber ich komme gut an und freue mich, es geschafft zu haben. Den Rückweg laufe ich auch, ich will ja üben.

Freitag, 23.05.2008 (Tag 35)

Als wir 6.30 Uhr nach Dresden losfahren, habe ich wieder mächtig zu tun, dass ich in die Gänge komme. Aber die Fahrt verläuft recht gut. Nach der Blutentnahme müssen wir doch wieder ziemlich lange warten, bis Dr. K. uns aufruft. Aber die Blutwerte stim men mich versöhnlich. Die Leukos liegen bei 3,3 (letzte Woche 1,9), die Thrombos bei 80. Was mir etwas Sorgen bereitet, ist der Hb-Wert, der nur noch bei 5,2 liegt. Das wäre zwar normal, da ich ja gerade die Blutgruppe wechsle, aber wenn er bis nächste Woche nicht steigt, bekomme ich eine Bluttransfusion. Drum fühle ich mich auch immer noch so schwach.

Am Nachmittag wurde mein Husten immer schlimmer. Ich habe dann Tee getrunken und mich hingelegt.

Aber die ständigen Anfälle haben meinen ganzen Körper erschüttert, mir tut alles weh. Hoffentlich bekomme ich das in den Griff.

Samstag, 24.05.2008 (Tag 36)

Schon beim Aufstehen merke ich, dass ich nicht wirklich gut drauf bin. Ich fühle mich wieder so schwach. Dann kommen mir ständig die Tränen, alles kotzt mich nur noch an.

Der Tag hat auch nicht wirklich Abwechslung gebracht. Zwischen den Hausarbeiten musste ich mich ständig hinlegen. Steffen, der gerade seine Abiturarbeiten korrigiert, hat versucht, mich mit kleinen Mails zwischendurch aufzuheitern. Aber ich glaube, es ist ihm nicht wirklich gelungen. Mir ist alles so furchtbar egal.

Am Abend wollen Freunde zum Canasta kommen, hoffentlich halte ich durch. Mich strengt es schon an, gerade auf dem Stuhl zu sitzen. Hunger bzw. Appetit habe ich auch wieder nicht, aber so kann nichts werden.

Der Abend war doch sehr schön. Ich habe mit Carola gewonnen. Dabei habe ich gar nicht gemerkt, dass ich mich total übernommen habe. Ich war total fertig und habe im Bett keine Ruhe gefunden.

Gegen 4 Uhr bin ich mal kurz eingeschlafen. Mir war immerzu schlecht und ich hatte das Gefühl mich übergeben zu müssen.

Sonntag, 25.05.2008 (Tag 37)

Heute komme ich gar nicht auf die Beine. Ich brauche ewig, bis ich mich gewaschen habe, und dann sitze ich vor meinem Zwieback und bekomme ihn nicht runter. Aber wenn ich nichts im Magen habe, kann ich auch die Medikamente nicht schlucken. Schlecht ist mir sowieso. Es ist ein Kreislauf.

Nach dem Frühstück lege ich mich bis Mittag wieder ins Bett, ich bin total fertig. Wie soll das bloß weitergehen? Am Nachmittag liege ich bei herrlichem Wetter auf der Terrasse und wärme mich. Das tut gut. Zu mehr bin ich heute nicht in der Lage.

Ich merke, dass sich Michi und mein Mann Sorgen um mich machen, ich sehe heute auch nicht sehr prickelnd aus.

Montag, 26.05.2008 (Tag 38)

Das Aufstehen nach einer ähnlichen Nacht wie der gestrigen ist eine Qual. Im Bad komme ich nicht vorwärts, ich muss mich ständig auf den Wannenrand setzen.

Ich schaffe einen (!) Zwieback und ein bisschen Milch. Dann bin ich schon wieder total ausgepowert. Also ist der nächste Platz auf dem Sofa.

Oma und Opa kommen vorbei, sie machen sich große Sorgen. Sie haben frischen Kuchen mitgebracht. Als sie wieder weg sind, esse ich ein halbes Stück Kuchen und trinke eine Tasse Tee. Also, geht doch.

Dann setze ich mich an den Rechner und schreibe. Wäre gestern undenkbar gewesen. Vielleicht schaffe ich es ja, mich wieder aufzuraffen.

Am Nachmittag will ich mit Lisa eine kleine Runde gehen. Ich muss feststellen, dass es nicht geht. Nach ein paar Schritten muss ich umkehren, ich habe keine Kraft, meine Beine tragen mich nicht.

Dienstag, 27.05.2008 (Tag 39)

Mir geht's heute immer noch nicht besser. Deshalb habe ich gleich heute früh Dr. K. in Dresden angerufen. Ich soll morgen früh hinkommen, wahrscheinlich bekomme ich dann eine Blutübertragung.

Mir ist alles so egal, mich interessiert nicht mal das schöne Wetter. Ich bleibe auf meinem Sofa. Trauriger Nachmittag.

Mittwoch, 28.05.2008 (Tag 40)

Wir sind 6.30 Uhr nach Dresden aufgebrochen. Ich hatte richtig Angst vor der Fahrt, dachte, dass ich es nicht aushalte. Aber es ging gut. Vorbeugend hatte ich mir paar Kotztüten eingepackt. Man weiß ja nie.

Dr. K. hatte mich ja schon auf eine lange Wartezeit vorbereitet – und so war es auch. Die Blutabnahme verlief zügig und ich habe mir gleich eine Flexüle legen lassen, dann muss ich mich zur Blutübertragung nicht noch mal stechen lassen.

11.30 Uhr stand das Blut dann bereit und die Übertragung konnte beginnen. Ich war froh, als ich mich auf einen bequemen Krankenstuhl setzen konnte, mir tat schon alles weh. Ca. anderthalb Stunden dauerte das Ganze und ich habe mich nicht unwohl gefühlt. Der Dr. sagte mir, dass ich nur noch 4,9 Hb-Wert hatte. Kein Wunder, dass nichts mehr ging.

Beim Arztgespräch habe ich erfahren, dass sich die Leukos auf 4,0 gesteigert hatten. Darüber habe ich mich sehr gefreut, auch sonst sind die anderen Werte in Ordnung.

Sonntag, 01.06.2008 (Tag 44)

Nach einer herrlichen Nacht, die Luft war sehr angenehm, bin ich erst 7.30 Uhr munter geworden. Ich hatte nicht mal eine Schlaftablette genommen!

Sonst geht's mir heute nicht so sehr gut. Die Hitze ist so drückend und es fällt mir alles schwer. Bis auf das Essen kochen habe ich mich kaum bewegt.

Was mich nicht so glücklich macht, die Einnahme meiner Medikamente. Die fällt mir heute wieder richtig schwer, dann stellt sich so ein Völlegefühl ein. Schrecklich!

Dienstag, 03.06.2008 (Tag 46)

Habe mir für heute Vormittag einiges vorgenommen. Aber erst mal ging es wieder sehr schleppend los und die Einnahme der Medikamente dauerte ewig.

Gegen 10 Uhr bin ich nach Chemnitz zum Psychotherapeuten gefahren. Es war seit der Transplantation meine erste »größere« Fahrt, die ich alleine gemacht habe. Es ging gut und ich habe mich richtig wohlgefühlt.

Aber es ist wie ein Kraftakt, richtig schwere Arbeit.

Donnerstag, 05.06.2008 (Tag 48)

Heute bin ich total durch den Wind. Ich fühle mich körperlich und seelisch schlecht. Kann mich kaum auf den Beinen halten. Hätte mich heute auf keinen Fall mit Peter treffen können.

Aber ich muss gestehen, das ist bestimmt der Grund für mein Unwohlsein. Ich habe mich gestern mit der Fahrerei total übernommen. Aber ich möchte keine Sekunde missen. Dazu war es viel zu schön.

9 Uhr kamen meine Eltern zum Gießen. Da konnte ich nur noch heulen.

Dann bin ich mit meinem Mann zum Einkaufen, da war ich so schwach, dass ich nicht mehr stehen konnte, und er mich zum Auto schaffen musste. Ich bin dann zwar noch mal rein, weil nicht alles auf dem Einkaufszettel stand, aber es war eine Tortur.

Zu Hause habe ich mich hingelegt.

Freitag, 06.06.2008 (Tag 49)

Die Fahrt nach Dresden und zurück strengt mich immer mächtig an. Es ist ein Gerammel auf der Autobahn.

Leider haben sich meine Leukos und Thrombos etwas verschlechtert. Aber ich habe nichts anderes erwartet. Nach dem Arztgespräch, als wir im Parkhaus waren, konnte ich die Treppen nicht mehr steigen. Ich musste mich auf eine Stufe setzen, sonst wäre ich umgefallen. Wahrscheinlich lag es mit am Flüssigkeitsmangel, denn mir ist wieder viel Blut abgenommen worden, und ich hatte noch nicht genug getrunken. Ich weiß es nicht. Nachdem ich getrunken habe, wurde es etwas besser. Aber ich merke, dass mit mir was nicht stimmt. Es liegt zum Teil mit an meiner Psyche. Mir ist im Moment alles egal. Ich finde für mich keinen Sinn mehr im Leben. Peter, der ihn mir geben könnte, hält sich zurück. Aus seinen Bemerkungen und seiner Zuarbeit zum Buch lese ich aber, dass er ein Problem mit meiner Erkrankung hat. Er befürchtet, ich könnte sterben. Da hat er ja auch recht.

Montag, 09.06.2008 (Tag 52)

Ich glaube, mir geht es jeden Tag beschissener. Kann mich heute wieder kaum auf den Beinen halten. Es strengt mich alles an. Als ich dann auch noch die eine Tablette nicht einnehmen konnte, hätte ich heulen können. Hoffentlich halte ich bis Mittwoch durch.

Bin heute früh einkaufen und zum Frauenarzt gefahren. Autofahren geht noch am besten, aber ich kann kaum irgendwo stehen. Ich habe keine Kraft und mir wird schlecht.

Ilona wollte heute Nachmittag kommen, es wird aber leider nichts, sie ist von einem Vieh gestochen worden und hat einen dicken Fuß. Schade!

Ich kann mich heute selbst nicht leiden, weiß mit mir nichts anzufangen. Hoffentlich wird es bald etwas besser.

Donnerstag, 12.06.2008 (Tag 55)

Bin wieder kaum auf die Beine gekommen. Ich habe das Gefühl, es geht jeden Tag schlechter. Die Psyche macht auch, was sie will. Meine Eltern waren zum Blumengießen da und haben ständig erzählt, dass ich positiv denken soll, nach vorne sehen soll und, und, und. Ich kann es nicht mehr hören. Und ich will davon auch nichts mehr hören.

Am Nachmittag war Ilona da. Mit ihr habe ich mal wieder richtig gequatscht, da habe ich das Gefühl, sie versteht mich. Sie rät mir, die Zeit mit Peter erst mal zu genießen.

Sie ist für mich wichtig, wirklich eine Freundin.

Freitag, 13.06.2008 (Tag 56)

Um 5.30 Uhr aufstehen, nach einer fast schlaflosen Nacht, war wieder mal der Hammer. Aber ich musste ja wieder nach Dresden und mir ging es gar nicht gut.

Die Schwestern mussten mich heute fünfmal stechen, um etwas Blut aus meinen Adern zu bekommen. Es war furchtbar. Dr. K. hat dann auch entschieden, dass ich wieder eine Transfusion bekomme. Das bedeutet sehr langes Warten, weil das Blut ja erst gebracht werden muss.

12.30 Uhr hing ich dann wieder an der Nadel. Zum Glück konnte ich da in einem ordentlichen Behandlungsstuhl sitzen, ich konnte mich kaum noch aufrecht halten.

Als wir 15.45 Uhr zu Hause waren, war ich so fertig, dass ich mich gleich hingelegt habe. Gegen 21.30 Uhr bin ich dann ins Bett und habe auch recht gut geschlafen.

Samstag, 14.06.2008 (Tag 57)

Beim Aufstehen fand ich in der Küche einen Zettel von Michi. »Bitte nicht wundern, Evi brauchte für heute Nacht eine Bleibe.« Gewundert habe ich mich trotzdem.

Michi hat mich dann aufgeklärt, sie hatte sich am Abend zuvor von ihrem langjährigen Freund getrennt. Da wurde mir auch klar, dass mein Michi und Evi mehr als nur Freundschaft füreinander empfinden. Sie ringen wohl schon eine ganze Weile mit sich.

Von mir würden sie jede Unterstützung bekommen, denn meine Einstellung zum Leben hat sich entscheidend geändert. Das Leben und die Liebe zählen. Alles andere ergibt sich.

Als ich meine Medikamente einnehmen wollte, hat es mich so geekelt, dass ich mich übergeben musste. Also ging's wieder von vorne los.

Abends haben wir mit den Nachbarn Canasta gespielt. Hat mich sehr angestrengt, aber es war wenigstens etwas Abwechslung. Verloren hab ich trotzdem wieder, was soll's.

Sonntag, 15.06.2008 (Tag 58)

Es wird und wird nicht besser, alles fällt mir schwer. Jeder rät, ich soll Geduld haben, aber man müsste doch dann auch mal einen Fortschritt merken, ich aber habe das Gefühl, es geht rückwärts.

Hatte ein langes Gespräch mit Michael. Er ringt mit sich und seiner Liebe zu Evi. Er hat Angst, seine Freunde zu verlieren, weil er letztes Jahr seine ehemalige Freundin verdammt hat, als sie sich von ihm getrennt hat. Er ist der Meinung, dass er damals überreagiert hat, und denkt jetzt, dass das ein Fehler war.

Die Tatsache, dass er einen Fehler einräumt, finde ich absolut super.

Montag, 16.06.2008 (Tag 59)

Bin am Vormittag einkaufen gefahren. Es geht mir zwar etwas besser, aber es strengt mich immer noch alles an. Das macht mich nervös und unglücklich.

Mit Michi habe ich gechattet, es scheint ihm und Evi ernst zu sein. Mich würde es freuen. Aber sie haben auch noch einiges zu klären.

Er will seine Freunde nicht vor den Kopf stoßen, die damals zu ihm gehalten haben. Aber für seine Liebe muss man kämpfen, sonst wird das nichts.

Er hat mir geschrieben, dass er mich jetzt auch besser versteht. Das freut mich sehr.

Am Nachmittag war Anett da. War auch mal schön. Leider ist mir heute schlecht. Habe schon wieder eine Tablette ausgespuckt. Weiß nicht, was das noch werden soll.

Donnerstag, 19.06.2008 (Tag 62)

Nachdem ich gestern bereits 20.30 Uhr ins Bett bin und bis 1.30 Uhr immer noch nicht geschlafen habe, musste eine halbe Schlaftablette weiterhelfen.

Heute früh war ich dann wie erschlagen.

Aber waschen und frühstücken ging recht gut, nur die Medikamenteneinnahme gestaltet sich schwierig, ich brauche ewig, bis alles drin ist und bleibt.

Bin anschließend mit meinem Mann zu unserem wöchentlichen Einkauf gefahren. Da ich dort immer Mundschutz und Handschuhe trage, bringt mich das fast um. Wenn wir dann wieder zu Hause sind, bin ich total fertig.

Außerdem habe ich seit gestern so was wie Durchfall, was mich zusätzlich belastet und mir die Kraft raubt. Ich habe das Gefühl, dass alles, was ich mühsam in mich reinstopfe, sofort wieder rauskommt.

Freitag, 20.06.2008 (Tag 63)
Die Fahrt nach Dresden verlief recht gut. Wir hatten heute Lisa dabei, weil meine Eltern ja im Urlaub sind.

Die Blutabnahme wurde aus dem Handrücken versucht, Tropfen für Tropfen, aber es hat gereicht.

Der Hb-Wert hat sich gebessert, hatte ich mir fast gedacht, weil es mir heute wieder mal recht gut ging. Die Leukos und Thrombos haben sich aber nicht positiv verändert, sie sind geblieben. Auf die Frage, wie lange das noch gehen wird, dass es mir einen Tag gut und den anderen Tag mies geht, hat Dr. K. so beantwortet: »Das kann noch Wochen oder Monate dauern. Aber glauben Sie mir, Ihnen geht es gut, anderen geht es viel schlechter.« Er wollte mich sicherlich beruhigen, aber es war ein Schock!

Dienstag, 24.06.2008 (Tag 67)
Gegen 9.15 Uhr bin ich nach Chemnitz zum Psychologen gefahren. Das Gespräch war recht gut, er hat gesagt, dass ich mir unter allen Umständen Abwechslung verschaffen soll.

»Sie müssen wenigstens ein bisschen Freude am Leben haben und einen Sinn sehen, warum Sie das alles machen.« Das ist einfach gesagt.

Auf dem Rückweg hatte ich mich in Limbach mit Steffen verabredet. Nach meiner Klinikeinweisung Anfang April haben wir uns heute das erste Mal gesehen. Wir waren zusammen essen und haben schön miteinander geredet. Gegen 13 Uhr war ich wieder zu Hause.

Ich musste plötzlich total dringend aufs Klo, hab's gerade noch geschafft. Ich hatte so schlimm Durchfall, dass ich es nicht halten konnte. Da ist mir richtig Angst geworden.

Dann habe ich Diät gemacht. Schwarztee getrunken, Zwieback und geriebenen (braunen) Apfel gegessen. Ich hoffe, dass es hilft.

Freitag, 27.06.2008 (Tag 70)

In Dresden sah es recht positiv aus. Leukos und Thrombos haben sich verbessert. Der Hb-Wert ist wieder gesunken, nächste Woche wird es wohl wieder Blut geben.

So ein Tag strengt mich immer total an, als wir zu Hause waren, bin ich gleich ins Bett und habe geschlafen.

Und so neigt sich wieder ein öder Tag dem Ende entgegen. Ich habe einfach keine Lust mehr zu leben.

Sonntag, 29.06.2008 (Tag 72)

Bin erst gegen 9 Uhr aufgestanden. Nachdem ich alle Medikamente in mir drin hatte, kamen sie auch gleich wieder raus. Also das Ganze wieder von vorn. Das Sandimmun gegen die Abstoßung der Stammzellen muss (!) ich unbedingt nehmen. Ich weiß nicht mehr, was ich als »Schluckhilfe« noch nehmen soll. Dieser üble Geschmack überdeckt alles. Da hilft weder Saft noch Tee oder Cola. Vielleicht sollte ich es mal mit Schnaps probieren. Dann wüsste ich wenigstens, von was mir schlecht ist.

Später bin ich eine kleine Runde mit Lisa gegangen.

Am Abend haben wir noch bei den Nachbarn Canasta gespielt. Wir Frauen haben mit über 5.000 Punkten Unterschied gewonnen. War super.

Mittwoch, 02.07.2008 (Tag 75)

Mein Mann hat heute Geburtstag. Es ist sein Dreiundfünfzigster. Da er nichts wollte, auch keine Glückwünsche, habe ich ihm wenigstens eine Flasche Whisky geschenkt.

Aber egal, wir waren dann im Gasthof essen, Sülze mit Bratkartoffeln. Hat gut geschmeckt.

Heute Abend wollen noch Freunde kommen, um etwas Geburtstag zu feiern. Mir geht es gar nicht gut, ich kann kaum Treppen steigen, bekomme keine Luft, alles ist zu viel. Werde wohl wieder Blut brauchen.

Freitag, 04.07.2008 (Tag 77)

Die Fahrt nach Dresden fand in strömendem Regen statt. Es goss wie aus Eimern.

Da mein Hb-Wert auf 4,5 gefallen ist, wurde für mich wieder Blut bestellt. Ich musste wieder ca. zweieinhalb Stunden darauf warten, was erneut sehr anstrengend war.

Der Arzt sagte, dass es noch eine Weile so weitergehen kann, er vermutet, dass ich in vierzehn Tagen wieder Blut bekommen muss. Meine beiden Blutsysteme bekämpfen sich im Moment. Das wäre normal. Ich warte noch bis zum Tag hundert, wenn ich dann keine wesentlichen Verbesserungen erkennen kann, gebe ich auf. Das wird doch nichts mehr. Schade um jeden Kampf.

Heute waren mehrere Leute da, die aussahen, als ginge es bei ihnen nicht mehr lange weiter. Es war furchtbar. Aber vielleicht ist es manchmal besser so.

Ich bin so runter, ich kann mich nicht mehr richtig freuen. Ich möchte eigentlich gar nicht mehr da sein. Will nicht mehr.

Montag, 07.07.2008 (Tag 80)

Nach dem Aufstehen bin ich gleich wieder ins Bett gegangen. Ich fühle mich total beschissen.

11 Uhr hatte ich einen Termin beim Psychologen. Wir haben noch mal meine Situation analysiert und er sagte, es ist eigentlich eine Katastrophe: schwere Krankheit, Ehe kaputt, damit verbundene Trennungsarbeit, finanzielle Sorgen, ungeklärte Beziehung zu einem anderen Mann. Das zusammen ist nicht zu verkraften.

Meine Tage, so, wie ich sie zurzeit verbringe, kotzen mich nur noch an.

Ich habe Freunden um mich herum versucht klarzumachen, dass ich jetzt erst mal keine Kontakte will. Manchmal muss man sich seinem Schmerz auch hingeben dürfen.

Donnerstag, 10.07.2008 (Tag 83)
Waren heute wieder in Dresden. Es ging recht zügig, wir waren 8.40 Uhr schon wieder beim Arzt raus. Die Werte sind ganz gut, aber der Hb-Wert liegt bei 5,5, also gibt es nächste Woche wieder Blut. Allerdings sagte er mir, dass ich Abwehrkräfte wie ein Aidskranker im Endstadium hätte. Ist zwar gewollt, weil ich ja die neuen Zellen sonst abstoßen würde, hat mich aber trotzdem sehr nachdenklich gestimmt.

Habe Frau W. gesehen, die Frau, die drei Tage mit in meinem Zimmer lag. Sie saß im Rollstuhl. Das hat mich sehr erschüttert. Leider konnte ich nicht mit ihr sprechen, weil ich gerade zum Arzt rein musste. Schade!

Wie gerne würde ich einschlafen und nicht mehr aufwachen. Ich habe es so satt.

Samstag, 12.07.2008 (Tag 85)
Beim Aufstehen merkte ich schon, das wird wiedermal nicht mein Tag. Mir ist immer ein bisschen schlecht, ich habe wieder Probleme beim Essen. Alles schmeckt nach Metall. Für die Einnahme von Sandimmun brauche ich immer länger. Selbst der Cola-Mix überdeckt den üblen Geschmack nicht mehr.

Wenn ich dann noch an das öde Wochenende denke, ohne jegliche Ablenkung, wird mir noch schlechter.

Habe in der Zeitung eine Partnerannonce gelesen, die mich angesprochen hat. Vielleicht antworte ich mal. Würde mir Spaß machen.

Montag, 14.07.2008 (Tag 87)
Mittags habe ich mich mit Steffen zum Essen verabredet. Wir haben mal wieder schön geplaudert. Florian, sein Sohn, ist heute nach Spanien abgereist. Er wird den Jakobsweg in Spanien gehen. Wie sehr ich der Sache hinterher trauere. Das wollte ich ursprünglich auch mal. 14 Uhr hatte ich einen Termin bei einer Anwältin

und habe mich kundig gemacht, was im Falle einer Trennung zu machen ist. Sie hat mich ganz gut beraten und eine Trennungsvereinbarung vorgeschlagen. Da ist schriftlich niedergelegt, was mein Mann und ich getrennt machen und was im Ausgleich für den anderen getan wird.

Freitag, 18.07.2008 (Tag 91)

Meine Beine sind wie Blei und Luft bekomme ich auch ganz schlecht. Also wieder ein Zeichen dafür, dass es wieder Blut gibt.

In Dresden mussten wir heute über drei Stunden aufs Blut warten. Es war belastend. Aber meine Werte sind ganz okay. Leukozyten und Thrombozyten sind gestiegen.

Hatte heute einen Termin bei Dr. R., weil Dr. K. im Urlaub ist. Er war auch richtig nett und meinte, dass bei mir bisher alles super gelaufen ist. Er hält auch grob an den hundert Tagen fest. Da bin ich ja mal gespannt. Lässt doch hoffen.

Sonntag, 20.07.2008 (Tag 93)

Ein Tag, der dem gestrigen ähnelte.

Am Nachmittag hat mich eine Biene gestochen, der Finger wurde sofort dick, rot und heiß, der rechte Unterarm auch. Da hat mein Mann in der Klinik angerufen, zum Glück war Dr. S. selbst da. Er hat mich erst mal beruhigt. Ich sollte beobachten. Es hat sich aber nach ein paar Stunden gebessert.

Gehe zeitig ins Bett, dann ist wieder ein Tag rum.

Montag, 21.07.2008 (Tag 94)

Vormittags habe ich mich mit Ilona im CC getroffen. Wir waren bummeln, essen und Kaffee trinken und haben herrlich gequatscht. Bei ihr habe ich wirklich das Gefühl, dass sie mich versteht, und das tut gut.

Es war also ein recht angenehmer Tag.

Körperlich fühle ich mich auch gut. Hoffentlich bleibt das so.

Donnerstag, 24.07.2008 (Tag 97)
Als Erstes habe ich heute Morgen eine Karte von der DKMS bekommen, ob sich mein Spender anonym mit mir in Verbindung setzen kann. Natürlich habe ich gleich meine Zustimmung zurückgeschrieben.

Dann bekam ich einen Anruf von der Uniklinik aus Dresden, dass die Sprechstunde morgen ausfällt, der Fußboden wird versiegelt. Also lasse ich gleich mal eine ganze Woche ausfallen. Sollte am Montag kommen, da gehe ich aber zum Psychologen.

Sonntag, 27.07.2008 (Tag 100)
Einhundert Tage nach der Transplantation, das hatte ich mir alles etwas anders vorgestellt. Einmal dachte ich, dass es mir besser gehen müsste, zum anderen wollte ich um diese Zeit mein Verhältnis zu Peter zu meinen Gunsten geklärt haben. Aber denkste!

Nach dem Frühstück sind wir in den Garten. Ich hatte mir Gummihandschuhe angezogen, um ein bisschen Unkraut zu ziehen.

Heute Abend kommen Kollegen zum Grillen. Das bringt hoffentlich etwas Abwechslung ins triste Leben.

Freitag, 01.08.2008 (Tag 105)
Als ich heute früh zu Dr. R. in die Sprechstunde kam, hat er mit mir gemeckert. Ich hätte viel eher kommen sollen, denn mein Hb-Wert war nur noch bei 3,8. Ich brauchte mich also nicht wundern, dass mir die Kraft gefehlt hat. Er hat mir daraufhin gleich drei Blutkonserven verabreicht.

Als wir auf die Autobahn aufgefahren sind, kam im Verkehrsfunk, dass die A4 wegen eines Unfalls am Vormittag gesperrt ist. Es war wirklich alles dicht, auch die Landstraßen. Wir sind dann über M. nach Hause gefahren und waren, nachdem wir Lisa abgeholt haben, gegen 17 Uhr zu Hause. Ich war total fertig.

Als mein Mann zum Sport gegangen ist, habe ich mich mit meinem Sohn unterhalten. War auch mal wieder schön.

Montag, 04.08.2008 (Tag 108)
Peters 60. Geburtstag
Habe als Erstes Peter per Telefon zum Geburtstag gratuliert. Es entscheidet sich heute, ob wir uns morgen sehen oder ob morgen schon die Trauerfeier für seine Schwester ist. Habe ihm gleich gesagt, dass er mir dann einen anderen Vorschlag machen soll. Ich muss eine Entscheidung herbeiführen.

Seit Freitag juckt mein Körper überall. Es bilden sich auch rote Pusteln. Vielleicht sind es Abstoßungsreaktionen. Aber das ist mir nun auch egal. Ich verliere im Moment gerade alles.

Gegen 20 Uhr sind die Nachbarn aus dem Urlaub zurückgekommen. Wir haben noch gequatscht und ein Glas Wein getrunken, aber ich war überhaupt nicht bei der Sache. Ist mir auch alles egal.

Mittwoch, 06.08.2008 (Tag 110)
Fühle mich heute so was von furchtbar, dass ich erst später aufgestanden bin. Müsste ich nicht immer meine Medizin einnehmen, wäre ich liegen geblieben.

Als Ablenkung habe ich dann angefangen Fenster zu putzen. Dabei habe ich abermals gemerkt, dass ich wieder keine Luft bekomme. Die Pusteln an meinem Körper werden auch immer mehr. Im Moment ist alles so eine Scheiße, ich könnte einfach nur wegrennen. Aber wohin.

Donnerstag, 07.08.2008 (Tag 111)
Gegen 9 Uhr sind die Eltern zum Blumengießen gekommen. Habe Opa die Haare geschnitten, er war froh, dass ich es wieder machen konnte. Anschließend war ich mit meinem Mann einkaufen. Es war heute unerträglich warm, um die 33 °C. Man konnte es im Freien kaum aushalten.

Peter hat mir geschrieben, dass er mir nicht wehtun will, weil er mich doch viel zu sehr lieb hat. In den nächsten Tagen wird er sich nur kurz melden, weil er doch nun seinen Geburtstag feiert und morgen schon Besuch bekommt. Montag hat er dann die Beerdigung in B.

Habe ihm geschrieben, dass es ein Irrsinn ist, wenn zwei sich ineinander verlieben (und dass mit unseren Krankheiten und unserem Alter) und sich dann wehtun.

Freitag, 08.08.2008 (Tag 112)

Nachdem ich mir in Dresden eine Flexüle habe setzen lassen, in der Annahme, dass ich Blut bekomme, war der Hb-Wert auf 5.8 gestiegen. So gut ging es mir aber gar nicht. Ich kenne meinen eigenen Körper nicht mehr. Dafür sind alle anderen Werte wieder gefallen. Meine Hautrötungen und das Jucken wären Abstoßungsreaktionen, könnte man auch positiv sehen, da tut sich wenigstens was. Na, ich weiß ja nicht.

Das Ganze hat mir psychisch wieder mächtig zugesetzt, ich habe einfach nur noch die Schnauze voll.

Oma und Opa wollten uns für Sonntag zum Mittag einladen, aber ich habe keine Lust. Es strengt mich einfach zu sehr an, eins auf Familie zu machen. Wir sind aber keine Familie mehr.

Habe wieder das Bedürfnis wegzulaufen. Wenn ich bloß wüsste, wohin.

Samstag, 09.08.2008 (Tag 113)

Es gibt schöne Tage, normale Tage und furchtbare Tage. Ich habe das Gefühl, nur noch die letzteren zu erleben. Vielleicht will ich aber gerade diese Tage erleben.

Ich will niemanden mehr sehen und auch mit niemandem mehr reden. Rita wollte mich nächste Woche besuchen, ich habe ihr abgeschrieben.

Über mein Befinden will ich nicht sprechen und was anderes interessiert mich nicht.

Zur Ablenkung habe ich heute im Haushalt viel gemacht, was mich auch sehr angestrengt hat. 20 Uhr bin ich ins Bett. Zum Glück kann ich einigermaßen gut schlafen. Wenn das auch nicht mehr wäre, ich hätte schon durchgedreht.

Wenn ich doch wenigstens so viel Mut hätte, der Sache ein Ende zu setzen. Aber selbst dazu bin ich nicht in der Lage. Wozu bin ich überhaupt noch fähig?

Montag, 11.08.2008 (Tag 115)

Heute würden wir unseren 29. Hochzeitstag feiern. Aber mein Mann hat schon mindestens drei Jahre darüber kein Wort mehr verloren, also tut es heute gar nicht so weh.

Mal sehen, was die Woche so bringt. Auf dem heutigen Kalenderblatt steht ein Sprichwort aus China: »Lebe so, dass, wenn du die Welt verlässt, alle weinen und du allein lächelst.«

Ich glaube, außer den Eltern wird keiner um mich weinen. Ich merke es eh nicht mehr.

Habe heute alle Schutzengel und Glücksbücher weggeräumt. Alles weg in eine Kiste! Ich kann das alles nicht mehr ertragen. Sie haben mir kein Glück gebracht.

Freitag, 15.08.2008 (Tag 119)

Bin heute bei strömendem Regen nach Dresden gefahren. Das war der reinste Blindflug. Aber es ging alles gut.

Der Hb-Wert ist wieder schlechter geworden, aber ich wollte heute kein Blut.

Dr. K. dauert meine »Genesung« wohl nun auch etwas lange, er ist der Meinung, dass wir doch mal wieder Knochenmark kontrollieren müssten. Na Prima.

Gegen 11.15 Uhr war ich zurück. Meine Eltern waren außer sich, dass ich alleine unterwegs war.

Sonntag, 17.08.2008 (Tag 121)

Zu Hause hatten wir heute so einen Streit, dass mein Mann aus dem gemeinsamen Schlafzimmer ausgezogen ist.

Sportfreunde hätten ihm erzählt, mich mit einem bärtigen Mann in L. gesehen zu haben. So eine Lüge, dort war ich nun wirklich nie. Er will keinesfalls noch mal mit mir neu anfangen, er will auch die Trennung.

Dienstag, 19.08.2008 (Tag 123)

Die Nacht habe ich im Tiefschlaf verbracht. War wohl ziemlich fertig.

Aber der Morgen brachte die Ernüchterung.

Heute muss ich mir wiedermal eine Frage stellen.

Was macht mein Leben noch sinnvoll?

Ich habe einen wunderbaren Sohn.

Ich muss meine Eltern überleben, will ihnen nicht noch mehr wehtun.

Magere Ausbeute! Ich weiß nicht, ob das für meinen Lebenswillen ausreicht. Im Moment sehe ich keinen Sinn darin.

Wenn ich mir sicher wäre, dass nichts schiefgeht, würde ich mich umbringen. Zurzeit siegt die Feigheit, aber wenn noch etwas dazukommt, weiß ich nicht, ob ich mich noch zurückhalten kann. Ich bin ganz nah dran.

Der Tag brachte dann doch noch ein wenig Abwechslung. Ich habe Post von einer Reha-Klinik bekommen. Im Internetportal »Patient sucht Klinik« hatte ich die Suche nach einer Klinik gestartet, die transplantierte Patienten behandelt. Die Klinik Schwabenland in Isny, die ich mir ausgesucht habe, hat einen wunderbaren Slogan: »In guten Händen.«

Ich sehne mich so danach, an die Hand genommen zu werden, mich an eine Schulter anzulehnen, einfach mal fallen zu lassen. Habe sofort dorthin gemailt, dass ich noch Probleme mit dem Essen habe und immer wieder Bluttransfusionen brauche.

Daraufhin haben sie zurückgeschrieben, dass der Doc nähere Informationen braucht. Ich habe aus diesem Grund meinen letzten Arztbericht hingefaxt.

Mittwoch, 20.08.2008 (Tag 124)

Gegen 8.30 Uhr hat mich Dr. O. von der besagten Reha-Klinik angerufen und mir mitgeteilt, dass er mit Dr. K. in Dresden bereits über mich gesprochen hat. Alles wäre zu regeln, wenn die Rentenversicherung die Kosten übernimmt. Ich soll mich darum kümmern, dann könnte ich schnellstens kommen. Dieser Arzt hat bis vor einem Jahr in K. nahe Dresden gearbeitet und die Abteilung für transplantierte Patienten aufgebaut.

Welch ein Zufall. Habe dann sofort bei der Krankenkasse angerufen wegen des Kurantrages, nächste Woche soll alles fertiggemacht werden.

Dann kann ich hoffentlich bald zur Reha fahren.

Freitag, 22.08.2008 (Tag 126)

Der Tag begann nicht wirklich gut. Die Blutentnahme klappte erst beim zweiten Mal und das auch noch aus der Hand.

Weil sich bei mir immer noch keine Blutgruppe durchsetzt, dauert es dem Doc nun doch auch etwas lange und deshalb hat er eine Knochenmarkpunktion gemacht. Da ich eh wieder auf die Blutkonserven warten musste, hat das »prima« gepasst.

Auf die Blutkonserven haben wir dann ewig gewartet, die Flexüle hat er mir dann wieder in die Hand gejagt.

Gegen 14.30 Uhr haben wir dann die Klinik verlassen und uns in Richtung S. aufgemacht. Wir wollten uns mal etwas Abwechslung am Wochenende gönnen. Die Fahrt war sehr anstrengend, mein Hintern hat durch die Punktion mächtig geschmerzt.

Als wir gegen 17 Uhr die Pension gefunden hatten, war ich total fertig. Ich habe mich erst mal ins Bett gelegt.

Anschließend sind wir in den Dorfgasthof essen gegangen, wir waren die einzigen Gäste. War nicht so schön. Aber der Gasthof war auch nicht so toll, das Essen hat aber geschmeckt.

Wieder zurück, haben wir noch etwas Wein getrunken, dann bin ich aber auch ganz schnell eingeschlafen.

Samstag, 23.08. u. Sonntag, 24.08.2008 (Tage 127/128)
Wir haben wunderbar geschlafen und gegen 9 Uhr ein reichhaltiges Frühstück eingenommen.

Nach einem Rundgang durch S. und der Besichtigung der Kunstblumenmanufaktur musste ich mich erst mal ausruhen. Wir sind Mittag essen gegangen.

Dann ging's nach H. auf die Burg, dort haben wir im Sonnenschein einen leckeren Eisbecher gegessen.

Am Nachmittag sind wir noch auf die Bastei gefahren und auf dem Rückweg in einem sehr schönen Berggasthof zum Abendessen eingekehrt.

Wieder zurück im Quartier bin ich beim Versuch, noch einen Film anzuschauen, eingeschlafen.

Sonntag haben wir nach dem Frühstück unser weniges Gepäck ins Auto geladen und sind noch zu einer weiteren Burg gefahren. Leider hat es sehr geregnet. Auf dem Rückweg haben wir in einem schönen Landgasthof Mittag gegessen.

Gegen 15 Uhr waren wir wieder zu Hause.

Alles in allem war es ein schöner Ausflug. Mein Mann und ich sind wie Freunde miteinander umgegangen und ich glaube, auch ihm haben die Tage gefallen.

Montag, 25.08.2008 (Tag 129)
Der Psychologe war sehr erfreut, dass ich eventuell bald zur Reha fahren kann.

Ich habe ihm erzählt, was mir am Freitag in der Klinik so alles widerfahren ist und dass ich wahrscheinlich körperlichen Schmerz anders empfinde als andere. Er meint, das könne aus meiner Kindheit stammen, weil ich da auch schon viel ertragen musste und immer geduldig mit mir sein musste.

Habe mir neue Schuhe gekauft, in Orange! Irgendwie muss ich doch zur Reha auffallen. Ich will auf jeden Fall versuchen, einen Mitstreiter für den Jakobsweg im nächsten Jahr zu finden. Vielleicht kann ich über einen Aushang eine Begleitung finden. Wenn ich weiterleben will, brauche ich wieder Ziele, sonst gehe ich kaputt. Nur so dahinleben ist mir nach dem, was ich alles ertragen musste und noch muss, zu wenig.

Hoffentlich setze ich nicht zu viel Hoffnung in die Reha und bin dann enttäuscht.

Dienstag, 26.08.2008 (Tag 130)

Wieder ein Tag, der wie angestemmt ist. Habe heute überhaupt nichts vor.

Frau F. von der Krankenkasse hat angerufen, dass ich morgen 11 Uhr zu ihr kommen kann, um die Kurunterlagen auszufüllen. Na wenigstens etwas.

Aus langer Weile habe ich mal wieder im Tagebuch gelesen. Was habe ich mir seit einem halben Jahr angetan? Jeden Tag habe ich gebangt, dass Peter sich meldet, jeder Feiertag hat mich in ein tiefes Loch gestürzt, jeder Abschied hat mich zum Heulen gebracht. Ist die Trennung nun gut für mich? Im Moment sehe ich es noch nicht so.

Wenn ich so recht darüber nachdenke, hat Peter mir alles versprochen und nichts eingehalten. Auch das von ihm vorgeschlagene Buchschreiben hat er eingestellt. Er hat immer nur was zugearbeitet, wenn ich lange genug gebettelt habe.

Freitag, 29.08.2008 (Tag 133)

Als ich heute früh den Rechner anschalte, war eine Mail von der Reha-Klinik da. Sie planen mich für die 38. Kalenderwoche ein. Nun hoffe ich, dass die Leute in Berlin aus dem Knick kommen und mir bald grünes Licht geben.

Habe heute erfahren, dass sich in meinem Knochenmark kein neues Blut bildet. Es ist nur 1 % Blutbildung nachzuweisen.

Also hat mir der Doc wieder eine neue Behandlung vorgeschlagen. Ich werde wieder mit Antikörpern behandelt, also wieder Infusionen. Aber auch dieses Medikament gibt keine Sicherheit. Ich hing also wieder drei Stunden an der Nadel und auch erst beim dritten Mal hat Dr. K. eine Vene getroffen.

Das war meine letzte Unterschrift, die ich für weitere »Experimente« gegeben habe. Ich will nicht mehr!

Schon viel zu oft habe ich bereut, dass ich mich überhaupt auf die Transplantation eingelassen habe. Wozu? Ich will mich nicht mehr quälen.

Samstag, 30.08.2008 (Tag 134)

Ich möchte am liebsten nicht mehr aufstehen. Es ist ja doch nur alles Elend. Aber ich will wenigstens noch die Reha machen. Dann will ich Schluss machen. Nur noch diesen Wunsch habe ich.

Warum habe ich nur die Scheiß-Therapie gemacht, warum habe ich so in meinem Körper rumpfuschen lassen? Ich sehe furchtbar aus, habe geschwollene Beine, der ganze Körper ist verpickelt, mein Gesicht geschwollen, keine Haare auf dem Kopf.

Vom Klo komme ich auch nicht mehr runter, der Durchfall hat sich nun auch noch durch die Antikörperbehandlung eingestellt. Ich könnte vor mir selbst ausreißen. Hungergefühl ist auch weg, das ist aber nicht so schlimm.

Montag, 01.09.2008 (Tag 136)

Beim Psychologen habe ich zwar alles erzählt, aber der hört nur zu, gibt keine Empfehlungen.

Wenn ich von der Reha zurück bin, werde ich wohl nicht mehr hingehen. Es bringt mir nichts.

Halb zwölf bin ich nach Limbach gefahren. War dann mit Steffen Mittag essen und habe mich 14 Uhr mit Ilona getroffen. Wir haben uns in ein Café gesetzt und herrlich miteinander gequatscht. Gegen halb fünf war ich dann wieder zu Hause.

Morgen kommt dann auch noch Gabi. Schön, dass ich so nette Kollegen habe.

Donnerstag, 04.09.2008 (Tag 139)
Michi hatte heute Zwischendiplomprüfung. Habe ihm noch eine SMS gesendet, dass ich die Daumen drücke. Er hat die Prüfung mit 1,5 geschafft! Ich bin superstolz auf ihn.

Nachdem ich einkaufen war, habe ich bei der Rentenversicherung in Berlin angerufen. Mein Antrag auf Reha ist dort eingegangen, aber die Bearbeitung könnte noch bis Mitte/Ende nächster Woche dauern.

Nun habe ich eine Mail an die Reha-Klinik nach Isny geschickt, ob sie mich weiter für die 38. Kalenderwoche einplanen würden. Bei Zusage wäre ich sofort reisebereit. Ich könnte ja nächste Woche alles packen und dann ginge es sofort los. Na mal sehen.

Freitag, 05.09.2008 (Tag 140)
Gegen 9 Uhr habe ich die Antikörperbehandlung bekommen und da wurde auch erst Blut abgenommen. Als ich 11 Uhr endlich bei Dr. K. saß, sagte er, dass ich auch noch Blut brauche. Ich war bis dahin schon total fertig und dann auch noch das. 13.30 Uhr habe ich die Transfusionen bekommen, gegen 15.15 Uhr war ich fertig. Und total k. o. Auf der Heimfahrt bin ich ständig eingeschlafen. Außerdem habe ich gemerkt, dass es in meinem Bauch ganz schön umgeht. Mein Mann wollte noch einkaufen, da konnte ich schon nicht mehr mit aufstehen.

Nachdem wir Lisa von meinen Eltern und den Audi aus der Werkstatt geholt hatten, war ich froh, zu Hause zu sein.

Nach einem Schwatz mit Michael bin ich 20 Uhr ins Bett. Ich konnte nicht mal mehr lesen, so fertig war ich.

Montag, 08.09.2008 (Tag 143)
Heute früh war ich total geschockt. Nachdem ich tagelang schon mit dicker Wanne rumrenne, habe ich mich mal gewogen. Das erschreckende Ergebnis, ich wiege 56,1 kg. Ich dachte, ich werde nicht wieder. Das können nur die Medikamente sein, denn mein

Essverhalten habe ich nicht geändert. Trotzdem verordnete ich mir Diät, meine Sachen sitzen nämlich wirklich alle ziemlich straff. Ich will aber meine Figur behalten.

Auch noch das!

Mittwoch, 10.09.2008 (Tag 145)

War mit Mutti einkaufen. Sie wollte eine Jacke für den Urlaub. Natürlich fällt da für mich auch immer was ab. Diesmal ein sehr schöner beigefarbener Longpullover. Der sieht echt klasse aus.

Habe dann bei der Rentenversicherung in Berlin angerufen. Da ist was falsch bearbeitet worden, drum dauert alles jetzt mindestens eine Woche länger.

Warum kann bei mir nicht mal was klappen?

Rief dann sofort in Isny an und vereinbarte mit der netten Frau C., dass ich eine Woche später komme, aber wenn ich Bescheid habe, sie sofort anrufe. Sie meinte, dass ich vielleicht auch eher »reingeschoben« werden kann. Wäre toll.

Sonst gibt's nichts Neues, ich fühle mich recht gut. Nur meine Haut sieht furchtbar aus. Als Mutti mich heute in der Umkleidekabine gesehen hat, war sie erschrocken.

Freitag, 12.09.2008 (Tag 147)

Muttis 78. Geburtstag und der Tag, an dem mich Peter vor einem Jahr das erste Mal angesprochen hat!

Es verlief alles recht gut in Dresden. Für die Infusion musste ich nur einmal gestochen werden und in die anschließende Sprechstunde konnte ich auch recht schnell gehen.

Es hatte sich zum ersten Mal die neue Blutgruppe gebildet. Ist das nun endlich mal ein positives Zeichen?

Am Nachmittag waren wir zu Muttis Geburtstagsfeier. Es war ganz schön lustig mit den alten Leutchen, aber auch anstrengend.

Als wir gegen 21 Uhr zu Hause waren, bin ich gleich ins Bett, ich war total k. o.

Dienstag, 16.09.2008 (Tag 151)

Heute bin ich wieder mal »gut« drauf.

Zum einen habe ich eine totale Schwellung im Gesicht (ich sehe furchtbar aus), wahrscheinlich durch die Medikamente, zum anderen habe ich eine Pillenpause gemacht in der Hoffnung, dass ich gar keine Regel mehr bekomme. Denkste!

Später rief ich in Dresden an wegen meines Gesichtes und Dr. K. hat mich für morgen nach Dresden bestellt. Ist gleich so günstig, der Freitag hätte nicht so recht gepasst.

Habe am Nachmittag mehrfach versucht, bei der Rentenversicherung anzurufen. Kurz vor Feierabend um 17 Uhr hatte ich eine Ansprechpartnerin gefunden. Sie konnte mir mitteilen, dass meine Reha nach Isny genehmigt wurde. Meine Freude war groß und so telefonierte ich sofort mit der Reha-Klinik. Sie planen mich für die 40. Kalenderwoche ein, das ist Ende September. Da ich gesagt habe, dass ich sofort abrufbereit bin, wollen sie mich anrufen, falls eher etwas frei ist. Vielleicht komme ich dort von Peter los.

Mittwoch, 17.09.2008 (Tag 152)

Dr. K. glaubte auch, dass ich auf ein Medikament allergisch reagiert habe. Heute früh hatte ich nur noch »Sehschlitze«. Meine Gesichtshaut hat so gespannt, dass es richtig wehtat.

Bekam dann wieder eine Infusion (Prednisolon). Am Nachmittag hat die Schwellung dann schon nachgelassen. Nächste Woche werde ich schon Dienstag nach Dresden fahren. Dr. K. ist gegen Ende der Woche nicht da. Auch gut. Meine Kurunterlagen sind heute gekommen und mit ihnen natürlich wieder viel Papierkram.

Sonst ist es mal wieder ein eher langweiliger Tag.

Dienstag, 23.09.2008 (Tag 158)

Habe heute Nacht ganz schlecht geschlafen. Mein Gesicht ist wieder »gewachsen«. Als ich heute früh vor dem Spiegel stand, konnte ich nur noch heulen.

In Dresden haben weder der Arzt noch die Schwestern Blut aus meinen Armen bekommen. Es ging nichts. Zum Glück brauchte ich keine Bluttransfusion.

Dr. K. sagte zu allem: »Das ist nicht typisch.« Er kann sich meine Reaktionen einfach auch nicht mehr erklären.

Zu Hause habe ich dann in Isny angerufen. Ich werde voraussichtlich am 29.09.08 (kommenden Montag) fahren. Dr. O. muss der Sache noch zustimmen und mein eigener Körper muss mitspielen.

Donnerstag, 25.09.2008 (Tag 160)

War am Vormittag noch schnell beim Zahnarzt, weil mir eine Füllung rausgefallen war. Zum Glück ist es noch hier passiert und nicht erst in Isny.

Am Nachmittag habe ich mich mit Ilona im Café Käthe getroffen. Es waren sehr schöne Stunden, mit ihr kann ich richtig reden.

Sie hat mir für die Kur Trösterle mitgegeben. Unter anderem eine Chipkarte über unsere Freundschaft. Die werde ich bei mir tragen. Sie gibt mir Kraft.

Samstag, 27.09.2008 (Tag 162)

Nach einer unruhigen Nacht, meine Haut juckt so stark, dass ich nicht mehr schlafen kann, fühle ich mich völlig zerrissen. Ich weiß mit mir nichts anzufangen. Ständig kommen mir die Tränen.

Habe heute meine Sachen fertig gepackt. Ist wieder ganz schön viel geworden. Zum Glück muss ich es nicht tragen. Sollte ich vier Wochen bleiben, muss ich mich auch auf diverses Wetter einstellen.

Ansonsten habe ich mich noch bisschen dem Haushalt gewidmet. So richtig Sinn macht es ja eh nicht. Außerdem weiß ich ja gar nicht, was ist, wenn ich wiederkomme.

Hinzu kommt, dass es Lisa nicht mehr gut geht. Sie kann sich kaum noch bewegen, wahrscheinlich drückt der Tumor. Ich bin mir fast sicher, dass ich sie nach der Reha nicht wiedersehen werde. Das macht mir schwer zu schaffen.

Am Nachmittag waren wir bei der Nachbarin zum Geburtstag. Ihr Sohn, der war mit seiner kleinen Tochter gekommen. Die kleine Maus ist gerade mal eine Woche alt und ich habe sie eine ganze Weile gehalten. Das war richtig schön. Vielleicht werde ich ja auch mal Oma?

Sonntag, 28.09.2008 (Tag 163)

Der Tag vor der Abreise!

Psychisch geht es mir richtig dreckig. Meine juckende Haut lässt mich aber auch kaum noch zur Ruhe kommen. Ich bin total nervös.

Meine Lisa macht mir auch große Sorgen, sie kann kaum noch laufen, ich werde sie wohl lebend nicht wiedersehen. Das macht mich zusätzlich traurig.

An die Wanderfreunde will ich noch eine Mail schreiben, mit der Hoffnung auf Wiedersehen.

Montag, 29.09.2008 (Tag 164)
Anreise zur 3. Reha (Isny)

Habe gestern Abend noch furchtbar geheult. Michi ist mit Evi aus dem Trainingslager gekommen, hat sich seine gewaschenen Sachen genommen und wollte wieder fort. Sie wollten bei ihren Eltern Abendbrot essen. Da habe ich sie angeschrien, ob sie nicht die nächsten drei Wochen dort essen können. Eine Stunde wäre doch wohl mal Zeit für mich gewesen.

Habe mich dann im Schlafzimmer eingeschlossen und gewartet, bis sie weg waren. Wollte mit keinem reden.

Heute früh bin ich 7 Uhr gestartet. Es ließ sich gut fahren und ich war schon gegen 12 Uhr da.

Als ich in mein Zimmer kam, war ich positiv überrascht. Hier werde ich mich wohlfühlen.

Die Fahrt über 500 Kilometer hat mich mehr angestrengt, als ich gedacht habe. Als dann die Schwester kam, um mir ein paar Fragen zu stellen, habe ich einen Heulkrampf bekommen. Ich konnte gar nicht wieder aufhören.

Zur Aufnahme bei Dr. O. hatte ich mich dann einigermaßen beruhigt. Wir haben ein Programm für mich festgelegt. Ich denke, es wird mir Spaß machen.

Dienstag, 30.09.2008 (Tag 165)

Neben etwas Sport habe ich mich heute um Termine kümmern müssen und bin eingewiesen worden. Da ich natürlich erst mal wieder Probleme mit der Orientierung hatte, ließ ich mir einfach von »netten« Männern helfen. Das gab wenigstens etwas Spaß. Leider sind hier viel zu viele wirklich alte Leute. Mit neu verlieben wird das diesmal nichts werden.

Nach dem Abendessen hat mich ein Mann angesprochen, ob er mich beim nächsten Spaziergang begleiten darf. Ich habe nichts dagegen, aber nicht mehr, er ist nämlich überhaupt nicht mein Typ.

Am Nachmittag war ich mit Claudia (auch einer transplantierten Patientin) in Isny. Es war richtig schön. Ein ganz reizender Ort. Wir waren bummeln und Cappuccino trinken und sind ziemlich schnell gelaufen. Es ging sehr gut, was mich natürlich freut.

Am Abend waren Claudia und Ulrich (unser Dritter im Bunde) zu einem Vortag über den Jakobsweg. Es hat mich sehr ergriffen und ich musste die Tränen zurückhalten. Habe am Abend gleich noch Peter geschrieben. Er darf noch nicht »nein« zu diesem Projekt sagen. Den Weg kann ich nur mit ihm gehen.

Wir werden hier sehr verwöhnt. Die Ärzte (bes. Dr. O.), die Schwestern, Therapeuten und die anderen Angestellten bemühen sich sehr, uns den Aufenthalt sehr angenehm zu machen. Das tut sehr gut.

Donnerstag, 02.10.2008 (Tag 167)

Die tägliche Beschäftigung tut mir gut. Auch meine zwei Leidensgenossen tun mir gut. Es ist beruhigend, wenn man weiß, dass es Leute gibt, die Ähnliches durchgemacht haben.

Claudia bekommt heute Besuch von ihrem Mann und dem 11-jährigen Sohn. Sie wollte es nicht. Auch sie muss über ihr Leben neu nachdenken. Wir verstehen uns also auch in dieser Beziehung. Ich muss versuchen, hier irgendwie Kontakt zu bekommen, sonst vereinsame ich.

Ich muss Leute um mich haben und möchte wieder mal so richtig herzhaft lachen. Das kann doch nicht zu viel Wunsch sein.

Am Nachmittag bin ich noch mal nach Isny reingelaufen. Einfach mal alleine bummeln.

Nach dem Abendbrot bin ich zum Schmuckkurs gegangen. Ich habe mir zwei Ketten gebastelt und ein Paar Ohrringe. Es hat mir viel Spaß gemacht. Der Spaß hat mich zwar 38 € gekostet, aber das war es mir wert. Und worauf will ich denn sparen?

Freitag, 03.10.2008 (Tag 168)
Tag der Einheit/Feiertag

Hatte mir für heute überlegt, dass ich zu einem alternativen Markt fahren wollte. Ulrich wäre sogar mitgekommen. Aber es schüttet schon die ganze Nacht und es sieht auch nicht so aus, als würde es heute noch mal aufhören.

Für den Nachmittag muss ich mir trotzdem was suchen. Ich kann nicht die ganze Zeit im Zimmer bzw. in der Klinik bleiben.

Vielleicht gehe ich noch mal nach Isny und mache ein bisschen auf Kultur. Geschäfte haben ja keine auf und ich sollte auch nicht jeden Tag etwas einkaufen.

Mutti und Vati sind heute aus dem Urlaub zurück, ich hoffe sie sind wieder gut zu Hause angekommen.

Samstag, 04.10.2008 (Tag 169)
Was mache ich heute bloß? Claudia und Ulrich haben Besuch. Das Wetter lässt sich total aus, es regnet ununterbrochen.

Claudia nimmt mich mit dem Auto mit nach Isny. Ich will ein paar Besorgungen machen. Ich gehe von Geschäft zu Geschäft, nur um wenige Minuten im Trockenen zu verbringen.

Beim Mittagessen große Überraschung. Der Speisesaal wird erheblich später aufgemacht. In einer Durchsage wird den Patienten mitgeteilt, dass in der Klinik ein Magen-Darm-Virus kursiert. Es wird um höchste Vorsicht gebeten. Oje, was wird aus uns Transplantierten, die wir keinerlei Abwehr haben?

Die diensthabende Ärztin beruhigt mich und gibt mir noch einige Verhaltenshinweise.

Eigentlich dürfte uns nichts passieren.

Am Abend will ich noch nicht allein im Zimmer bleiben. So gehe ich noch mal in die Cafeteria. Die Klinik ist wie ausgestorben.

Ich bestelle mir eine Weinschorle und setze mich an einen Tisch. Am Nebentisch sitzt ein Mann. Er fragt mich, ob wir uns zusammensetzen wollen. Natürlich bin ich einverstanden, schließlich will ich ja nicht allein sein. Er überschüttet mich mit Komplimenten, die zwar guttun, aber nach einer Weile platt wirken. Er möchte Handynummer und meinen »Tagesplan« für morgen und ich merke, ich muss ihn fernhalten.

Trotzdem hat es gutgetan, den Abend nicht allein zu verbringen.

Sonntag, 05.10.2008 (Tag 170)
Habe heute nicht so gut geschlafen. Meine Haut treibt mich in den Wahnsinn. Sie juckt unablässig.

Zum Frühstück waren Claudia und Ulrich da. Für den Nachmittag habe ich mich mit Claudia verabredet. Das Wetter hat sich auch gebessert, es scheint die Sonne.

Abends bin ich mit Claudia nach Isny gefahren. Wir haben uns in einen Gasthof gesetzt und was getrunken. Es war recht unterhaltsam, leider saßen wir allein, und es war wieder mal nichts mit Lachen.

Morgen haben wir wieder Behandlungen, da wird die Zeit nicht so lang.

Montag, 06.10.2008 (Tag 171)

Hatte Belastungs-EKG. Der Arzt war sehr zufrieden, hat mich gefragt, ob ich Sport mache. Da war ich richtig stolz, zumal ich auch gestern so viel gelaufen bin, ich war richtig gut drauf.

Nachmittags war ich noch bei Dr. O., weil meine Füße immer ganz sehr anschwellen. Außerdem wollte ich nach meinen Blutwerten fragen.

Da kam die große Ernüchterung: der Hb-Wert war auf 7,5 (entspricht unserer Angabe von ca. 5) gefallen. Ich war richtig enttäuscht.

Mittwoch wird nun wieder Blut abgenommen und dann werde ich wohl eine Transfusion brauchen. So ein Sch…

Bei der Psychologin konnte ich mich gut aussprechen. Sie hat mir klar gemacht, dass ich mich wahrscheinlich nur von meinem Mann trennen kann. Sie denkt, er hat auch psychische Probleme, aus denen er allein nicht rauskommt. Wenn er sich nicht helfen lassen will, kann das nicht mehr meine Aufgabe sein. Ich soll mich auf mich konzentrieren.

Dienstag, 07.10.2008 (Tag 172)

Heute vor einem Jahr war ich mit Peter auf dem Brocken. Wie waren wir zwei glücklich, als wir es geschafft hatten. Leider war es auch unser letzter gemeinsamer Kurtag. Ich weiß noch, wie traurig ich an dem Abend war.

Heute habe ich deutlich gemerkt, dass mein Hb-Wert wohl recht weit unten ist. Es strengt mich alles mächtig an.

Trotzdem bin ich mit Claudia vorm Abendessen noch eine große Runde gelaufen, war gut, aber ich war auch geschafft.

Hatte ein Gespräch mit einer Sozialarbeiterin. Sie riet mir, wenn nicht abzusehen ist, dass ich nach anderthalb Jahren wieder ganz gesund bin, einen Rentenantrag zu stellen.

Ich hoffe nicht, dass es dazu kommt, aber es gibt mir zumindest erst mal Sicherheit.

Mittwoch, 08.10.2008 (Tag 173)

Hatte keine wirklich gute Nacht. Es ging mir nicht gut. Ich habe also nicht wirklich entspannt geschlafen. Außerdem hatte ich so ein starkes Völlegefühl, mir war richtig übel.

Zur Blutabnahme ins Schwesternzimmer musste ich mich richtig schleppen. Leider ging wieder mal gar nichts und mein Blutdruck war auch sehr niedrig.

Die Schwester hat mich im Rollstuhl ins Zimmer geschafft und der Arzt hat mir dort Blut abgenommen.

Ich habe aber weder gebrochen, noch hatte ich Durchfall, also hat es wahrscheinlich nichts mit dem Virus zu tun.

Nachdem ich noch ca. anderthalb Stunden geschlafen habe, ging es besser. Aber ich bin sehr schwach, wird wohl am niedrigen Blutwert liegen.

Donnerstag, 09.10.2008 (Tag 174)

Ich war bereits am Morgen total kraftlos. Hoffentlich ist mein Blut heute da.

Am Nachmittag dann endlich, ich wurde in die Intensivstation gerufen. Die Transfusion lief dann nicht gut ab. Die erste Vene ist geplatzt, das Blut lief ins Gewebe. Auch am linken Arm muss was geplatzt sein, beide Arme sehen furchtbar aus, fast schwarz.

Aber kurz nach Ende der Transplantation ging es mir schon besser. Das ist wohl das Wichtigste.

Claudia, Ulrich und ich hatten Lust, mal was anderes zu essen als das normale Klinikabendessen. Da haben wir uns in Ulis Auto gesetzt und sind zu einem kleinen Gasthof gefahren. Dort haben wir uns Schnitzel mit Spiegelei und Bratkartoffeln bestellt. Was für ein Genuss!

Auf der Rückfahrt fiel uns ein, dass wir uns vom Abendessen in der Klinik hätten abmelden müssen. Mit schlechtem Gewissen wollten wir uns in die Klinik schleichen. Aber wir wurden entdeckt und haben von der Schwester unser Fett weggekriegt. Wir sollen uns beim nächsten Mal abmelden, dann müsse sich keiner Sorgen machen. Das war uns verständlich. Nur einer hat ganz cool reagiert – Dr. O. Er meinte nur, als klar war, dass wir alle drei fehlten: »Wird schon keinem was passiert sein, die passen aufeinander auf.« Damit hatte er ja auch recht.

Samstag, 11.10.2008 (Tag 176)

Gegen 10 Uhr bin ich mit Claudia nach Bregenz gefahren. In Österreich ist der Sprit billiger, so habe ich für 1,19.9 getankt. Dann waren wir auch hier schön einkaufen. Nach einem kleinen Imbiss sind wir nach Lindau gefahren. Auch hier sind wir durch die Stadt gebummelt. Unseren Cappuccino haben wir in einem Café direkt am Bodensee eingenommen.

In einer Fußgängerzone in Lindau sprechen uns Leute an, ob wir uns typisieren lassen wollen. UND DAS UNS! Als wir sagten, dass wir erst Stammzellen bekommen haben, war das Hallo groß. Es waren Leute der Selbsthilfegruppe aus Lindau.

Abends hatten wir uns vorgenommen, zum Tanz zu gehen. Im Kurheim war »tote Hose«, nur ältere Paare. Bei einem Spaziergang haben wir uns überlegt, was wir nun machen. Wir sind in eine kleine Tanzbar (unter den Patienten Fummelbunker genannt) gegangen und haben tatsächlich fast den ganzen Abend getanzt. Es war so schön. Ich konnte richtig gut tanzen und habe mich über Komplimente gefreut. Wir haben ein paar Leute aus den anderen Kliniken kennengelernt und uns mit denen für Mittwoch in einer Kneipe verabredet. Darauf freue ich mich schon, endlich ein bisschen Abwechslung.

Sonntag, 12.10.2008 (Tag 177)

So richtig gut habe ich heute Nacht nicht geschlafen. Irgendwie war ich total aufgewühlt.

10 Uhr bin ich mit Claudia walken gegangen. Nach über einem halben Jahr das erste Mal. Wir sind eine Stunde gegangen und das ziemlich straff. Aber es war gut.

Mittags sind wir an den Argensee gefahren. Wieder sind wir ganz schön weit gelaufen, haben es uns aber auch gut gehen lassen.

Das Abendessen war heute nicht der Brüller. Gerne wäre ich noch in eine Kneipe gegangen, aber meine Mitstreiter wollten nicht. Also habe ich meine Perücke gewaschen, war mal notwendig. Meine Haare sind nun doch wieder etwas am Wachsen. Habe mir vorgenommen, in der letzten Woche hier zum Friseur zu gehen. Vielleicht kann man schon etwas schneiden. Würde gern die Perücke dann weglassen. Mal sehen, ob es klappt.

Dienstag, 14.10.2008 (Tag 179)

Habe heute ziemlich viel Sport gemacht. Es war richtig gut. Vorm Abendbrot war ich mit Claudia noch walken. Es geht wieder aufwärts.

Am Nachmittag sind wir zu Dr. O., wollten um »Essenserleichterung« kämpfen. Endlich mal Essen vom Büfett holen, nicht immer alles am Platz unter Folie oder unter einem Deckel. Das schmeckt wirklich nicht mehr.

Dr. O. hat uns erlaubt, dass wir drei ab sofort vom Büfett essen können. Wir freuen uns sehr darüber. Immerhin sind unsere Transplantationen nun doch schon ein paar Tage her.

Meine Blutwerte sind richtig gut. Mein Hb-Wert hat sich nach der Blutübertragung von allein noch mal verbessert. Das lässt mich hoffen, dass die Transfusionen bald vorbei sind.

Abends war in der Klinik ein Musikabend. Es wurde Volksmusik gespielt, war aber nicht so mein Ding. Bin dann ins Bett gegangen und habe richtig gut geschlafen.

Mittwoch, 15.10.2008 (Tag 180)
Heute Abend wollen wir mit den Leuten, die wir beim Tanzen kennengelernt hatten, in eine Musikscheune gehen.

Beim Abendessen sagte mir Claudia, dass sie nicht mitkommen könne. Ihr kleiner Sohn hatte einen Zahn gezogen bekommen und wollte mit der Mutti am Telefon sprechen. Schade! Ulrich ist dann als Ersatz mitgegangen. Aber ihm war alles zu laut, drum ist er früh wieder in die Klinik gegangen. Der Abend war total schön. Absolute Stimmung und gute Laune.

Freitag, 17.10.2008 (Tag 182)
Am Nachmittag haben Martina, Thomas, Claudia und ich einen Ausflug mit einer schönen Wanderung gemacht.

Zur Belohnung haben wir uns ein riesiges Stück Torte gegönnt.

Abends habe ich nur Salat gegessen, ich war so satt.

Gegen halb acht haben wir uns alle im Fummelbunker (FuBu) getroffen. Es war wieder richtig gut. Thomas ist zwar überhaupt nicht mein Typ, aber ich kann wunderbar mit ihm tanzen. Wir haben Samba, Rumba, Cha-Cha-Cha getanzt. War echt klasse. Hätte nicht gedacht, dass ich es noch kann. Das Leben kann so schön sein!

Samstag, 18.10.2008 (Tag 183)
Nach einem gemütlichen Frühstück bin ich mit Claudia eine Stunde walken gewesen. Es war gut und ich merke, wie meine Kraft zurückkommt.

Wir beide verstehen uns wirklich prima und wollen uns nächstes Jahr eventuell hier wieder treffen.

Nach dem Mittag sind wir nach Kempten gefahren und haben wieder ein paar Dinge eingekauft.

Am Abend fand in der Kurklinik ein Grillfest statt. Das Personal hat sich viel Mühe gegeben. Es war alles sehr schmackhaft und die Stimmung war gut.

Später sind wir drei Leidensgenossen in die »Sonne« gegangen und haben Wein getrunken.

Sonntag, 19.10.2008 (Tag 184)

Heute geht's auf den Flohmarkt. Vielleicht kann ich ja für Peter ein Vorhängeschloss kaufen, er sammelt so was. Will ihm morgen ein Päckchen schicken, würde gerne ein solches als Überraschung mit reinlegen.

Leider hat es keine Schlösser gegeben. War mit Claudia noch in Leutkirch. Auch dort gab es einen Flohmarkt (leider wieder nichts) und die Geschäfte hatten geöffnet. Es war richtig schön, Mittag essen waren wir in einer Pizzeria.

Abends waren wir zum Salsakurs. Das hat viel Spaß gemacht und ich kam mit Thomas sehr gut zurecht. Er wollte unbedingt mit mir tanzen und morgen Abend wollen wir es in der Tanzbar (Fummelbunker – FuBu) probieren.

Mittwoch, 22.10.2008 (Tag 187)

Nach der Verabschiedung von Claudia, ihre Reha ging heute zu Ende, war ich erst mal traurig. Zum Glück hatte ich volles Programm, das hat mich abgelenkt.

Dr. O. hat mir meine Blutwerte mitgeteilt, zum Glück ist da alles im grünen Bereich.

Am Nachmittag bin ich mit Thomas in Kempten gewesen und habe noch einige Teilchen eingekauft. Nun muss es aber mal gut sein.

Morgen treffe ich mich noch mit Martina, um in einem Werksverkauf nach Jeans zu gucken, aber dann sollte es mit Kaufen genug sein.

Am Abend war ich mit den Leuten aus der orthopädischen Klinik in der Musikscheune.

Es war wieder tolle Stimmung.

Donnerstag, 23.10.2008 (Tag 188)

Habe mich nun auch von Ulrich verabschieden müssen. Nächstes Jahr wollen wir drei uns wieder treffen und die Reha zusammen machen.

Am Vormittag habe ich zweieinhalb Stunden Sport gemacht, das tat richtig gut.

Am Nachmittag habe ich mich mit Martina getroffen, wir wollten zu einem Direktverkauf von Jeanswaren fahren. Sie glaubte zu wissen, wo wir hinfahren müssen. Aber das glaubte sie nur. Wir sind nämlich erst mal in die falsche Richtung gefahren. Aber es war lustig und wir haben noch schön eingekauft.

Abends waren wir wieder tanzen, ich bin kaum zum Sitzen gekommen. Das motiviert.

Freitag, 24.10.2008 (Tag 189)

Nachdem ich am Vormittag mein Trainingsprogramm absolviert hatte, bin ich nach dem Essen in die Cafeteria gegangen. Einer der Tänzer (Rupert, er ist in der psychosomatischen Klinik) ist zu uns zum Kaffeetrinken gekommen. Wir haben zusammengesessen und uns ca. anderthalb Stunden unterhalten. War sehr gut und interessant. Er hat mir angeboten, mit ihm am Sonntag einen Ausflug zu machen, da ich ja den Samstag schon mit Martina und Thomas verplant habe.

Am Nachmittag bin ich noch nach Isny gelaufen, aber irgendwie war ich ein wenig down.

Bin dann am Abend doch noch zum Tanzen gegangen, habe auch wieder viel getanzt, aber gegen 22 Uhr war ich total kaputt. Ich bin dann auch nach Hause gegangen.

Samstag, 25.10.2008 (Tag 190)

9 Uhr habe ich mich mit Martina und Thomas getroffen. Sie haben noch eine weitere Patientin mitgebracht (Alexandra). Zu viert sind wir losgefahren, wir wollten wandern. Wir sind ins Kleinwalsertal

gefahren, mit der Bergbahn nach oben gefahren und dann gewandert. Das Wandern stellte sich schnell als ein ständiges Steigen heraus. Es war ganz schön anstrengend, aber auch wunderschön. Wir hatten traumhaftes Wetter, Supersicht und gute Laune. Normales Laufen ging einwandfrei, beim Steigen habe ich gemerkt, dass mich die Kraft langsam verlassen hat. Aber ich konnte mithalten und war sehr stolz auf mich. Nach einem gemütlichen Kaffeetrinken an der Bergbahn sind wir noch nach Oberstdorf gefahren. Dort waren wir noch bummeln und haben bei einem Griechen zu Abend gegessen.

Gegen 20 Uhr waren wir wieder in der Klinik. Normalerweise hätte ich mich da mal ausruhen sollen. Aber nein, Ute musste noch zum Tanzen gehen. Ich habe wieder viel getanzt. Als ich dann im Bett lag, war ich total fertig.

Für morgen habe ich mich mit Martina und Rupert verabredet, wir wollen einen Ausflug machen. Ich will noch mal auf einen Flohmarkt, vielleicht bekomme ich ja für Peter noch ein Vorhängeschloss.

Sonntag, 26.10.2008 (Tag 191)

Als ich heute Morgen wach wurde, habe ich am ganzen Körper geglüht. Die Sonne von gestern hat mein Gesicht aufblühen lassen. Hoffentlich geht das bis zum Mittag noch etwas zurück, denn da will ich ja zu meinem nächsten Ausflug.

Aber erst mal will ich was gegen meinen Muskelkater tun und walken gehen.

Der Nachmittag war herrlich. Rupert hat mich gegen 11.30 Uhr mit seinem Auto abgeholt und dann haben wir noch Martina geholt. Wir sind zum Flohmarkt gefahren und diesmal habe ich tatsächlich für Peter drei Schlösser gefunden.

Anschließend sind wir nach Oberstaufen gefahren. Dort war absoluter Trubel (Apres-Party), jeder hat mit jedem geflirtet. Als reiner Zuschauer war das echt amüsant. Rupert hat für uns alles bezahlt, ich weiß nicht, ob mir das so recht ist. Aber ich muss gestehen, ich habe mich wohlgefühlt.

Abends wollten wir uns noch im Schloss zu einem kleinen Schlaftrunk treffen, übrig geblieben sind nur noch Rupert und ich. Anfangs war es etwas komisch, aber dann setzte das Wohlbehagen ein. Wir zwei haben uns sehr gut unterhalten.

Montag, 27.10.2008 (Tag 192)

Nun hat meine letzte Rehawoche begonnen.

Am Mittag ist Rupert zum Cappuccino in die Klinik gekommen. War angenehm mit ihm.

Abends haben wir uns im Pub in Isny getroffen.

Beim Abschied von Rupert im Auto (die anderen hatten wir schon abgeladen) hat es irgendwie geknistert. Morgen fährt er nach Hause, wir wollen uns noch mal zum Cappuccino treffen und verabschieden. Will ich das? Ja! Warum???

Am Nachmittag habe ich mit Peter telefoniert. Es war wieder sehr schön. Ich vermisse ihn wirklich sehr. Nächste Woche wollen wir versuchen uns zu treffen. Hoffentlich klappt es.

Dienstag, 28.10.2008 (Tag 193)

Nach meinem Sportnachmittag habe ich mich mit Rupert im Schloss getroffen. Er hat mir ein T-Shirt von sich geschenkt, an welches er sein Parfüm gesprüht hat. Erinnerung an ihn. Was wird das? Er hat dann meine Hand genommen und es war mir sehr angenehm.

Zum Abschied haben wir uns umarmt und auf die Wangen geküsst. Er hat mich ganz fest gehalten. Ich habe mich wohlgefühlt, wie »in guten Händen«. Als Rupert weggefahren war, habe ich mich unheimlich einsam gefühlt. Er muss wohl ähnlich empfunden haben, denn wir haben an dem Tag und am Abend noch mindestens fünfmal telefoniert. SMS hat er mir auch noch geschickt. Habe ich mich verliebt? Was soll das?

Nachts konnte ich nicht schlafen, habe immer an Rupert gedacht. Vielleicht hätten wir uns wenigstens mal kennenlernen sollen. Sein Umwerben schmeichelt mir sehr.

Mittwoch, 29.10.2008 (Tag 194)

Bis zum Mittag habe ich mit Rupert mehrmals telefoniert. Wie die Teenager. Aber es ist sehr schön.

Am Nachmittag hat er mitgeteilt, dass er am Wochenende wieder nach Isny kommen will. Ich würde mich freuen. Ist das normal? Am ersten Novemberwochenende kommt er nach Chemnitz. Will ich das? Ich glaube.

Auf das gemeinsame Wochenende hier in Isny würde ich mich freuen. Wir sollten uns einfach noch etwas näher bekannt machen. Dann klärt sich vielleicht einiges von selbst.

Am Abend treffe ich mich mit Martina und Thomas beim Italiener. Sie fahren morgen nach Hause. Leider! Später haben Rupert und ich noch geredet und geschrieben. Ich genieße es sehr.

Donnerstag, 30.10.2008 (Tag 195)

Natürlich begann mein Tag wieder mit einem lieben Gruß von Rupert. Dann habe ich mein Sportprogramm absolviert. Es geht immer besser. Ich fühle mich gut.

Am Nachmittag fand ein Forum mit Dr. O. statt, in welchem sich Patienten mit Leukämie oder Ähnlichem unterhalten konnten. Immer wieder hat er darauf hingewiesen, dass bei zwei Patienten (Georg und mir) keine Chemo geholfen hat, wir transplantiert werden mussten.

Aber ich konnte auch sagen, dass es mir zurzeit gut geht.

Abends habe ich noch eine Weile in der Cafeteria gesessen und mit einigen Leuten gequatscht.

Zurück im Zimmer habe ich wieder mit Rupert telefoniert. Ich habe auf seinen Anruf gewartet, denn ich sehne mich schon danach – nach so kurzer Zeit. Morgen Mittag will er da sein.

Freitag, 31.10.2008 (Tag 196)
So richtige Lust hatte ich heute nicht mehr, mein Sportprogramm durchzuziehen. Habe nur das Pflichtprogramm absolviert und bin dann zum Abschlussgespräch zu Dr. O. Unser Gespräch war sehr gut. Ich habe ihm auch versichert, wie wohl ich mich hier gefühlt habe. Das fand er sehr gut. Er hat mich dann noch gebeten, dass ich am Montag noch mal zu ihm kommen soll, er will mich verabschieden. Mache ich natürlich gern.

Mittags war ich beim Friseur und habe mir die Haare in Form schneiden lassen. Sieht gar nicht so schlecht aus, trotzdem habe ich meine Perücke noch mal aufgesetzt.

Als ich in die Klinik kam, war Rupert schon da. Wir sind uns in der Cafeteria einfach nur in die Arme gefallen. Es war so schön. Wir sind nach Wangen gefahren, sind gelaufen, haben geredet und uns immer festgehalten. Ich habe es sehr genossen.

Abends sind wir dann ganz feudal essen gegangen. Es war in einem Hotel und richtig edel. Ich habe mich wunderbar gefühlt. Sind ganz neue Erfahrungen für mich.

Nach einem Kakao in seinem Hotel bin ich zurück in mein Zimmer. Da habe ich mich so richtig allein gefühlt. Warum bin ich nicht bei ihm geblieben, er hat ein Doppelzimmer.

Morgen früh treffen wir uns zum Frühstück bei ihm. Ich freue mich drauf.

Samstag, 01.11.2008 (Tag 197)
Gleich früh bin ich zu Rupert ins Hotel gegangen und wir haben gemeinsam gefrühstückt. Ich habe mich wahnsinnig gut gefühlt.

Wir sind dann nach Bregenz gefahren, leider war dort dichter Nebel. Also sind wir wieder in die Sonne gefahren und haben nach einem Spaziergang in Oberstaufen in einem Hotel (Adler) etwas gegessen. Ich fühle mich dann immer wie in einer anderen Welt.

Der Abschied am Abend ist sehr schwer gefallen, er ist wieder zurückgefahren, weil ich morgen in Ruhe packen will. Ich Blöde, hätte ich gewusst, wie er mir fehlt, hätte ich ihn doch lieber bei mir gehabt. Packen hätte ich auch abends können. Wir haben am Abend noch mehrmals telefoniert und er hat mir eine liebe SMS gesendet.

Sonntag, 02.11.2008 (Tag 198)

Als ich gegen 7 Uhr aufgewacht bin, habe ich mich sehr einsam gefühlt. Wie gerne hätte ich mich an Rupert gekuschelt.

10 Uhr kam sein erster Anruf und ich habe mich riesig gefreut.

Bin dann walken gewesen und habe anschließend meine Sachen gepackt.

Vorm Dunkelwerden habe ich fast alles ins Auto gepackt und dieses auf dem Klinikgelände abgestellt.

Zwischendurch habe ich ganz oft mit Rupert telefoniert, wie die Teenager. Aber es macht unheimlich Spaß und ist für die Seele sehr wohltuend.

Montag, 03.11.2008 (Tag 199)

Habe gemütlich gefrühstückt, den Rest eingepackt und mich von einigen Leuten verabschiedet. Dann bin ich noch zu Dr. O., auch von ihm wollte ich mich noch verabschieden. Er war für mich nicht nur Arzt, sondern auch Ansprechpartner. Bei ihm habe ich mich dann zum ersten Mal ohne Perücke gezeigt. Ich habe sie eingepackt und habe nicht vor, sie noch mal aufzusetzen. Das kostet zwar etwas Mut, aber ich bin auch froh, wieder ohne »Mopp« auszukommen.

8.50 Uhr habe ich den Motor gestartet. Die Fahrt verlief richtig gut, ich war schon kurz nach 13 Uhr zu Hause.

Rupert will am Freitag nach H. kommen, er wird im Braugut wohnen. Am Samstag will ich ihm Dresden zeigen. Ich freue mich darauf. Was mir noch nicht klar ist, was empfinde ich für diesen Mann? Ist es so was wie Liebe oder genieße ich nur seine Zuwendung, seine Großzügigkeit? Ich weiß es nicht.

Dienstag, 04.11.2008 (Tag 200)

Bin am Vormittag nach Dresden gefahren. Ich musste sehr lange dort warten.

Aber Dr. K. war mit mir zufrieden, ich muss erst am 24.11.08 wieder hin.

Leider musste ich für die Blutabnahme sechsmal! gestochen werden, meine Venen machen langsam schlapp.

Gegen 15 Uhr war ich wieder zu Hause.

Natürlich gingen Anrufe und SMS zwischen Rupert und mir hin und her. Es ist so schön!

Als ich ins Bett bin, habe ich noch mit Rupert telefoniert, das war dann wieder wohltuend. Trotzdem konnte ich nicht schlafen, habe nach langer Zeit wieder mal zur Tablette gegriffen.

Was wird nur werden?

Samstag, 08.11.2008 (Tag 204)

Gestern Abend bin ich noch zu Rupert ins Hotel gefahren. Wir haben einen schönen Abend verbracht.

Nachdem ich heute früh Lisa bei Oma und Opa abgegeben habe, bin ich zu Rupert ins Hotel gefahren. Anschließend ging es nach Dresden. Da auch er sehr gern shoppen geht, sind wir erst mal in die »Galerie«. Rupert wollte mir unbedingt was kaufen. Nachdem ich mich erst geziert habe, hat er mir ein ganz tolles Outfit, bestehend aus Jeans, Bluse und Steppjacke gekauft. Es passte alles wunderbar und sah super aus.

Gegen 18.30 Uhr waren wir wieder in H. Ich bin nach Hause gefahren. Es war kein Mensch da zu Hause. Mit Rupert bin ich dann noch nach Chemnitz zum Italiener gefahren. Wir haben gut gegessen und viel geredet.

Montag, 10.11.2008 (Tag 206)

Als Erstes bin ich zu Dr. T., weil mein Husten schlimmer geworden ist.

Am Nachmittag habe ich mich mit Ilona getroffen. Wir haben schön miteinander gequatscht, auch über Rupert. Sie wünscht mir natürlich, dass ich diesmal mein Glück gefunden habe, aber wer weiß das schon.

Mit Rupert habe ich mehrmals telefoniert. Wir haben auch über Silvester gesprochen. Er weiß noch nicht, ob wir zusammen feiern werden. Das hat mich etwas verletzt, zumal er sonst tut, als würde er mich immer sehen wollen. Das gibt mir zu denken. Aber ich werde sehen. Da muss ich mich mit meinen Gefühlen wohl etwas zurückhalten, sonst tut es wieder weh.

Dienstag, 11.11.2008 (Tag 207)

Heute habe ich mich der Hausarbeit gewidmet. Wäsche gewaschen, Fenster geputzt und Gardinen gewaschen.

Außerdem habe ich meine Haare in »Kastanie« getönt.

Peter hat mir geschrieben, dass bei ihm alles okay ist. Er war heute bei seinem Urologen zur Kontrolle. Nächste Woche will er sehen, ob wir uns treffen können. Ich will ihm doch noch die Schlösser übergeben.

Mein Mann wollte mir schon wieder die Schuld für etwas geben, da habe ich gesagt: »Nein, die Ute hat nicht für alles die Schuld.« Da war er erst mal ruhig.

Samstag, 15.11.2008 (Tag 211)

Den Vormittag habe ich mit Hausarbeit verbracht. Michi und Evi waren da. Michi hat mal einiges im Garten gemacht, war auch gut so. Sonst gibt es für die beiden nur noch Volleyball.

Nach einem frühen Mittag habe ich mein Auto geputzt und einen Spaziergang zu meinen Eltern gemacht.

Abends bin ich zum Klassentreffen. Es war schön die Gefährten der Kindheit zu sehen. Ich hatte das Gefühl, dass sich alle gefreut haben, dass ich mit dabei war. Sie haben mein gutes Aussehen und meine neue Frisur gelobt. Bisschen verrückt sehe ich schon aus. Kurze Stoppelhaare und ein von den Medikamenten aufgedunsenes Gesicht. Gegen 24 Uhr bin ich zurückgefahren und war auch ganz schön fertig.

Sonntag, 16.11.2008 (Tag 212)

Hatte mit meinem Mann wieder ein schweigsames Frühstück eingenommen. Dann haben wir das Haus auf Vordermann gebracht.

Am Nachmittag bin ich mit Helga walken gewesen. Es ging ganz gut, nur haben meine Waden gekrampft. Hatte ich bisher noch nie.

Mit Rupert konnte ich bis zum späten Nachmittag gar nicht reden, weil immer jemand um mich rum war. Als ich ihn angerufen habe, lag er mit Magenschmerzen im Bett. Er hatte eine Tablette genommen und war ganz schläfrig. Ich denke, das ist wieder eine seiner Wochenenddepressionen. Wenn ich ihm doch helfen könnte. Aber bei unserer Entfernung wird das immer schwierig sein.

Habe meine Haare mit »Mahagoni« getönt, sieht nun rot aus. Wie bei »Balduin, der Trockenschwimmer«. Aber endlich bin ich so mutig, meinen Typ mal zu verändern.

Samstag, 22.11.2008 (Tag 218)

Gestern Nachmittag habe ich mich mit Rupert getroffen, wir wollen das Wochenende zusammen verbringen.

Nach dem Frühstück sind wir nach Regensburg gefahren.

Leider hat er wieder solche Depressionen, dass ich gar nicht weiß, was ich machen soll. Das belastet mich ganz schön.

Trotzdem habe ich noch mal meinen Geburtstag und Silvester angesprochen. Wenn ich jemanden liebe, will ich doch mit ihm solche Tage begehen. Ich weiß nicht, wie er es sieht, aber für die Zeit um meinen Geburtstag hat er mir zugesagt, dass wir ein paar Tage gemeinsam verbringen. Mal sehen.

Zum Abendessen waren wir in einer Villa, das war sehr schön.

Montag, 24.11.2008 (Tag 220)
Bin früh nach Dresden gefahren. Oma und Opa sind als Begleitung mitgefahren und Lisa war auch mit.

Es hatte geschneit, ging aber ganz gut zu fahren.

Meine Blutwerte waren okay, der Hb-Wert lag bei 6,0. Das ist für mich recht gut. Meine alte Blutgruppe (B) ist nicht mehr da, auch keine Antikörper, die die neue Blutgruppe zerstören können. Die neue Blutgruppe (A) ist noch nicht richtig zu sehen. Am 11.12.08 bin ich wieder bestellt.

Es ist nicht ganz leicht mit Rupert. Einmal sehnt er sich nach mir, das andere Mal will er wieder allein sein. Das ist auch für mich sehr anstrengend. Ich muss immer auf seine augenblickliche Verfassung achten. Ich wünsche mir, dass er gesund wird.

Für den 14.12.08 hat er ein Zimmer reserviert. Da will ich ihn noch mal besuchen und meinen Geburtstag mit ihm feiern. Würde mich riesig freuen, wenn es klappen würde.

Mittwoch, 26.11.2008 (Tag 222)
Als ich heute Morgen mit Rupert gesprochen habe, war er wieder total neben sich. Er hat gesagt, dass er nicht mehr kann, und dann hat er geweint. Ich weiß nicht, was ich davon halten soll oder wie ich helfen könnte.

Muss mir im Moment auch jedes Wort überlegen, er springt auf alles an. Ich habe ihn wirklich sehr lieb und möchte ihm helfen, aber ich weiß nicht, wie ich das schaffen soll.

Hoffentlich kann ich mit ihm noch reden, wenn ich im Bett liege, das würde mich sehr beruhigen. Ich wäre jetzt so gern bei ihm.

Freitag, 28.11.2008 (Tag 224)
Als ich heute früh aufgewacht bin, war ich wie gerädert. Ich habe aber auch ganz schlecht geschlafen. Übel war mir und etwas Durchfall hatte ich auch.

Habe Rupert wie versprochen eine Morgen-SMS geschrieben, als er nicht antwortete, habe ich noch mal nachgehakt. Er war wieder kaum ansprechbar und auf dem Weg zum Arzt. So kann das nicht weitergehen. Es ist zurzeit ganz schlimm.

Hoffentlich kann er bald nochmals zur Reha. So halten wir das beide nicht durch. Aber ich würde gern noch mit ihm zusammenbleiben. Ich habe ihn wirklich lieb. Würde ihm gern helfen, aber ich glaube, ich kann es nicht. Das können nur noch Fachleute.

Wenigstens hat er sich am Nachmittag noch mal gemeldet, das beruhigt mich schon.

Sonntag, 30.11.2008 (Tag 226)

Michi, Evi und ich waren bei meinen Eltern zum Adventskaffee eingeladen. Es war angenehm.

Abendbrot haben wir dann zu Hause gemacht. Dabei haben wir auch über die Feiertage gesprochen. Heiligabend werden die Kinder bis zum Kaffee bei uns sein, abends bei Evis Eltern. Am 1. Feiertag hat ja Steffen Geburtstag, da sind die Kinder bei ihm. Ich habe gesagt, dass keiner auf mich Rücksicht nehmen muss, weil ich auch nicht weiß, ob ich noch mal wegfahre. Ich will einfach nur meine Ruhe.

Abends habe ich noch mit Rupert telefoniert, er war recht gut drauf. In einer späten SMS hat er mir noch geschrieben, dass er mich liebt. Schön!

Montag, 01.12.2008 (Tag 227)

Am Morgen war ich beim Psychiater. Es war ein recht gutes Gespräch. Anschließend habe ich noch einige Wege erledigt (z. B. Grippeimpfung) und nach dem Mittag habe ich mich mit Ilona getroffen, wir sind auf den Weihnachtsmarkt gefahren.

Ich habe einige Geschenke erstanden, wir haben schön gegessen, Kaffee getrunken, aber vor allem geredet. Auch über Rupert und seine Krankheit.

Sie kennt sich ja da bestens aus.

War heute bei Carola – meine schönen Wimpern färben. Sieht wirklich gut aus. Solche dichten und langen Wimpern hatte ich noch nie. Als sie mir ausgegangen waren, hätte ich nie gedacht, dass sie wieder so schön wachsen. Wenigstens etwas Gutes.

Donnerstag, 04.12.2008 (Tag 230)

Nach dem Wocheneinkauf bin ich am Nachmittag zur Weihnachtsfeier des Lehrerverbandes nach H. gefahren. Dabei wurden natürlich Erinnerungen geweckt an die Zeit, als Rupert hier übernachtet hat.

Er selbst ist heute leider gar nicht gut drauf, hat sich kaum gemeldet. Wie lange ich diese Höhen und Tiefen noch mit durchstehe, kann ich nicht sagen. Ich weiß ja nicht mal, welchen Stand ich bei ihm habe, was ich ihm bedeute.

Die Feier selbst war ganz gut. Aber es war wie immer in diesem Gasthof, man kann sich noch so warm anziehen, irgendwo zieht es immer und dann wird es kalt. Das Essen war gut, wenn es auch erst sehr spät kam.

Aber mit meinen Kolleginnen mal wieder am Tisch zu sitzen und zu quatschen, war mal wieder schön.

Freitag, 05.12.2008 (Tag 231)

Konnte heute Nacht kaum schlafen. Halb zwei habe ich eine halbe Schlaftablette genommen, gegen 3 Uhr die zweite Hälfte. Heute früh war ich wie gerädert. Ich hatte keine Kraft und schlecht war mir auch.

Habe zweimal mit Rupert telefoniert, dem ging es heute etwas besser. Er hat am Nachmittag wieder einen Termin bei seiner Psychologin. Er nimmt nun schon mal Tabletten gegen seine Depressionen ein, das finde ich gut.

Hoffentlich bekommt er noch eine Reha bewilligt, das wäre auch unsere Chance.

Ich ruhe mich heute mal nur aus, vielleicht geht es dann morgen wieder besser.

Was mich fertigmacht, ist, dass sich Rupert kaum noch meldet. Selbst SMS sendet er nur, wenn ich ihn zuvor in einer SMS darum gebeten habe, wenigstens ein Lebenszeichen abzugeben. Was mache ich nur falsch?

Dazu kommt, dass ich mich selber gesundheitlich nicht wohlfühle. Habe ständig einen komischen Geschmack im Mund und Völlegefühl. Mir ist auch alles zu viel, ich möchte mich am liebsten verkriechen.

Warum musste ich mich denn schon wieder in einen Mann verlieben, der mich hängen lässt? Bin zu blöd zum Glücklich-sein?

Dienstag, 09.12.2008 (Tag 235)

Habe die ganze Nacht nicht geschlafen. Tablette wollte ich keine nehmen, weil ich 7.30 Uhr aufstehen musste, ich hatte einen Termin in der Uniklinik.

Mir geht es den ganzen Tag nicht gut, bin schlapp und mir ist schlecht.

Die Fahrt nach Dresden war nicht ganz einfach. Es regnete, war nebelig und natürlich finster.

Aber die Fahrt und die lange Wartezeit haben sich gelohnt, meine Werte sind alle im grünen Bereich. Trotzdem muss ich am 22.12. noch mal zur Kontrolle.

Habe mal angefragt wegen Wiedereinstieg in den Beruf. Bei idealem Verlauf dauert es noch mindestens ein halbes Jahr. Na gut. Ich kann damit leben. Im Moment geht es eh noch nicht.

Claudia kommt mich am Wochenende besuchen und das hat schon wieder zu Streit zwischen meinem Mann und mir geführt. Ich hätte mich mit ihm absprechen müssen. Das tat ich sogar, hat er wahrscheinlich wieder »verdrängt«.

Jedenfalls habe ich mich wieder aufgeregt und geheult. Und hinterher frage ich mich: »Warum?«

Freitag, 12.12.2008 (Tag 238)
Nun freue ich mich auf Claudias Besuch. Sie hat sich auch schon vom Zug aus gemeldet, weil sie eine Stunde Verspätung hat. Aber dadurch, dass ich es nun weiß, kann ich zu Hause warten. Auch gut.

Mit Rupert habe ich heute schon zweimal telefoniert. Wir beide freuen uns nun auf unser wahrscheinliches Wiedersehen am Sonntag.

Am Abend haben Claudia und ich uns noch schön unterhalten. Wir waren sofort wieder vertraut. Gegen halb zehn sind wir schlafen gegangen, morgen wird ein anstrengender Tag.

Samstag, 13.12.2008 (Tag 239)
Nach einer entspannten Nacht (ich habe mal wieder gut geschlafen, ohne Tabletten) haben wir in Ruhe gefrühstückt. Dann sind wir mit Lisa spazieren gegangen und haben sie dann bei den Eltern abgegeben. Nun ging es auf zum »Striezelmarkt« in Dresden.

In Dresden war die Stadt schon am Vormittag zu. Wir hatten mächtig zu tun, einen Parkplatz zu finden. Dafür hatten wir anschließend einen direkt an der Altmarktgalerie. Wir haben uns dann über den Weihnachtsmarkt »geschoben«. Es war der Wahnsinn! Aber schön!

Lustig war, als wir uns in ein Café gesetzt haben und beide unsere Mützen absetzten. Beide hatten wir raspelkurze Haare. Die Leute schauten uns an, als würden sie überlegen, zu welcher Gang wir gehören.

Ich hätte mir das früher nie zugetraut, die Autofahrt, diese Massen usw. Jetzt mache ich alles, was geht, und ich bin stolz auf mich und meine Selbstständigkeit.

Zu Hause hatte ich endlich meinen Bescheid über den GdB im Briefkasten. Bin zu 100 % für drei Jahre eingestuft.

Als ich Claudia 23 Uhr zum Bahnhof gebracht hatte und wieder zu Hause war, bin ich ins Bett gefallen und habe wieder gut geschlafen.

Montag, 15.12.2008 (Tag 241)

Nach unserem gemeinsamen Frühstück ist Rupert ins Büro gefahren. Ich habe mich noch mal kurz hingelegt, weil ich Kopfschmerzen hatte. Gegen Mittag bin ich in die Innenstadt von W. gegangen und war richtig schön bummeln. Eine Kleinigkeit habe ich auch gekauft, dann bin ich wieder ins Hotel.

Habe mich auf die Couch gelegt und gelesen, es mir richtig gemütlich gemacht.

Rupert kam erst gegen 17 Uhr, er war fertig und wir sind gleich zum Griechen essen gegangen. Er hat mir so ganz nebenbei gesagt, dass wir uns »schon« Anfang Januar wiedersehen. Also kein gemeinsames Silvester. Ich war sehr enttäuscht. Sein Sohn kommt. Weihnachten ist er allein, da kann ich aber nicht.

Darüber bin ich sehr traurig.

Dienstag, 16.12.2008 (Tag 242)

Den heutigen Tag, meinen 51. Geburtstag, wollten wir ganz für uns verbringen. Aber er musste so oft telefonieren, dass wir kaum reden konnten. Wir sind nach Regensburg gefahren, aber ich hatte keine Lust mehr zum Bummeln, er hatte nur das Handy am Ohr.

Dann musste ich auch noch ständig heulen, es war kein schöner Tag. Abends haben wir noch über uns geredet, das war ganz gut.

Ich bekam viele Anrufe und SMS.

Zum Abschied sagte mir Rupert: »Gib unserer Liebe Zeit, ich glaube, sie ist es wert.« Das hat mir gutgetan. Ich muss mich wohl etwas zurücknehmen.

Donnerstag, 18.12.2008 (Tag 244)

Habe Vati heute zum Arzt gefahren. Nun muss noch vor Weihnachten sein Herzschrittmacher gewechselt werden. Aber er soll wohl nur eine Nacht im Krankenhaus bleiben, bis 23.12.08.

Anschließend bin ich nach M. gefahren, um meinen Behinderungsgrad in den Ausweis eintragen zu lassen.

Danach war ich einkaufen. Hinterher war ich richtig fertig, ich habe im Moment einfach keine Kraft.

Am Nachmittag hatte ich einen Hautarzttermin. Die zwei wunden Stellen am Körper müssen untersucht werden, also Biopsie. Die soll schon am 02.01.09 stattfinden. Also weiß ich schon wieder, welche Kacke das neue Jahr bringt.

Rupert hat mich zwar versucht zu trösten, aber ich habe die Nase erst mal voll.

Heute Abend will ich in die Sauna gehen, wir haben Weihnachtsfeier. Hoffentlich bringt sie etwas Abwechslung.

Freitag, 19.12.2008 (Tag 245)

Ich fühle mich total schlapp. Treppensteigen fällt mir schwer, ich bekomme schlecht Luft und die Beine haben keine Kraft. Appetit hab ich auch keinen.

Nach dem Erledigen der Hausarbeiten habe ich noch einige Besorgungen gemacht und bin dann in die Schule gefahren. Die Kollegen hatten ein Abschlussgrillen organisiert. Es war schön, so viele vertraute Gesichter mal wiederzusehen. Aber der Lärmpegel und die Gespräche haben mir sehr zugesetzt. Irgendwas ist im Moment nicht in Ordnung.

Rupert rief mich an, er fährt heute zur Hochzeit seines Sohnes nach M.

Montag, 22.12.2008 (Tag 248)

Ganz früh ging's wieder nach Dresden. Oma ist mitgefahren, Opa muss ja selbst ins Krankenhaus, sein Herzschrittmacher muss getauscht werden.

Habe nun die Blutgruppe A, meine alte ist verschwunden. Sonst ist so weit auch alles okay, nur der Hb-Wert ist wieder auf 5,1 abgesackt. Drum fühle ich mich auch so schlapp. Blut wollte ich aber nicht, vielleicht erholt er sich von selbst.

Dienstag, 23.12.2008 (Tag 249)

Stehe heute total neben mir. Könnte nur heulen. In so einer Laune habe ich Rupert angerufen. Der hatte gerade wieder Probleme mit seinem Auto und war auch nicht gut drauf. Jeder wollte seine Meinung erklären, das war nicht gut, denn wir haben gestritten. Wir haben uns dann noch mal angerufen und gesagt, dass alles wieder gut ist. Ich habe solche Sehnsucht nach ihm.

Der Termin beim Psychologen war ganz gut. Er meint, ich soll wenigstens in eine kleine Wohnung ziehen, erst mal raus. Ich will jetzt in Ruhe darüber nachdenken. Ändern muss ich was, ich halte das alles nicht mehr aus.

Diese Traurigkeit ist natürlich auch nicht besonders gut für meine Gesundheit, das weiß ich.

Habe noch die Geschenke für die zwei »Kinder« und die Eltern eingepackt, aber es kommt keine Stimmung auf. Ich bin nur traurig.

Mittwoch, 24.12.2008 (Tag 250)
Heiligabend

Der Tag hat mich schon am Morgen angestrengt. Ich fühle in mir eine so große Traurigkeit, dass ich schon regelrecht träge in meinen Gedanken werde. Ich habe zu nichts Lust. Von Rupert fühle ich mich verraten. Er lässt mich hängen, geht nur seinen eigenen Gedanken nach, ist mir weder Ablenkung noch Hilfe.

Nach dem Mittagessen habe ich mich hingelegt und geschlafen. Das tut mir gut und die Zeit vergeht.

Dann bin ich mit Lisa spazieren gegangen und habe Rupert eine SMS geschickt, dass er sich mal melden soll.

Das gemeinsame Kaffeetrinken mit Michi, Evi und meinem Mann war in Ordnung.

Nachdem ich den Kindern die Geschenke gegeben hatte, sind sie zu Evis Eltern gegangen.

Nach dem Abendessen habe ich noch ein bisschen ferngesehen und bin nach 20 Uhr ins Bett, und das am Heiligabend. Toll!

Im Bett habe ich noch kurz mit Rupert telefoniert, ihn gefragt, was los sei, aber er wollte nicht weiter reden. Ich weiß nicht mehr, was ich noch von der Beziehung halten soll und was ich noch erwarten kann. Hab's langsam satt. Ständig buhle ich um ein bisschen Liebe und Aufmerksamkeit, erst bei Peter, jetzt bei Rupert. Warum musste ich ihm noch bei meinen letzten Reha-Tagen begegnen?

Freitag, 26.12.2008 (Tag 252)

Habe recht gut geschlafen. Nach dem Frühstück bin ich mit Lisa spazieren gegangen und anschließend zu meinen Eltern gefahren. Den heutigen zweiten Feiertag wollte ich bei ihnen verbringen.

Opa habe ich nach Chemnitz gefahren, er musste nach dem Einsetzen des neuen Schrittmachers neu verbunden werden. Aber es war alles okay.

Zum Mittag kamen dann Michael und Evi.

Plötzlich klingelte das Telefon und Rupert war dran. Ich habe mich riesig gefreut, konnte es aber gut verbergen. Trotzdem schön, dass er sich gemeldet hat.

Auch später hat er noch mal was von sich hören lassen. Ich melde mich von selbst nicht mehr.

Der Nachmittag war recht schön, wir haben gekniffelt. Dann haben wir beschert und ich glaube, alle waren sehr zufrieden.

Aber meine Kraft lässt sehr zu wünschen übrig. Ich konnte mich kaum noch halten. Nach einem frühen Abendessen bin ich mit Lisa nach Hause gefahren.

Sonntag, 28.12.2008 (Tag 254)

Als ich heute früh aufgewacht bin, habe ich schon gemerkt, dass es mir nicht gut geht. Der Morgenspaziergang mit Lisa hat mich total angestrengt.

Ich habe mich entschlossen, dass mich Michael morgen nach Dresden fährt. Ich brauche Blut, sonst quäle ich mich noch ewig.

Rupert hat mehrfach angerufen. Gestern hat er mir gesagt, dass er im neuen Jahr einiges ändern will. Leider hat er mir am Anfang unserer Beziehung so viel erzählt. Ich sehe das gelassen, erwarte nichts mehr. Was wird, das wird. Schade, was hatte ich nicht alles für Pläne für eine schönere Zukunft.

Montag, 29.12.2008 (Tag 255)

Michi hat mich heute früh nach Dresden gefahren. Ich hatte wieder Kopfschmerzen und dieses Hämmern in den Ohren.

Nach der Blutentnahme musste ich natürlich wieder lange auf Dr. K. warten, aber als ich dann dran war, sagte er mir, dass mein Hb-Wert sich wieder verbessert hat und ich kein Blut brauchen würde. Ich war natürlich verblüfft, aber auch froh. Also spielt meine Psyche so verrückt, dass ich schon Unwohlsein spüre, obwohl es gar nicht so ist. Langsam scheine ich verrückt zu werden.

Im neuen Jahr werde ich mich erst mal von allem befreien, was mir nicht guttut. Das wird schwer genug werden und macht mir auch Angst.

Wahrscheinlich werde ich dann allein da stehen, aber besser, als ständig enttäuscht zu werden. Ich habe die Nase voll.

Mittwoch, 31.12.2008 (Tag 257) Silvester

Gegen 10 Uhr sind die Kinder über Silvester weggefahren. Darüber bin ich froh, ich wollte nicht für andere sorgen.

Habe mir heute mein Puppenhaus vom Boden der Eltern geholt. Da will ich mir alles ein klein wenig neu herrichten. Also etwas Beschäftigung.

Peter hat mir geschrieben, dass es ihm leidtut, das er sich nicht für uns entscheiden konnte. Das hilft mir unheimlich weiter.

Rupert hat sich erst per SMS gemeldet, dann hat er noch angerufen. Aber kein Wort, dass er ganz gerne auch mit mir zusammen wäre. Wenn er es auch nur mal angedeutet hätte, ich hätte es ihm geglaubt.

Will dann noch in die Badewanne gehen und ganz zeitig ins Bett. Zum Glück habe ich genug Schlaftabletten.

Gegen 18.30 Uhr liege ich im Bett.

Rupert hatte sich noch mal kurz gemeldet, ich solle nicht traurig sein, morgen beginnen 365 neue Tage. Ich solle dran denken, was er sich vorgenommen hat (sich so oft wie möglich mit mir zu treffen). Warum kann ich ihm nicht mehr glauben?

Donnerstag, 01.01.2009 (Tag 258) Neujahr

Es ist jetzt 11.30 Uhr. Nach zwei Schlaftabletten habe ich ganz gut geschlafen. Fühle mich allerdings heute früh wie gerädert.

Es haben mir viele Leute zum neuen Jahr SMS geschrieben, Kollegen, Freunde und sogar ehemalige Schülerinnen.

Nur auf eine Meldung musste ich so lange warten, dass es schon wieder zu lange war. Auf die von Rupert! Aber nun hat er doch angerufen und mir alles Gute gewünscht.

Freitag, 02.01.2009 (Tag 259)

Das neue Jahr ist gleich gut losgegangen. Ich hatte einen Termin bei der Hautärztin. Sie hat mich an zwei Stellen geschnitten. Mal sehen, was das Ergebnis der Pathologie bringt.

Ich war anschließend ein wenig k. o. und habe erst mal geschlafen. Hatte auch etwas Wundschmerz.

Nach dem Mittag bin ich mit Lisa zu Oma und Opa gelaufen. Da es bereits die ganze Nacht geschneit hat und auch den ganzen Tag noch, lagen Mengen von Schnee. Wir mussten uns richtig anstrengen, um vorwärtszukommen. Aber es war herrliche Luft und es hat Spaß gemacht.

Leider stellte ich fest, dass die GvHD wieder angefangen hat. Ich habe Dr. K. angerufen, er hat das Prednisolon von 5 mg auf 50 mg hochgesetzt und Sandimmun von 0,8 auf 1,2 ml. Da werde ich wieder wie ein Klops aussehen. Durch das Prednisolon bekomme ich wieder so ein Mondgesicht. Klasse!

Dienstag, 06.01.2009 (Tag 263)
Nach einer eisigen Nacht (ca. –20 °C) bin ich am Vormittag nach Chemnitz zum Psychologen gefahren. Der ist der Meinung, dass ich körperlich und psychisch am Ende bin. Er schlägt sogar eine stationäre Aufnahme vor. Das will ich aber nicht.

Zu Hause angekommen, hatte ich Post von der Berufsunfähigkeits-Versicherung. Als ich den Brief öffnete, konnte ich nur noch heulen – vor Freude. Ich bekomme Geld nachbezahlt und eine monatliche Rente. Ich kann es gar nicht fassen. Welche Erleichterung.

Donnerstag, 08.01.2009 (Tag 265)
Die Fahrt nach Dresden war nicht wirklich toll, denn meine Scheibenwaschanlage ging nicht. Habe manchmal kaum noch etwas gesehen.

In der Klinik dann der Schock: Mein Hb-Wert lag nur noch bei 4,6. Also warten auf bestrahltes Blut und das musste dann auch noch langsam laufen, weil ich heute das erste Mal Blutgruppe A bekommen habe.

Gegen 14.30 Uhr war ich fertig und konnte nach Hause fahren. Ich war froh, als ich endlich wieder da war. Diese Tage strengen mich immer mächtig an.

Claudia hat mir heute geschrieben, dass sie den jungen Iraker, der mit uns zur Reha war, in Tübingen getroffen hat. Er hat die GvHD in der Leber und sieht ganz gelb aus. Es würde ihm auch nicht gut gehen. Das hat mich wieder total runtergezogen, weil ich keinen kenne, bei dem die ganze Sache problemlos abgelaufen ist. Ich habe die Nase total voll.

Donnerstag, 15.01.2009 (Tag 272)
Der Tag begann schön und entwickelte sich zum Fiasko.

Rupert und ich sind nach O. gefahren, er hatte dort zu tun. Da er nun auch im Auto raucht, bekam ich Kopfschmerzen, was ich aber nicht gesagt habe, wollte keinen Streit.

Auf der Rückfahrt sind wir noch in Leipzig kurz bummeln gewesen, Rupert hat mir einen Pulli gekauft, und sind dann zurück ins Hotel. Während der Fahrt hat er mit einer Bekannten über seine verflossene Liebe gesprochen. Das war für mich so frustrierend, dass ich es mir habe anmerken lassen.

Wir sind dann zwar noch essen gegangen, haben aber kein Wort miteinander gesprochen. Danach habe ich mich in mein Auto gesetzt und bin heimgefahren.

Freitag, 16.01.2009 (Tag 273)

Nach einer unruhigen Nacht bin ich zur Hautärztin gefahren, die Fäden sollten endlich gezogen werden. Das Untersuchungsergebnis war niederschmetternd, die Proben waren bösartig, sind Basaliome. Nun müssen die anderen Stellen auch noch rausgeschnitten werden. Der »Trost« dabei, dieser Krebs ist nicht so schlimm wie die Leukämie. Toll! Aber wenigstens bildet der Krebs keine Metastasen, er kann bei mir vom Sandimmun kommen.

Mit Bauchschmerzen bin ich dann zu Rupert ins Hotel gefahren. Er war nicht gut drauf, hatte schon wieder einige unangenehme Telefonate.

Wir waren dann frühstücken und haben uns dann noch in seinem Zimmer unterhalten. Er sagte, ich hätte erkennen müssen, dass er Ruhe brauchte.

Mittwoch, 21.01.2009 (Tag 278)

Die Fahrt nach Dresden verlief gut.

Aber mein Hb-Wert war nicht viel besser als vor vierzehn Tagen. Er lag bei 5,2. Dr. K. wollte mir wieder Blut geben, aber ich wollte nicht schon wieder.

Dass der Blutkrebs vom Sandimmun kommen kann, hat er mir bestätigt. Ich soll also Sonne meiden und mich regelmäßig untersuchen lassen. Auf jeden Fall wäre ich tumorgefährdet, da mein Immunsystem unterdrückt wird.

Montag, 26.01.2009 (Tag 282)
War heute zur Rentenberatung und habe einen Antrag auf EU-Rente gestellt.

Dann bin ich zum Psychologen gefahren und habe mit ihm über Rupert gesprochen.

Nachdem ich zwei Stunden Hausarbeit verrichtet habe, bin ich zur Hautärztin gefahren. Sie hat mich wieder an zwei Stellen geschnitten, am Arm und am Dekolleté. Das hat mir hinterher mächtig wehgetan. Die Ärztin sagte, dass ich die erste transplantierte Patientin bin, die ihr unter die Finger gekommen ist mit diesen vielen Hautkrebsstellen. Ich bin froh, dass sie es erkannt hat.

Den Nachmittag verbringe ich faul auf dem Sofa und nähe Puppensachen. Muss auch mal sein.

Mittwoch, 04.02.2009 (Tag 292)
Bin recht gut nach Dresden gekommen. War aber auch gut drauf, denn Rupert hatte mich schon um 7 Uhr angerufen und mir alles Gute für Dresden gewünscht. Das hat er bisher noch nie gemacht.

Seit ein paar Tagen habe ich Halsschmerzen, aber nicht innen, sondern außen.

Mein Hb-Wert war 4,8, das bedeutete natürlich, dass ich eine Blutübertragung bekommen musste. In der Zwischenzeit hat mich der Dr. zum Ultraschall geschickt und es stellte sich heraus, dass ich eine entzündete Schilddrüse habe. Also Antibiotikum und Prednisolon hoch gesetzt auf 50 mg. Am Ende des Kliniktages war ich wieder völlig kaputt. Rupert hat mich zwischendurch mehrfach angerufen, was ein bisschen Abwechslung brachte. Nächste Woche muss ich schon wieder nach Dresden, der Doc will alles kontrollieren.

Donnerstag, 05.02.2009 (Tag 293)
Die Nacht war nicht besonders gut. Ich konnte schlecht schlafen, hatte Kopf-, Hals- und Ohrenschmerzen. Am Morgen hatte ich

38 °C Fieber. Ich habe mich total elend gefühlt und bin erst gegen Mittag aufgestanden.

Am Nachmittag habe ich lange mit Claudia telefoniert. Ihr ging es auch den ganzen Januar nicht gut.

Wir freuen uns beide auf unsere nächste Reha.

Habe ein ganz tolles Päckchen von Martina bekommen. Ein richtiges Westpäckchen mit Schal, Gürtel, Schminksachen usw. Ich habe mich riesig gefreut. Heute Abend will ich sie anrufen.

Freitag, 06.02.2009 (Tag 294)

Als Erstes ließ ich heute die Fäden aus meinen OP-Wunden ziehen. Sehen ganz gut aus. Dann war ich einkaufen. Am Nachmittag war ich beim Psychiater und habe ihm gesagt, dass ich die Medikamente vorerst nicht nehmen werde. Er fand es okay.

War heute beim Friseur, Lena hat mir mal meine Haare etwas geschnitten.

Man könnte annehmen, die Haare sind sehr kurz geschnitten, es sieht endlich wieder wie ein Schnitt aus. Wir haben noch ein bisschen Tönung drauf gemacht. Naja, es wird doch.

Donnerstag, 12.02.2009 (Tag 300)

Bereits heute Nacht merkte ich, dass meine Schilddrüse sich wieder entzündet hat. Sie wurde dick und schmerzte.

Am Morgen ging es mir so elend, ich konnte mich kaum auf den Beinen halten, mir war schlecht und ich hatte 37,9 °C Temperatur. Habe mit Dr. K. in Dresden telefoniert, der hat die Medikamente wieder hoch gesetzt.

Bin heute bis 16.30 Uhr im Bett geblieben, habe mich dann mal aufgerafft, um dann doch wieder zeitig ins Bett zu gehen.

Heute ist mir wieder mal klar geworden, dass ich nicht wirklich planen kann. Wenn es mir gut geht, muss ich was machen, was mir guttut. Anders kann ich nicht mehr denken.

Dienstag, 17.02.2009 (Tag 305)
Fühle mich heute wieder total am Boden, habe keine Kraft. Diese ständigen dumpfen Geräusche in meinen Ohren treiben mich noch in den Wahnsinn.

Am Nachmittag waren drei Kolleginnen da. Es war sehr anstrengend, aber auch wieder mal durch und durch schön. Wir haben uns richtig gut unterhalten.

Sonntag, 22.02.2009 (Tag 310)
Das Wochenende verlief recht ruhig. Michi und Evi sind nach Österreich in den Winterurlaub gefahren.

Vor genau einem Jahr habe ich nun dieses Tagebuch begonnen. Da war schönstes Frühlingswetter und ich hätte nie gedacht, dass ich mich nach einem Jahr noch so elend fühlen würde. Aber im merhin, ich lebe noch! Wie wird mein Leben weitergehen? Meine Gesundheit, meine Ehe, meine Beziehung zu Rupert. Dieser hält sich gerade mal wieder sehr zurück, ich ertrage diesen Zustand nur mühsam. Aber ich kann auch nichts daran ändern. Also gehe ich das nächste Jahr an.

Mittwoch, 25.02.2009 (Tag 313)
Ich glaube, es geht mir immer schlechter. Meine Beine wollen mich nicht mehr tragen. Hoffentlich kann ich die Medikamente bald reduzieren, sie bringen mich noch um. Das ist kein Leben!

Ich habe keine Kraft mehr, aber ich bin pünktlich 7.15 Uhr bei den Eltern gewesen, sie wollten mich nach Dresden begleiten. Nach Siebenlehen kamen wir in den im Radio angekündigten Stau. Über zwei Stunden hatten wir Verzögerung. Es war richtig anstrengend. In Dresden waren wir dann so spät, dass die Innenstadt wegen einer Demo (ÖTV) bereits gesperrt war. Also wieder Umleitung! 10.45 Uhr wurde mir dann endlich Blut abgenommen. 13.45 Uhr war ich erst bei Dr. K. dran. Dann wurde erst mein Blut bestellt. Ich war am Verzweifeln.

17.15 Uhr bin ich aufgefüllt mit neuem Blut aus der Klinik raus und nach einer Regenfahrt kurz vor drei viertel sieben zu Hause gewesen. Ich war total am Boden.

Kann man noch mehr fertig sein? Man kann bestimmt.

Mittwoch, 04.03.2009 (Tag 320)

Habe meinen Rentenbescheid bekommen. Wenn ich jetzt die Zusatzversicherung nicht hätte, könnte ich mich erschießen.

Rupert hat gestern die Ablehnung seiner Reha bekommen. Das tut mir sehr leid, er ist auch ganz niedergeschlagen.

Aber nächsten Montag kommt er. Wenn auch nur für einen Tag, aber ich werde ihn sehen. Habe schon das Hotel bestellt.

Will ihn überreden, mit mir eine Woche in ein Wellness-Hotel zu fahren. Mal sehen, ob er mitmacht, sonst muss ich mal alleine verreisen. Muss mal raus hier.

Montag, 09.03.2009 (Tag 325)

Habe heute die Tabletten geholt, die Dr. K. mir verschrieben hat. Beim genaueren Lesen musste ich feststellen, dass es Herztabletten sind.

Ich war ganz schön geschockt. Ist jetzt auch noch etwas mit dem Herz?

Um 14 Uhr habe ich mich mit Ilona zum Kaffee getroffen. Wir haben schön gequatscht und ich habe erfahren, dass kleine Klassen (z. B. 5 Schneider) vom Schulamt Z. nicht mehr zugelassen würden.

Liegt meine berufliche Zukunft doch wo ganz anders? Ich mag noch nicht daran denken.

Als Rupert zum Hotel kam, war er total erkältet.

Nach dem Abendessen sind wir wieder ins Zimmer, Rupert ging es immer schlechter. Diese Nacht wollte ich bei ihm bleiben. Aber als er neben mir so schniefte, habe ich Panik bekommen. Ich habe lauter kleine Männchen als Viren gesehen. Da bin ich aufgestanden und nach Hause gefahren. Ich kam mir zwar wie ein Verräter vor, weil ich ihn allein gelassen habe, aber ich hatte solche Angst, mich anzustecken.

Dienstag, 10.03.2009 (Tag 326)

Nach unserer »heißen« Nacht (Rupert hatte Fieber und ich war zu Hause) bin ich wieder ins Hotel gefahren. Es ging ihm besser und er war auch nicht böse. Ich hatte Tee mitgenommen und Medizin aus der Apotheke geholt. Er hat alles dankbar angenommen. Ich glaube, er hat es genossen, mal verwöhnt zu werden.

Donnerstag, 12.03.2009 (Tag 328)

Heute früh ging's mir gar nicht gut. Es war mir so schlecht, ich hatte Mühe, mit Lisa Gassi zu gehen. Mein Magen wird wohl langsam streiken.

Die Fahrt nach Dresden verlief super. Wir waren ganz pünktlich da. Es wurde jede Menge Blut entnommen, auch das klappte. Der Schock kam im Arztzimmer. Der Hb-Wert war nur bei 4,4. Das bedeutete natürlich wieder Blut und damit warten. Dr. K. kann es sich auch nicht mehr erklären und will deshalb in zwei Wochen Knochenmark entnehmen. Ich könnte k... Eventuell denkt er wieder an eine Antikörperbehandlung. Werde ich noch mal gesund?

Mittwoch, 18.03.2009 (Tag 334)

9 Uhr hatte ich einen Massagetermin bei der Heilpraktikerin. Den Gutschein bekam ich von den Eltern geschenkt. Es war sehr angenehm.

Dann habe ich mich heute mal der Hausarbeit gewidmet. Ich muss mir das jetzt alles ein wenig einteilen.

Ich denke, dass es mir etwas besser geht. Hoffentlich täuscht es diesmal nicht. Aber um die Knochenmarkpunktion in der nächsten Woche werde ich wohl nicht herumkommen.

Mittwoch, 08.04.2009 (Tag 355)
Die Fahrt nach Dresden lief heute früh bestens. War bei Dr. K. auch ziemlich schnell dran. Was ich überhaupt nicht geahnt habe, mein Hb-Wert war nur bei 4,2 und somit musste ich wieder auf Blut warten.

Dr. K. weiß auch nicht mehr, was die Ursache für das Absinken des Hb-Wertes ist. Er denkt auch, dass ich mich an den Zustand schon gewöhnt habe, es müsste mir schlechter gehen. Im Knochenmark sind noch 5–10 % Krebszellen. Ob die mal ganz weggehen, weiß niemand. Er setzt jetzt alle Medikamente weiter runter, mal sehen, ob das was bringt.

Freitag, 10.04.2009 (Tag 357)
Heute früh ging es mir wieder ganz gut, habe aber noch mal 5 mg Prednisolon genommen. Werde das jetzt noch paar Tage machen und dann noch mal absetzen. Mal sehen, was passiert.

Es war schon etwas eigenartig, als heute, am Karfreitag, alle weg waren. Zurückgeblieben bin ich mit einem Berg Wäsche.

Rupert rief gegen Mittag an, wollte wissen, wie es mir geht. Ich habe ihm gesagt, dass es mich belastet, wenn ich jeden Feiertag alleine verbringen muss. Er tut zwar dann immer so, als wäre das normal, aber er hat dann fast den ganzen Nachmittag mit mir telefoniert, um mich abzulenken.

Pfingsten ist er auf jeden Fall zur Reha und da wäre es schön, wenn ich zu ihm käme, meint er.

Samstag, 11.04.2009 (Tag 358)
Am Vormittag bin ich mit meinen Eltern nach K. gefahren. Wir waren gegen Mittag dort und haben auch sehr gut Mittag gegessen. Es war noch nicht zu viel Betrieb, sicher sind am Ostersamstag noch viele Leute einkaufen gegangen.

Gegen 14.30 Uhr war ich zurück und habe mich auf die Terrasse gesetzt. Es war herrlich warm.

Gegen Abend legte ich mich in die Wanne und beendete einen ruhigen Tag. Allerdings möchte ich nicht jedes Ostern so verbringen.

Heute vor einem Jahr bin ich in die Klinik »eingerückt«.

Weiß immer noch nicht, WAS da begonnen hat. Neues Leben oder Katastrophe?

Mittwoch, 15.04.2009 (Tag 362)

Habe heute Nacht sehr schlecht geschlafen.

Bin als Erstes zur Hautärztin gefahren, zur Kontrolle. Leider musste ich fast drei Stunden warten. Aber es war alles so weit in Ordnung, nur das »Teil« auf der Schulter bereitet ihr Probleme. Wenn da noch was kommt, würde es eine größere OP, weil ich kein Fett da oben habe. Sie wüsste nicht, wie sie die Wunde schließen sollten, eventuell Hautverpflanzung. Klasse! Na, mal sehen.

Dann war ich beim Friseur und habe mir die Haare schneiden lassen. Sieht ganz gut aus.

Samstag, 18.04.2009 (Tag 365!)

Nun habe ich mit meiner Spende ein Jahr überlebt!

Tja, was hat sich verändert? Eigentlich nichts, nur mein Denken ist anders geworden. Und zum Glück ist mein Wille immer noch stark.

Zum Mittag sind Michi, Evi, Oma, Opa und ich zum Essen gefahren.

Danach sind wir nach L. gefahren und sind ein bisschen durch den Park spaziert. War zwar kalt, aber trocken.

Gegen Nachmittag waren wir noch in einem Café und haben es uns schmecken lassen. Von Michi und Evi habe ich einen sehr schönen Blumenstrauß bekommen, von meinen Eltern auch und zusätzlich noch bisschen was zum Shoppen.

Ich habe mich sehr gefreut und beschlossen, dass ich mir nach einem Jahr jetzt wieder mehr Blumen in die Vase stellen werde.

Montag, 20.04.2009 (1 Jahr, Tag 2)
Nach dem Mittag bin ich zur Heilpraktikerin. War wieder sehr angenehm.

Als ich mit Lisa die Runde gegangen bin, ist uns das beiden sehr schwer gefallen. Die arme Lisa musste immer stehen bleiben, weil sie keine Kraft mehr hat, und ich war froh, dass ich auch verschnaufen konnte. Ich habe immer zu ihr gesagt: »Lisa, wir halten durch, wir schaffen es beide.« Sie hat mich mit ihren treuen Hundeaugen angesehen, als würde sie verstehen.

Zu Hause hatte ich eine schöne Überraschung. Mein Reha-Antrag für Isny ist genehmigt. Nun hoffe ich, dass Dr. O. es ermöglichen kann, dass wir im Juni kommen können, dann wäre ich wahrscheinlich dort, wenn Rupert auch noch da ist.

Samstag, 25.04.2009 (1 Jahr, Tag 7)
Habe meine teuren Spritzen aus der Apotheke geholt, Oma hat mir gleich eine verpasst.

Die Eltern hatten heute Hochzeitstag, ich glaube 56., eine starke Leistung.

Ein Mitpatient der letzten Reha hat sich gemeldet, er bekommt wieder Chemo (einmal im Monat) und hat so schlechte Nierenwerte, dass er dreimal wöchentlich zur Dialyse muss. Da geht's mir ja richtig gut.

Aber es zieht mich immer noch mächtig runter, wenn ich so etwas von anderen höre. Was passiert noch mit mir?

Donnerstag, 30.04.2009 (1 Jahr, Tag 12)
Bin schon 8 Uhr aus dem Haus. War erst bei Dr. T., meine zweite Impfung abholen, dann wieder mal in der Apotheke, meinem mittlerweile »Haupteinkaufsladen«.

12 Uhr habe ich mich mit Steffen getroffen, wir waren wieder mal zusammen essen. War richtig schön, vor allem, weil wir viel geredet haben.

Will heute Abend endlich mal in die Sauna gehen und einen Eierlikör ausgeben (auf meinen ersten Jahrestag).

Ich bin sehr froh, dass Rupert in einer Woche in die Reha geht, dann ist er wenigstens in Betreuung. Aber ich habe Riesenangst, wenn wir beide wieder da sind, denn ich glaube, dass vieles anders sein wird. Aber er muss gesund werden.

Montag, 04.05.2009 (1 Jahr, Tag 16)
In Dresden habe ich den Schwestern gesagt, dass ich heute kein Blut nehme, dass ich mich weigere. Natürlich haben wir erst mal gelacht. Dr. K. hat dann noch eine Infusion (Vitamine) angeordnet, die ich in der »Wartezeit« bekommen habe. Dann durfte ich sofort ins Arztzimmer. Hier die Überraschung – mein Hb-Wert war auf 6,6 gestiegen. Ich habe mich riesig gefreut. Mittags waren wir schon wieder zu Hause.

Montag, 18.05.2009 (1 Jahr, Tag 30)
Heute war wieder Dresden angesagt. Es waren Massen da. Als ich zu Dr. K. ins Zimmer bin, sagte er, er habe schon Blut bestellt. Ich war baff! Das kann doch nicht sein. Schon wieder? Glücklicherweise musste er dann selbst lachen, ich hatte einen Hb-Wert von 9,2! Alles andere war auch bombig. Kann meine Medikamente ganz schön reduzieren. Das gefällt mir natürlich auch.

Den Nachmittag habe ich mal ganz entspannt auf der Terrasse verbracht, bisschen im Garten gewerkelt und entspannt. War richtig schön.

Dienstag, 26.05.2009 (1 Jahr, Tag 38)
Heute war ein sehr heißer Tag, darum habe ich auch so gut wie nichts gemacht. Am Vormittag waren meine Eltern da, sie haben sich im Garten beschäftigt.

Ich habe hauptsächlich auf der Terrasse gesessen und mich ausgeruht. Bei der Wärme ging nicht viel.

Mit der Zimmerplanung in Isny habe ich auch telefoniert, ich kann am 11. oder 12.06.09 aufgenommen werden. Wenn es erst der 12. werden sollte, würde Claudia mit mir tauschen, sodass ich auf jeden Fall am 11.06. aufgenommen werde.

Ich will ja auch nicht zu lange im Hotel übernachten, aber ich möchte auch nicht später fahren.

Als ich nach Hause kam, hatte ich einen Brief von der VBL liegen. Ich bekomme eine Betriebsrente gezahlt. Langsam werde ich ja noch eine richtige »Partie«!

Pfingstmontag, 01.06.2009 (1 Jahr, Tag 44)

Nach einer sehr entspannten Nacht bin ich spät aufgewacht.

Der gestrige Abend war sehr schön. Ich war bei meiner Saunatruppe zum Grillen. Wir haben uns schön unterhalten, aber leider wieder viel zu viel gegessen. Die Knoblauchbutter von Kerstin war wieder köstlich.

Gegen 21.30 Uhr bin ich heimgefahren. Es hat mir gereicht, ich wollte mich eigentlich hinlegen, aber ich hatte auch noch den Wunsch, mit Rupert ein bisschen zu quatschen. Das haben wir auch wieder ausführlich getan.

Donnerstag, 04.06.2009 (1 Jahr, Tag 47)

Die Fahrt nach Dresden verlief besser als gedacht. Alle haben sich wahrscheinlich gescheut nach Dresden zu fahren, denn die Straßen sind zum Teil gesperrt. Präsident Obama kommt!

Meine Werte sind allerdings etwas erschreckend, denn mein Hb-Wert liegt bei 10,7! Wahnsinn!

Nun muss ich mich täglich gegen Thrombose spritzen. Piept mich ein wenig an. Auch die Tabletten wegen der Schilddrüse sind von 25 mg auf 100 mg erhöht worden. Alles ist immer zweischneidig. Da ich immer noch zu viele Krebszellen habe, kann es sein, dass ich noch mal was von meinem Spender gespritzt bekomme. Klingt auch nicht so gut.

Samstag, 06.06.2009 (1 Jahr, Tag 49)

8.30 Uhr habe ich das Haus verlassen. Als ich mich von Lisa verabschiedet habe, konnte ich nur noch heulen. Werde ich sie lebend wiedersehen? Es war sehr traurig, den geliebten Hund zu sehen, wie er leidet.

Dann habe ich mich von den Eltern verabschiedet und bin kurz vor 9 Uhr zu meiner großen Reise nach meinem geliebten Isny-Neutrauchburg aufgebrochen.

Kaum war ich unterwegs, fing es auch schon an zu regnen. Und das hielt fast die ganze Fahrt an. Zeitweise war es richtig schlimm.

Mein Navigationsgerät hat mir gut den Weg gewiesen, sodass ich mich voll aufs Fahren konzentrieren konnte.

Eine Pause habe ich gemacht, war an einer Raststätte mal auf der Toilette und entspannte kurz.

Gegen 13.45 Uhr war ich dann in Isny. Mein Herz hüpft freudig! Die Begrüßung mit Rupert war sehr liebevoll. Zum Essen ist er wieder in seine Klinik, ich habe was im Gasthof gegessen.

Zwischendurch habe ich die Eltern und Michael angerufen, um ihnen Bescheid zu geben, dass ich gut gelandet bin.

Danach sind wir wieder aufs Zimmer gegangen und haben ein bisschen ferngesehen. Draußen hat es weiter geschüttet. Gegen 22 Uhr ist Rupert gegangen, wir waren beide müde.

Sonntag, 07.06.2009 (1 Jahr, Tag 50)

Nach einer etwas unruhigen Nacht bin ich doch recht entspannt aufgewacht. Ich hatte nachts richtige Probleme, mich zu orientieren. Lisa hat mir auch gefehlt.

Nach 10 Uhr rief Rupert an, ob ich mit ihm und einer Mitpatientin mitlaufen würde. Da war ich für einen kurzen Moment sauer, weil ich gehofft hatte, dass wir das Wochenende allein verbringen würden. Wir haben dann auch zu zweit einen Spaziergang unternommen. Er hat noch mit seiner Wäsche zu tun und gegen 13 Uhr wollen wir eine kleine Tour fahren und irgendwo Kaffee trinken. Als wir weit voneinander entfernt waren, hat er so oft angerufen, hier habe ich das Gefühl, schon wieder zu viel für ihn zu sein.

Vorhin bin ich mal zu »meiner« Klinik gelaufen. Ist schon komisch, ein paar Tage bin ich Besucher, dann werde ich wieder zum Patienten.

Mittwoch, 10.06.2009 (1 Jahr, Tag 53)

Bin walken gewesen, das erste Mal seit letztem November. War vierzig Minuten straff unterwegs und mir ging es hinterher richtig gut. Das freut mich sehr. Dann habe ich ca. eine Stunde Büroarbeit gemacht. Es musste einiges erledigt werden.

Nach dem Mittag bin ich in meine Klinik gegangen, um Kaffee zu trinken. Morgen ziehe ich ja um.

Am Nachmittag war ich mit Rupert im Ort, wir haben für ihn einiges eingekauft.

Den Abend haben wir dann gemeinsam verbracht.

Mal sehen, ob sich Claudia heute noch meldet.

Donnerstag, 11.06.2009 (1 Jahr, Tag 54)

Als ich beim Frühstück saß, kam Claudia mit ihrem Mann. Es war ein Hallo. Nun werden wir doch auch unsere zweite Reha gemeinsam verbringen.

In der Klinik waren wir den meisten Leuten vom Personal noch bekannt. Es war wie »heimkommen«, richtig schön. Nachdem ich dann die ersten Termine erledigt hatte, haben sich Claudia, ihr Mann, Rupert und ich in der Stadt getroffen. Wir haben zusammengesessen, was getrunken und miteinander geredet.

Abends waren wir dann ebenfalls unterwegs und haben noch was getrunken und rumgeblödelt. Wir waren alle gut drauf, Rupert auch. Das hat mir besonders gut gefallen. Aber er denkt immer noch, ich will ihn zu viel vereinnahmen. Ich hasse so etwas, weil ich mich dann nicht mehr locker fühle.

Freitag, 12.06.2009 (1 Jahr, Tag 55)
Habe sehr schlecht und nur kurz geschlafen. Gegen 2.30 Uhr war ich wach und habe dann nur noch gedöst.

Früh bin ich dann zur Blutentnahme gewesen. Herr A. hat mich sofort wiedererkannt und mit Namen angesprochen. Er wusste noch genau, dass ich im letzten Jahr immer tanzen war. Dann hatten wir noch eine Runde Sport und einen Arztvortrag.

Leider ist mein Blutdruck sehr hoch, bei 170. Nun wissen sie gar nicht richtig, was sie mit mir machen sollen. Piept mich an. Rupert hat meine Qualitäten als Sekretärin genutzt. Wir haben Briefe geschrieben. Heute Abend geht er mit seinen Mitpatientinnen weg, ich will mit Claudia was unternehmen. Mal sehen, ob mir das gefällt. Er zieht es vor, sich mit anderen zu treffen. Ist aber vielleicht normal, ich weiß es nicht. Wir haben uns nun doch noch gesehen und es wäre besser gewesen, es wäre nicht dazu gekommen.

Ich saß mit Claudia im Gasthof »Sonne« an einem Tisch mit zwei Männern aus unserer Klinik. Dann kam Rupert mit drei Frauen. Eine war total aufgedonnert und hatte einen Pullover an, der mir bekannt vorkam. Es war Ruperts Pullover, die Dame hätte keine warme Kleidung mit. Die beiden sahen aus wie ein Paar, das hat so wehgetan. Ich dachte, ich bin im falschen Film. Bin dann ins Zimmer gegangen und habe geheult. Rupert hat noch zweimal angerufen, beim zweiten Mal habe ich geantwortet, aber nur kurz. Ich bin sehr traurig.

Sonntag, 14.06.2009 (1 Jahr, Tag 57)
Heute bin ich mit Claudia nach Lindau gefahren. Rupert wollte sich mit seinen ehemaligen Patienten vom letzten Jahr treffen.

Der Tag war super. Wir haben viel geredet, geschlemmt und haben dann noch eine Schiffsfahrt mitgemacht. Die ging von Lindau nach Bregenz und zurück. Dann haben wir doch tatsächlich am Sonntag noch einen Laden gefunden, der geöffnet hatte, dort habe ich mir zwei Blusen gekauft.

Donnerstag, 18.06.2009 (1 Jahr, Tag 61)
Hatte einen richtig tollen Sportvormittag mit Wasser und Gymnastik. Im Vergleich zum letzten Jahr habe ich viel nachzuholen.

Das Wetter war herrlich, richtig warm.

Mittags rief Rupert an, ob wir uns nicht am Nachmittag auf eine Wiese legen wollen. Das haben wir dann auch getan. Es war herrlich, ich habe mich auch ein klein wenig gesonnt, zu viel darf ja nicht sein.

Rupert war heute auch ausgeglichener und recht lieb. Es hat wieder mal Spaß gemacht.

Sonntag, 21.06.2009 (1 Jahr, Tag 64)
Heute früh ging es mir nicht gut. Ich hatte Halsschmerzen und Bauchkrämpfe. Was ist da wieder los? Habe mich dann noch mal ins Bett gelegt. Gegen 10 Uhr bin ich mit Claudia nach Oberstaufen gefahren. Aber es hat mich sehr angestrengt. Am Nachmittag habe ich mich wieder ins Bett gelegt. Rupert ist wieder zu mir gekommen, wir haben ferngesehen.

Montag, 22.06.2009 (1 Jahr, Tag 65)
Hatte eine furchtbare Nacht mit Schmerzen und Krämpfen. Dr. O. war den ersten Tag da und konnte erst am Nachmittag zu mir kommen. Mit meinen Blutwerten war er überhaupt nicht zufrieden, will mit Dr. K. in Dresden telefonieren.

Am Nachmittag habe ich auch noch Fieber bekommen (38,3), da spielten sie hier auf der Station verrückt. Ich sollte die Nacht auf der Intensivstation verbringen, das habe ich aber abgelehnt. Am Abend war ich froh, dass Rupert wieder da war.

Dienstag, 23.06.2009 (1 Jahr, Tag 66)
Heute früh der Schock. Mir ging es zwar besser als gestern, aber Dr. O. sorgt sich um meine Blutwerte. Nun kann es passieren, dass sie mich nach Dresden in die Klinik schicken, dort soll ich dann

stationär aufgenommen werden. Ich könnte nur noch heulen. Ich müsste meine Reha dann abbrechen. Ich kann noch gar nicht begreifen, was gerade mit mir passiert?

Mittwoch, 24.06.2009 (1 Jahr, Tag 67)

Habe am Morgen mit Dr. K. telefoniert. Der hat sich klar ausgedrückt und mir mitgeteilt, dass bei mir derzeit Lebensgefahr besteht. Er hat wörtlich gesagt: »Entweder Sie kommen nach Dresden oder ich lehne jede Verantwortung für Sie ab.« So hat er noch nie mit mir gesprochen.

Ich könnte heulen, aber nicht mal das geht richtig.

Rupert verhält sich sehr lieb, ist wirklich besorgt.

Dr. O. will nun erst mal meine Blutwerte abwarten und dann entscheiden, wie es weitergeht. Es ist jetzt 16.30 Uhr und ich weiß noch nicht, was morgen wird. Aber ich werde mal mit dem Kofferpacken anfangen. Was wird nur aus mir? Ich habe Angst!

Als die Entscheidung am Nachmittag gefallen war, dass ich doch nach Dresden in die Klinik muss, hat auch Rupert geweint. Wir waren so traurig über die verlorenen gemeinsamen Tage.

Ich habe dann meine Sachen gepackt, wir sind noch ein bisschen spazieren gegangen und haben uns festgehalten. Aber das alles bedeutete auch Abschied.

Donnerstag, 25.06.2009 (1 Jahr, Tag 68)

Nach einer Nacht mit Schlaftablette habe ich alles fertig zusammengepackt. Der Abschied fiel mir sehr schwer. Claudia war auch ganz traurig, Rupert hatte zweimal angerufen. Das baut auf.

Auch als ich im Taxi saß, haben wir telefoniert, er wollte nicht mal in unserer Cafeteria was trinken, da könne er heute nicht hingehen. Abends hat er mir noch eine Mail gesendet.

Aber in der Klinik ist außer Blutabnahme nichts passiert.

Leider liege ich noch mit einer schwer kranken Frau im Zimmer, der es elend geht, so, wie es mir mal ging, aber ich will mich ja aufbauen, das Schreckliche hinter mir lassen. Sie liegt da wie tot. Wahrscheinlich steht sie so unter Medikamenten, dass sie mich gar nicht wahrnimmt.

Was passiert hier eigentlich mit mir? Ich bin zur Reha gefahren, um stabiler und gesunder zurückzukommen. Nun liege ich wieder in der Uniklinik und habe wahnsinnige Angst, dass ich hier nicht wieder lebend rauskomme.

Freitag, 26.06.2009 (1 Jahr, Tag 69)
Nach einer Nacht mit Piepen und Schlaftablette ging erst mal gar nichts los. Dann war Visite, da habe ich deutlich zum Ausdruck gebracht, dass ich nach der Diagnose und dem Festlegen einer Therapie hier so schnell wie möglich wieder weg will. Aber am Wochenende passiert hier eh nichts, nur blöd rumliegen. Vielleicht bekomme ich ja Besuch.

Am Nachmittag musste ich noch die Knochenmarkpunktion überstehen. Aber diesmal habe ich mir eine leichte Narkose geben lassen. Und so habe ich auch nicht wirklich viel gemerkt.

Dann habe ich noch die Schwester gebeten, meine Patientenverfügung aus meiner Akte vom letzten Jahr holen zu lassen. Ich habe dort klar festgelegt, was zu tun ist, wenn es keine Hoffnung gibt.

Oma und Opa tun mir leid. Michi hat sich noch nicht mal bei ihnen sehen lassen. Sie wollen mich nun per Taxi besuchen. Schlimm!

Zu meinem großen Glück habe ich hier Internet und kann wenigstens darin arbeiten und mich ablenken.

Am Abend hatte sich dann geklärt, dass Michi morgen Nachmittag Oma und Opa nach Dresden bringt. Also morgen etwas Abwechslung.

Rupert ruft ganz oft an und ich sehne mich nach ihm. Morgen muss ich ihn mal ein wenig in Ruhe lassen, will ihn nicht erdrücken.

Samstag, 27.06.2009 (1 Jahr, Tag 70)

Zum Glück wirken die Schlaftabletten. Ab 24 Uhr, nach der letzten Infusion, schlafe ich ganz gut. Habe mir am Morgen die Haare gewaschen, hoffentlich behalte ich sie noch eine Weile, sie sind gerade so schön.

Ilona hat mich angerufen, sie will mich morgen besuchen kommen, also wieder Abwechslung.

Ich habe mir überlegt, wenn eine schwierige Sache auf mich zukommt, dann will ich erst mit Rupert reden, wie er zu mir steht. Ich habe damals schon Peter als meine Motivation gesehen und dann war ich allein, dieses Mal will ich das nicht mehr. Es muss alles einen Sinn haben.

Am Nachmittag waren Oma, Opa und die Kinder da. Wir waren Kaffee trinken. Aber es ist immer anstrengend, bei den Eltern muss/will ich stark sein.

Sonntag, 28.06.2009 (1 Jahr, Tag 71)

Heute bin ich schon sehr deprimiert aufgestanden, obwohl ich gut geschlafen habe. Die Flexüle musste gewechselt werden, aber der junge Arzt hat das sehr gut gemacht.

Heute ist wieder ein Tag mit Warten, morgen bekomme ich hoffentlich Ergebnisse. Rupert macht mir Mut, redet immer von unserer gemeinsamen Zeit.

Am Nachmittag ist Ilona zu Besuch gekommen. Es war schön mit ihr, wir haben viel miteinander gequatscht. Das hat mich beruhigt.

Montag, 29.06.2009 (1 Jahr, Tag 72)

Die Nacht mit Schlaftablette war recht entspannend.

Rupert hatte schon früh angerufen. Ich freue mich, ihn zu hören.

Die Visite hat nichts Neues gebracht, es liegen noch keine Ergebnisse vor. Am Nachmittag soll das Arztgespräch sein, also weiter hoffen.

Liegt das Glück mal auf meiner Seite? Vielleicht?

Habe mich geweigert, mir eine neue Flexüle legen zu lassen. Die alte hat schon wieder die Vene entzündet, musste gezogen werden. Ich kann ordentlich und viel trinken, also, was soll ich ständig wegen Wasser an dem Tropf hängen? Es hat mir gutgetan, über meinen Körper selbst zu bestimmen. Ich bin nicht die unmündige Patientin, nicht mehr. Ich lasse nur noch über mich ergehen, was mir guttut.

Es ist jetzt 16 Uhr und ich hatte immer noch kein Arztgespräch. Seit Donnerstag liege ich hier und warte darauf. Ich bin ja sehr geduldig, aber langsam kocht es in mir. Ist es nun so schlimm um meinen Gesundheitszustand bestellt oder geht es einfach so? Ich will endlich Gewissheit, um meine eigene Entscheidung treffen zu können.

Gegen 16.30 Uhr war Prof. Sch. endlich bei mir. Die positive Nachricht: Es ist kein Leukämierückfall.

Aber ich kann nicht wieder zurück nach Isny, um meine Reha fortzusetzen. Ich habe wahrscheinlich einen Virus, der behandelt werden muss. Das kann eventuell ambulant gemacht werden und wird morgen entschieden, wenn noch ein Wert aus der Knochenmarkpunktion vorliegt. Ich muss Geduld haben, aber ich kann es schaffen. Es besteht immer noch Lebensgefahr.

Ich muss mein Leben ändern, mich mehr auf mich besinnen, nichts Aussichtslosem mehr hinterherrennen. Ich bin immer nur auf der Suche nach der Liebe und dem Leben. Vielleicht bin ich nicht dazu geschaffen.

Also: warten, warten, warten!

Dienstag, 30.06.2009 (1 Jahr, Tag 73)

Gleich am Morgen habe ich mich um den Rücktransport meines Autos und meiner Sachen aus Isny beim ADAC gekümmert. Es hat eine Weile gedauert, denn es musste vom Stationsarzt in Dresden einem Arzt beim ADAC bestätigt werden, dass es ein Notfall war. Somit werden meine Sachen morgen nach Hause überführt. Ich war unheimlich erleichtert und auch stolz, dass ich es alleine klären konnte.

Der ADAC-Arzt meinte dann zu mir: »Ihre Situation ist ja dramatisch.« Was gibt es da hinzuzufügen?

Mein Mann hat sich noch nicht einmal gemeldet, um nachzufragen, wie es weitergeht oder ob ich Hilfe benötige. Was soll's?

Der Stationsarzt hat mir noch mal deutlich gemacht, dass ich noch immer am Versagen meiner Leukos sterben kann. Das macht mir Angst, aber es macht mich auch stark.

Habe meinen Laptop und meinen Drucker aufgebaut und Briefe geschrieben, das gibt mir die Bestätigung zum Leben. Der Stationsarzt kam ins Zimmer, als ich mein »Büro« aufgebaut hatte. Er lächelte mich an und sagte: »Machen Sie alles, was Sie möchten und was Ihnen guttut. Nur nicht so viel grübeln.«

Rupert packt langsam seinen Krempel zusammen, am Donnerstag ist für ihn Abreise. Dann hat er viel zu bewältigen, ich möchte ihm dabei helfen, aber nicht erdrücken. Ich glaube, ich liebe diesen Mann, mit allen seinen Ecken und Kanten.

War heute lange auf der Klinikterrasse, lasse mein Leben an mir vorbeiziehen und schätze, dass ich lebe! Das macht mich ruhig.

Mittwoch, 01.07.2009 (1 Jahr, Tag 74)

Gleich früh hat mich Michi angerufen. Sie mussten gestern Abend Lisa einschläfern lassen. Es ging nicht mehr. **Meine kleine Lisa!**

Ich konnte nur noch weinen. Michael auch.

Ich habe Michi gefragt, warum sein Vater sich nicht meldet. Er weiß echt nicht, wie einem bei der Diagnose »lebensbedrohlich« zumute ist. Immerhin haben wir dreißig Jahre zusammengelebt. Kann man da nicht mal nachfragen?

Prof. Sch. berichtete bei der Visite nicht viel Neues. Sie tappen immer noch im Dunkeln. Ich hätte heute mal kurz nach Hause gekonnt, aber das wollte ich nicht. Aber am Wochenende darf ich vielleicht nach Hause. Ich werde zu Hause allein sein. Das kommt mir sehr entgegen, ich will alleine sein.

Morgen wollen die Ärzte eventuell mit einer Antikörpertherapie beginnen, auch wenn sie noch nicht die Ursache für das völlige Verschwinden der Leukos kennen. Aber das ewige Warten zehrt langsam an meinen Nerven.

War vorhin zum Ultraschall des Bauchraumes. Nur mein linker Leberlappen hängt über der Milz, sonst ist wohl alles in Ordnung. Auch egal.

Donnerstag, 02.07.2009 (1 Jahr, Tag 75)

Zur Visite immer noch nichts Neues. Aber es soll wohl doch am Nachmittag noch eine Behandlung starten.

War heute noch mal an der Elbe und kaufte ein bisschen Obst. Es hat mich nicht körperlich angestrengt, eher war der Kreislauf stark belastet. Aber ich war eine Stunde unterwegs und es hat mir gutgetan.

Rupert fährt heute nach Hause, muss nun sein Leben neu ordnen. Ich habe ihm Glück und Erfolg gewünscht.

Ein kleines bisschen traurig bin ich schon, dass er nun auch von Isny weg ist. **Was wird aus uns?**

Gegen Nachmittag war Prof. Sch. noch mal bei mir. Morgen beginnt die Antikörpertherapie. Wenn alles glatt läuft, werde ich danach zwei Tage beurlaubt. Dann komme ich wieder in die Klinik und am nächsten Freitag würde weiter therapiert werden. Geht das auch gut, wird die Behandlung ambulant fortgesetzt.

Freitag, 03.07.2009 (1 Jahr, Tag 76)

Nach einigen Schwierigkeiten, sprich eine geeignete Vene für die Flexüle zu finden, konnte die Antikörperbehandlung endlich losgehen. Ich hatte ein Mittel zur Beruhigung bekommen und habe fast die ganze Zeit dahingedöst. Das war angenehm. Es ist alles gut gelaufen, ich fühle mich wohl. Darüber bin ich erst mal sehr froh. Nun muss es »bloß« noch was werden.

Über Michael habe ich mich heute geärgert. Da ich keinen fand, der mich morgen nach Hause fahren kann, habe ich ihn gefragt. Da dachte ich, er will nicht mal seine Mutter sehen. Was denkt er bloß? Hat sich überlegt, dass es mit Taxi vielleicht günstiger wäre. Aber will er mich gar nicht sehen?

Nun werden mich morgen mein Onkel und mein Vati abholen. Opa kann nicht mehr richtig sehen und deshalb nicht fahren, aber er sagt dem Onkel, wohin es geht. Eigentlich ärmlich, dass ich zwei betagte Herren bitten muss. Aber ich freue mich auf zu Hause, vor allem allein zu Hause!

Sonntagabend muss ich wieder her, ist aber nicht so schlimm.

Samstag, 04.07.2009 (1 Jahr, Tag 77)

Vati und der Onkel haben mich gegen 10.30 Uhr abgeholt. 12 Uhr war ich zu Hause. Es war gut, dass ich allein sein konnte. Ich bin dann zu Lisas Grab gegangen und habe geweint.

Und doch war es für mich leichter, dass ich nicht noch mal ihr Leiden sehen musste.

Dann habe ich mich um meine Post gekümmert.

Nachmittags waren Oma und Opa zum Kaffeetrinken da.

Zum Glück habe ich immer den Kontakt zu Rupert. So fühle ich mich nicht so allein, auch wenn er viele Kilometer von mir entfernt ist.

Sonntag, 05.07.2009 (1 Jahr, Tag 78)

Nach einer recht entspannten Nacht habe ich mich wieder um meine Wäsche und meine Taschen von der Reha gekümmert. Ich habe am Vormittag alles geschafft.

Habe im Tagebuch vom letzten Jahr gelesen. Da ging es mir körperlich total beschissen und psychisch war ich nur noch ein Wrack. Ich wollte nur noch sterben.

So weit bin ich dieses Jahr noch nicht, aber auch jetzt ist mir bewusst, dass ich ein Ziel für meinen Kampf brauche.

Am Abend fährt mich Ilona nach Dresden. Da kann ich noch ein paar Worte mit ihr quatschen.

Montag, 06.07.2009 (1 Jahr, Tag 79)
Bin gestern Abend gegen 19 Uhr wieder in der Klinik gewesen. Habe schön mit Ilona quatschen können.

Heute früh zur Visite gab es immer noch nichts Neues. Warten, warten, warten …

Am Vormittag war ich mit meiner Bettnachbarin Andrea einkaufen, Badelatschen und Obst. Da war der Vormittag ganz schnell um. Mein kleines Büro habe ich auch wieder aufgebaut und bisschen gearbeitet. Das tut mir so gut. Der Doktor sagt, ich soll mich ruhig ablenken, und wenn ich eine Aufgabe habe, dann ist das sehr gut.

Rupert hat viel zu tun, aber nächste Woche will er nach Chemnitz kommen. Und ich hoffe, dass sich bei mir was Positives tut, ich will doch noch leben. Es fühlte sich gerade so gut an!

Dienstag, 07.07.2009 (1 Jahr, Tag 80)
Da es immer noch keine Anhaltspunkte gibt, was bei mir eigentlich los ist, muss ich mich beschäftigen, sonst werde ich irre.

Zur Visite habe ich um ein Arztgespräch gebeten, ich muss endlich mal wissen, wie es weitergehen könnte.

Die Ergotherapeutin der Klinik kam an mein Bett und hat mich gefragt, ob ich vielleicht was malen möchte. Malen hatte mir in der Schwabenlandklinik sehr viel Spaß gemacht. Also bin ich mit in den kleinen Raum gegangen, in dem man sich »künstlerisch« austoben konnte. Und da saß ich nun und wusste nicht, was ich malen sollte. Eine andere Patientin meinte, ich soll doch ein paar Blumen malen. Danach war mir nun gar nicht zumute. Außerdem kann ich nicht wirklich malen, sondern nur meine Stimmungen und Gefühle auf Leinwand bringen. Die Therapeutin fragte mich: »Wie geht es Ihnen, wie fühlen Sie sich?« Und da kamen meine Gedanken und der Pinsel tanzte wie von selbst über den Karton.

Die rechte untere Ecke war total schwarz, denn so sah ich im Moment mein Leben. Aber wenn ich ehrlich zu mir war, ich hatte auch die ganze Zeit Hoffnung, dass ich die Kurve noch mal kriegen würde. Also habe ich links oben etwas Helles gemalt, ähnlich einer Sonne. Und zwischen der schwarzen Ecke und dem orangefarbigen Punkt malte ich eine Verbindung, wie ein Weg. Ich wollte dort ankommen.

Nächste Woche will Rupert kommen, da will und muss ich mit ihm einiges absprechen.

Michael hat sich im Chat gemeldet, er hat heute ein Personalgespräch, hoffentlich bekommt er die Stelle, das wäre eine Sorge weniger.

Mittwoch, 08.07.2009 (1 Jahr, Tag 81)

Die Visite war heute wenig erfreulich. Am Freitag wird noch ein Versuch mit Antikörpern gestartet, sonst bleibt nur die erneute Transplantation.

Samstag fahre ich wahrscheinlich wieder nach Hause, Dienstagabend muss ich wieder hier sein, Mittwoch (15 Uhr) habe ich ein Gespräch mit Dr. S. – dann wird entschieden, wie es weitergehen soll.

Ich habe das alles Rupert mitgeteilt, er will versuchen am Sonntag zu kommen und mich dann am Dienstag nach Dresden zu fahren. Vielleicht schafft er es, dass er zum Gespräch am Mittwoch dabei sein kann.

Ein bisschen Hoffnung habe ich ja noch, dass die Antikörper anschlagen. Könnte ich doch beten, aber ich kann es nicht.

Am Nachmittag habe ich noch mal Prof. Sch. getroffen. Er sagte, es gibt einen Funken Hoffnung. Es wurden ein paar Neutrogene (Abwehrzellen) gefunden. Wäre das schön!

Donnerstag, 09.07.2009 (1 Jahr, Tag 82)
Habe heute wieder viel geschrieben. Das lenkt mich total ab und es bleibt mir kaum Zeit, über meine Situation nachzudenken.

Heute Nacht bin ich allein im Zimmer. Andrea, meine Bettnachbarin, ist entlassen worden. Sie hat gute Chancen auf Heilung, ihr Tumor ist kleiner geworden, sie kann noch mal operiert werden.

Morgen bekomme ich wieder Antikörper (Rituximab). Hoffentlich vertrage ich sie wieder und noch wichtiger, es bilden sich viele neue Leukozyten.

Werde heute lange fernsehen, vielleicht kann ich dann mal richtig schlafen.

Freitag, 10.07.2009 (1 Jahr, Tag 83)
Nach einer guten Nacht und einem schönen Abendgespräch mit Rupert bin ich entspannt aufgewacht.

Dr. St. hat mir Blut abgenommen und die Flexüle gelegt. Es ging ganz gut.

Dann stellte er noch mein selbst gemaltes Bild vor mich hin und sagte: »Das ist Ihr Weg. Sehen Sie sich das genau an.«

Zur Visite hat mir Prof. Sch. eröffnet, dass ich morgen nicht heimdarf. Ich darf erst am Sonntagnachmittag nach Hause, muss aber wirklich erst Mittwoch mit Rupert wiederkommen.

Das heißt: Am Dienstag muss ich zur Blutentnahme her. Aber da fährt mich ja Rupert. Und da er auch erst Sonntagabend kommt, ist mir das relativ egal.

Dann bleibe ich lieber hier unter Beobachtung, dass ich mir nicht noch irgendwas zuziehe.

Ich will gesund werden!

Gerade habe ich eine neue Bettnachbarin bekommen. Soviel ich mitbekommen habe, ist sie vor **sieben!** Jahren transplantiert worden. Das hört bestimmt nie auf.

Was für ein irrer Tag?

Plötzlich musste mir ein zweites Mal Blut abgenommen werden. Die Werte könnten nicht stimmen. Ich war zutiefst beunruhigt. Dann wurde die Gabe von den Antikörpern auch noch gestoppt. Was war geschehen?

Dann kam Dr. St. – er sagte mir, alle Werte, auch die Leukozyten wären im guten Bereich. Seine eigenen wären nicht besser. Die erste Gabe der Antikörper hatte ihre volle Wirkung gezeigt. Das hat mir dann auch der Professor bestätigt.

Wahrscheinlich eine Autoimmunreaktion meines Körpers, ich habe mein eigenes Abwehrsystem zerstört. Jetzt ist plötzlich alles gut und ich werde morgen entlassen. Vor Freude kamen mir die Tränen. Aber alle haben sich mit mir gefreut.

Nun bekomme ich noch zweimal freitags Antikörper ambulant. Aber das war ein Schuss vor den Bug! Ich muss auf mich aufpassen. Nun, jetzt bin ich erst mal glücklich.

Jede Stunde war eine andere Meldung, aber jetzt will ich die gute Nachricht genießen.

Samstag, 11.07.2009 (1 Jahr, Tag 84)

Musste heute viel Geduld aufbringen. Nach dem Frühstück habe ich meine Sachen gepackt und dann gewartet. Dr. St. hat mir noch mal Blut abgenommen, die Angst, es könnte sich alles wieder verändert haben, war groß. Aber es war alles in Ordnung. Trotzdem dauerte alles so lange, dass ich in der Klinik sogar noch Mittag gegessen habe.

Ein Taxi hat mich dann nach Hause gebracht. Die Familie war noch voll am Wirken. So habe ich nach einem kurzen Bericht nur meine Sachen hingestellt und bin zu Oma und Opa gefahren.

Nach drei Wochen bin ich wieder Auto gefahren. War schon komisch. Der Tank war leer und das Auto sah aus wie Sau. Also bin ich zuerst zur Tankstelle gefahren. Nach Auftanken und einer Wäsche fühle ich mich wieder wohl damit.

Zum Kaffee war ich bei meinen Eltern, dann bin ich nach Hause. Bis morgen Abend bin ich allein, die Zeit will ich für mich nutzen.

Montag kommt Rupert, darauf freue ich mich. Schön, dass es ihn gibt!

Montag, 13.07.2009 (1 Jahr, Tag 86)
Vormittags habe ich mich zuallererst um meine eigenen Angelegenheiten gekümmert. Bei der Krankenkasse klärte ich, dass ich am Freitag ein Taxi bekomme, in der onkologischen Praxis in Chemnitz war ich, um Überweisungsscheine zu holen und einen Termin zur Blutabnahme zu vereinbaren. Mein Blut wird jetzt vorerst sehr engmaschig kontrolliert. Ist mir auch sehr recht. Die Angst, dass es wieder passieren könnte, sitzt mir im Nacken.

Mittags war Rupert da, wir haben uns um sein Auto gekümmert (Reifen), Bankgeschäfte erledigt, waren im CC usw.

Abends waren wir schön essen. Gegen 22 Uhr bin ich heimgefahren.

Freitag, 17.07.2009 (1 Jahr, Tag 90)
Gegen 8.30 Uhr war ich in Dresden. Dann hieß es wieder mal warten. Es war nichts vorbereitet, obwohl mir ja am Mittwoch der Termin bestätigt wurde. Gegen 12.30 Uhr lief dann die Infusion mit den Antikörpern.

Als dann noch festgestellt wurde, dass mein Hb-Wert zu niedrig ist (4,9), sollte ich auch noch Blut bekommen. Da habe ich mich geweigert, denn ich hätte mindestens noch mal drei Stunden warten müssen. Darauf hatte ich keine Lust mehr. Entweder ich schaffe es bis nächsten Freitag oder ich muss während der Woche noch mal hin.

Zu Hause habe ich erst mal geschlafen, ich war total geschafft. Rupert ist heute in W. Er trifft sich mit einem Bekannten. Sie wollen zu zweit mal weggehen. So richtig weiß ich auch nicht, was das soll. Vielleicht sucht er nun seine Traumfrau. Aber auch das ist mir heute zu anstrengend, darüber nachzudenken. Ich bin nur müde.

Sonntag, 19.07.2009 (1 Jahr, Tag 92)

Habe heute viel gemacht, Haushalt, Wäsche usw. Aber es hat mir Spaß gemacht. Meine Haare sind auch wieder getönt, sieht gut aus.

Mit meinem Hb-Wert komme ich noch zurecht, aber Treppen steigen ist sehr anstrengend. Aber ich will es wirklich bis Freitag aushalten, habe keine Lust, noch mal nach Dresden zu fahren.

Mittags habe ich Oma und Opa zum Essen eingeladen. Ich glaube, es hat ihnen gefallen, besonders Mutti. Da musste sie mal nicht kochen. Gehe wieder zeitig in mein Bett, in meinem Zimmer fühle ich mich wohl.

Freitag, 24.07.2009 (1 Jahr, Tag 97)

In Dresden hatte ich am Empfang darum gebeten, dass mir die Schwestern helfen sollten, dass Dr. K. alles etwas zügiger für mich bestellt. Sie gaben sich alle Mühe, aber es hat trotzdem wieder lange gedauert.

Gegen 15.30 Uhr war ich zu Hause. Ich war total fertig.

Aber er hat etwas gesagt, dass mich doch sehr erschreckt hat.

»Ich bin froh, Sie hier so zu sehen. Das hätte wirklich keiner gedacht. Wenn Dr. O. nicht sofort gehandelt hätte, Sie hätten tot sein können.«

Das hat mich regelrecht umgehauen. Was soll man da noch für sein Leben denken? Ich habe nur noch Angst.

Dienstag, 28.07.2009 (1 Jahr, Tag 101)

Bei der Rentenversicherung habe ich auch angerufen, ich stelle den Antrag auf Ersatz-Reha, dann kann ich vielleicht schon im September fahren. Wäre richtig gut, Rupert will auch mindestens eine Woche kommen.

War mit Mutti am Vormittag ein bisschen bummeln. Ich glaube, das hat ihr gutgetan. Wir waren dann noch Fisch essen und gegen 12 Uhr zu Hause.

Heute Abend gehe ich mit Maja und Steffen zum Griechen essen, um unsere Canastakasse zu plündern.

Mittwoch, 29.07.2009 (1 Jahr, Tag 102)

Um 8 Uhr rief Oma an, sie hatte Opa in der Nacht ins Krankenhaus bringen lassen. Irgendwas mit seinem Herzschrittmacher stimmte nicht, ihm wurde immer schwindelig und das muss wohl in der Nacht schlimmer geworden sein.

Ich war natürlich auch ganz schön erschrocken und wir sind gleich ins Krankenhaus gefahren, um ihm ein paar Sachen zu bringen.

Er sah schon wieder etwas besser aus, Näheres konnten wir nicht erfahren.

Donnerstag, 30.07.2009 (1 Jahr, Tag 103)

Nach einem schnellen Einkauf am Morgen habe ich mich dem Haushalt gewidmet. Morgen will ich mich ja dem Treppenhaus zuwenden, Stufen neu belegen und evtl. ausbessern. Da habe ich richtig Lust dazu.

Mit Rupert habe ich am Telefon schön rumgeblödelt. Langsam kann ich die Beziehung locker sehen und dadurch genießen.

Dann sind wir zu Opa ins Krankenhaus und erfuhren dort, dass wir ihn in einer Stunde abholen können. Leider waren Opas Papiere noch nicht fertig und wir mussten bis 14 Uhr warten. Aber mich regt so was nicht mehr auf, ich kann da ganz ruhig bleiben. Was haben wir zu verpassen?

Montag, 03.08.2009 (1 Jahr, Tag 107)

Bei Dr. K. sah heute alles recht gut aus. Die Werte sind im grünen Bereich. Seit dem »Vorfall« unterhält er sich mit mir richtig gut.

Er hat nochmals betont, dass es nicht selbstverständlich ist, dass alles so positiv abgelaufen ist.

Meine zwei Patientinnen aus meinem Zimmer habe ich auch wieder besucht. Die Frau E. wird am 13.08.09 zum zweiten Mal transplantiert. Sie hatte mit meinem Besuch schon am Freitag gerechnet. Diesmal hat mich Dr. K. erst für den 21.08.09 bestellt.

Dienstag, 11.08.2009 (1 Jahr, Tag 115)

Heute wäre unser 30. Hochzeitstag! Was soll's? Es wird auch so weitergehen.

Zum Mittag traf ich mich mit Steffen in H. Es war wieder schön, wir haben uns gut unterhalten.

Und dann habe ich was für mich getan – ich war walken. Ich war ca. 40 min. unterwegs und es hat mir unheimlich gutgetan. Morgen macht sich vielleicht Muskelkater bemerkbar, aber das wäre nicht schlimm. Ich bin richtig stolz auf mich.

Sonntag, 16.08.2009 (1 Jahr, Tag 120)

Der Tag verlief recht ruhig. Gleich um 8 Uhr bin ich walken gegangen. Ich habe eine schöne Strecke für mich entdeckt, die werde ich wohl nun öfter gehen.

Nachmittags war Mutti zum Blumengießen da. Ich soll ja immer noch nicht wirklich Pflanzen anfassen. War auch ganz schön.

Sonst genoss ich den Tag einfach nur, ich war ja allein. Das war wieder richtig schön.

Habe dann noch die restlichen Sachen für morgen gepackt. Ich freue mich auf meine Fahrt in den »Westen«.

Montag, 17.08.2009 (1 Jahr, Tag 121)

Früh fuhren mich die Eltern zum Bahnhof. Mit dem Zug ging's nach Leipzig, dann nach Frankfurt. Die Fahrt verlief einwandfrei. Gegen 12.45 Uhr war ich in Frankfurt, dort hat mich Rupert dann abgeholt.

Gegen 16 Uhr sind Rupert und ich nach Heidelberg gefahren. Es war herrlich dort. Ich hätte die Zeit anhalten wollen. Die Stadt, das warme Wetter, das gesamte Ambiente und das Zusammensein mit Rupert. Es war perfekt.

Donnerstag, 20.08.2009 (1 Jahr, Tag 124)

Da ich heute recht früh munter war, stand ich auf und packte meine Sachen. Gegen 7.30 Uhr war ich frühstücken, dann habe ich das neue Auto noch ein wenig hergerichtet und dann ging's los zur Fahrt nach Hause. Es war wirklich ein Fahrvergnügen!

Leider war kurz vor Hof ein Riesenstau und es ging erst mal gar nichts. Aber ein Automatikgetriebe ist selbst im Stau klasse, man muss ja beim Anfahren nicht ständig kuppeln, das ist total schonend. Brauchte ca. zwei Stunden länger als geplant.

Als ich 14.30 Uhr zu Hause war, konnte ich in Ruhe alles ausräumen.

Samstag, 22.08.2009 (1 Jahr, Tag 126)

Habe gut geschlafen und bin schon 7.50 Uhr walken gegangen. Es war wieder gut.

Nachdem ich die Wäsche rausgehangen habe, bin ich zu Ilona zum Gratulieren gefahren. Sie hatte gestern Geburtstag.

Als ich mit dem Auto früh losgefahren bin, war das schon etwas komisch, er zog nicht richtig. Dann ging auch noch eine kleine rote Lampe an und deshalb bin ich in die Werkstatt gefahren. Der Marder hatte sein Unwesen getrieben und die Kabel angefressen. Toll! Das Auto habe ich dort gelassen, ein Mitarbeiter hat mich heimgefahren.

Am Montag kann ich es wieder holen, da will ich mir gleich noch das Freisprechen für mein Handy einrichten lassen. Einen Marderschutz bauen sie auch noch ein. Gut, dass ich noch mein anderes Auto habe. Sonst wäre ich Montag ganz schön aufgeschmissen. Ich habe einiges zu erledigen.

Montag, 31.08.2009 (1 Jahr, Tag 135)
Kurz vor 7 Uhr bin ich zur Anwältin gestartet. Die Fahrt verlief problemlos. Macht richtig Spaß mit dem Auto.

Die Anwältin rät mir, die Scheidung so schnell wie möglich einzureichen. Das Haus muss geschätzt werden, dann wäre alles problemlos. Ich zögere diesen Schritt immer noch raus.

Mit Rupert bin ich dann nach Isny gefahren. Es war ein komisches Gefühl wieder hier zu sein. Die Erinnerung an meine Abreise im Juni war stark und schmerzhaft. Das möchte ich nicht wieder erleben.

Wir waren dann schön essen und noch eine Runde spazieren.

Mittwoch, 02.09.2009 (1 Jahr, Tag 137)
Gegen Mittag sind wir in Isny wieder losgefahren. Rupert hatte die Idee, dass ich noch Dr. O. besuche. Es war super. Erst habe ich Herrn A. getroffen, der hat mich gleich umarmt und mir gesagt, dass alle ganz schön Angst um mich gehabt haben. Mit Dr. O. unterhielt ich mich recht lange, er meinte, dass es bei mir ganz schön »eng« war. Er sei froh, dass es mir wieder gut geht.

Gegen 13.45 Uhr habe ich die Heimreise angetreten. Alles verlief reibungslos.

Michael hat mich gegen 9 Uhr angerufen. Er hat seine Diplomprüfung mit 2,0 gemacht. Er konnte sich zwar erst nicht so recht freuen, aber ich habe ihm gesagt, dass er es nun fast geschafft hat und sich nun auch mal freuen sollte.

Sonntag, 06.09.2009 (1 Jahr, Tag 141)
Der Tag verlief gemütlich, wobei es schon kurz vorm Langweilen war. Früh habe ich mich um die Wäsche gekümmert, bin mal wieder Ergometer gefahren und das war's eigentlich schon. Für die Reise mit den Eltern nach Bad Staffelstein habe ich paar Sachen zusammengepackt, da ich ja nicht weiß, wann ich morgen aus Dresden zurückkomme.

Am Nachmittag machte ich es mir auf dem Sofa bequem und schaute im MDR den Umzug zum Tag der Sachsen. Der fand ja diesmal in Mittweida statt.

Gegen Abend will ich mich noch in die Badewanne legen und meine Haare waschen, also ein bisschen Wellness.

Montag, 07.09.2009 (1 Jahr, Tag 142)

In Dresden war alles okay. Die Blutwerte waren recht gut und stabil. Muss erst in drei Wochen wieder hin.

Meine ehemalige Mitpatientin besuchte ich auch wieder. Es geht ihr gut, sie kann evtl. morgen nach Hause. Sie hatte zwischendurch noch eine Pilzinfektion bekommen, sonst wäre sie schon entlassen worden.

Meine Freundin Ilona hat heute ihr Ergebnis von der Brustuntersuchung bekommen – Krebs! Es ist nicht zu fassen, wie viele von Krebs betroffen sind. Wenn sie Glück hat, bleibt die Brust dran und es reicht die OP, also keine Nachbehandlung. Ich wünsche es ihr.

Morgen geht's auf nach Staffelstein, mal sehen, wie der gemeinsame Urlaub mit Oma und Opa wird.

Dienstag, 08.09.2009 (1 Jahr, Tag 143)

Um 9.00 Uhr sind wir in den Urlaub gestartet. Die Fahrt war sehr angenehm.

Wir waren in der Brauerei gegenüber von Vierzehnheiligen essen. Nachdem wir unser Quartier bezogen haben (es ist sehr schön), sind wir noch am Bad in Staffelstein spazieren gegangen.

Am Nachmittag sehe ich mir in einem Lederdirektverkauf eine schwarze Jacke an, die mir sehr gut gefällt. Auch preislich passt es gut, also werde ich sie mir wohl kaufen.

Nach dem Mittagessen sind wir nach Coburg gefahren und waren bummeln.

Samstag, 12.09.2009 (1 Jahr, Tag 147)
Heute hat Mutti ihren 79. Geburtstag. Wir frühstückten schön, dann sind Vati und ich laufen gegangen. Er ist nach ca. der Hälfte umgekehrt, ich habe dann meine Runde beendet.

Anschließend sind wir nach Lichtenfels gefahren, dann auf den Staffelberg. Dort haben wir Mittag gegessen. Da ging furchtbarer Wind, ich fröstelte ganz schön.

Am Nachmittag bin ich mit Mutti noch ein bisschen rumgefahren, wir haben noch Eis gegessen.

Nach 16 Uhr rief Michael, er und Evi sind auf dem Weg hierher. Ich hoffe, sie kommen gut an. Am Abend wollen wir zusammen essen gehen.

Sonntag, 20.09.2009 (1 Jahr, Tag 155)
Heute hat mein »Hase« 56. Geburtstag. Leider konnte ich ihm nur am Telefon gratulieren. Aber übermorgen kommt er ja zu mir.

Ich gratulierte ihm mit folgenden Worten: »Ich wünsche dir Gesundheit, innere Zufriedenheit, Erfolg in dem, was du tust, und Menschen, die dich lieben, wie du bist.« Er hat sich gefreut. War mit den Eltern zu einem Fest einer Fleischerei. Aber ich habe mich nicht wohlgefühlt. Ich bin richtig aufgedunsen. Weil meine Beine auch ziemlich dick sind, nehme ich eine Wassertablette. Mal sehen, ob es hilft. Habe das Gefühl, immer dicker und schwerer zu werden.

Bin gegen 10 Uhr noch mal zu Ilona ins Krankenhaus gefahren. Es geht ihr ganz gut, sie wirkt psychisch stark.

Montag, 21.09.2009 (1 Jahr, Tag 156)
War beim Psychologen. War ganz gut, aber wenn meine Termine um sind, werde ich keine neuen mehr beantragen. So richtig bringt mir das nichts.

Aber schon beim Aufstehen am Morgen habe ich gemerkt, dass mir jeder Schritt schwergefallen ist. Was wird das wieder sein. Ich bin beunruhigt. Erst in einer Woche fahre ich nach Dresden. Hoffentlich geht alles gut.

Am Nachmittag war ich beim Friseur. Sieht richtig gut aus mit kurz geschnittenen Haaren.

Montag, 28.09.2009 (1 Jahr, Tag 163)

In Dresden war alles gut. Ich war auch ziemlich schnell dran. Meine Werte sind momentan stabil. Dr. K. war zufrieden.

Was mich besonders gefreut hat, er hat nichts dagegen, dass ich mal wieder in ein Bad gehe. Das ist natürlich besonders schön, weil ich doch am Wochenende mit der Saunatruppe und Rupert nach Bad S. fahre. Ich kann also alles mitmachen.

Als ich nach Hause kam, hatte ich endlich den erhofften Brief von der Rentenversicherung. Meine Reha nach Isny ist genehmigt. Ich freue mich riesig. Habe gleich an Frau C. geschrieben und um einen Termin für Mitte November gebeten. Mal sehen, ob es klappt.

Am Nachmittag putze ich noch einen Teil Fenster im Haus, es war mal bitter nötig.

Im Bett wollte ich mir einen Film ansehen, war aber bald schon eingeschlafen. Bin immer noch sehr schnell kaputt.

Freitag, 02.10.2009 (1 Jahr, Tag 167)

Bin zum Hausarzt gefahren, ich brauchte Überweisungsscheine, wollte wegen meiner Impfungen fragen und bat darum, dass ich nächste Woche ein Blutbild machen lassen kann. Ich habe nämlich keine Ruhe, wenn ich daran denke, dass ich erst in vier Wochen wieder nach Dresden zur Kontrolle muss. Ich traue der Sache nicht.

Ich will noch meine Sachen packen und gegen 14.30 Uhr fahre ich zu Maja und Steffen, sie nehmen mich mit nach Bad S. Rupert kommt dann direkt dorthin.

Samstag, 03.10.2009 (1 Jahr, Tag 168)
Der gestrige Abend war recht angenehm. Wir haben sehr gut zu Abend gegessen und hatten dabei Spaß. Den Brüller hat Maja losgelassen. Sie erzählte von einer Fortbildung, an der sie teilgenommen hat. Das muss wohl in den alten Bundesländern gewesen sein. Dann sagte sie doch ganz trocken: »Den Wessis musste ich erst mal das Arbeiten beibringen.« Es war kurzes Schweigen, weil mein Wessi ja mit am Tisch saß. Dann haben wir alle losgebrüllt und Rupert am meisten. Das wird der »armen« Maja wohl nun ewig nachhängen.

Später sind die anderen acht Leute in die Therme gegangen, Rupert und ich haben noch ein Weilchen an der Bar gesessen und sind dann ins Bett gegangen.

Vormittags sind wir auf ein Weingut gewandert. Es war schönes Wetter, es hat also richtig Spaß gemacht. Dort haben wir gegessen und getrunken, war angenehm.

Als wir wieder im Hotel waren, sind die anderen in die Sauna gegangen und Rupert und ich in die Therme.

Dort hatte ich allerdings ein Problem. Ich habe mich bereits beim Ausziehen der Badeschuhe geekelt und mich nicht getraut, was anzufassen. Ich dachte, hier sind überall Keime. Ist zwar blöd, aber ich kann's nicht ändern. Wir sind dann auch nicht so lange geblieben, haben noch was getrunken und sind aufs Zimmer gegangen. Der Abend war dann wieder recht angenehm.

Donnerstag, 15.10.2009 (1 Jahr, Tag 180)
Heute war ein schöner Tag. Mit Maja und Steffen bin ich nach Leipzig gefahren. Erst waren wir im Zoo, dann haben wir die Kinder in ihrer neuen Wohnung besucht.

Im Zoo waren wir sehr lange im Affenhaus. Erstens war es dort schön warm (draußen war fürchterliches Wetter, nass und kalt) und außerdem war es echt lustig, die Affen zu beobachten. Sie sind uns Menschen wirklich sehr ähnlich, wir hatten richtig Spaß.

Bei den Kindern war es auch schön, sie haben eine schöne Wohnung und fühlen sich sichtlich wohl. Das beruhigt.

Als ich nach Hause kam, waren im Briefkasten meine Reha-Unterlagen aus Isny. Den genauen Termin der Anreise erfahre ich wieder erst 14 Tage zuvor.

Gegen 22 Uhr lag ich im Bett und war ganz schön knülle.

Montag, 19.10.2009 (1 Jahr, Tag 184)

Beim Psychologen hatte ich wieder mal das Gefühl, dass der mir auf keinen Fall helfen kann. Der hört sich alles an und gut ist es.

Zu Hause habe ich Rasen gemäht. Es hat mich sehr angestrengt, ich musste mich hinterher hinlegen.

Ich habe dann noch die Dahlien rausgemacht und war auch richtig froh, als ich es geschafft hatte. Nun muss Michi nur noch umgraben, ich schneide im Vorgarten noch verwelkte Blüten ab, dann ist alles winterfest. Gott sei Dank!

Donnerstag, 22.10.2009 (1 Jahr, Tag 187)

Bekam zwei Mails auf meinen Rechner. Erste von Isny: Sie planen mich für den 18.11.09 ein. Die zweite von Claudia: Wir wollen uns am Wochenende 06./07.11.09 wahrscheinlich in Nürnberg treffen. Mal sehen, ob es klappt.

Mit Rupert habe ich gesprochen, er ist total erkältet. Hoffentlich kann er kommen, ich wäre sonst sehr traurig. Da freue ich mich mal auf was richtig, dann muss ich bangen, dass es auch wird.

Morgen Abend gehe ich mit Maja und Steffen zum Italiener in Chemnitz essen. Wenigstens eine kleine Freude.

Aber mit Rupert wäre es mir noch lieber.

Freitag, 23.10.2009 (1 Jahr, Tag 188)

In Dresden war alles so weit okay. Die Leukos liegen zwar nur bei 3,4, aber Dr. K. meinte, das wäre so in Ordnung. Was nicht so gut ist, der Doc geht nach Bayreuth. Ich habe mich nun doch ganz schön an ihn gewöhnt, schade!

Nachmittags habe ich mich mit Michi an der Tankstelle in M. getroffen. Er war auf der Durchreise vom Trainingslager, ich wollte ihm paar Sachen übergeben. Dann ist er weiter nach Leipzig, er hat heute eine Veranstaltung zum Studienabschluss. Morgen kommt Rupert, hoffentlich werde ich da etwas abgelenkt. Heute vor einem Jahr haben wir uns das erste Mal gesehen. Gratulation!

Mittwoch, 28.10.2009 (1 Jahr, Tag 193)

Heute früh war bei Rupert alles zu spät. Er war so depressiv, dass er mich mit runtergezogen hat. Er hatte ständig Tränen in den Augen, ich auch.

Wir sind dann in die Tschechei gefahren, Rupert wollte noch paar Sachen einkaufen. Gesprochen haben wir während der Fahrt kaum. Ich habe es momentan auch so satt. Mein ganzer Körper schmerzt, entweder sind die Spenderzellen aktiv oder ich leide unter dem Entzug von Prednisolon.

Schmökerte vorhin mal im Tagebuch. Heute vor einem Jahr ist Rupert von der Reha heimgefahren. Was haben wir für wunderbare Gefühle füreinander gehabt. Rupert ist ja dann ein paar Tage später wieder nach Isny gekommen. Das war Glück pur!

Donnerstag, 29.10.2009 (1 Jahr, Tag 194)

Als mich Rupert heute Morgen anrief, war er völlig von der Rolle. Er sagt, dass er nicht mehr kämpfen kann und will. Ich weiß nicht mehr, was ich machen soll, es zieht mich mit richtig runter. Aber ich möchte so gern für ihn da sein. In meiner Angst habe ich seine Therapeutin Frau S. angerufen. Sie hat mir gesagt, dass ich ihm gut zureden soll. Morgen hat er einen Termin bei ihr.

Mir geht es heute auch ziemlich schlecht. Mein ganzer Körper tut mir weh. Hoffentlich gibt sich das bald wieder.

Am Abend will ich noch mal in die Sauna gehen. Vielleicht tut mir das gut.

Samstag, 31.10.2009 (1 Jahr, Tag 196)

Evi und Michi haben mir geholfen, den Garten einigermaßen winterfest zu machen. Sie haben mir auch die Pflanzen in den Keller geschafft. Dabei ist mir wieder mal klar geworden, dass ich das Haus alleine nicht halten kann.

Es geht mir körperlich noch immer nicht besser, was mir zusätzlich zu schaffen macht.

Gestern Abend hat mich Ulrich, mein Mitpatient meiner ersten Reha in Isny, angerufen. Er ist nun tatsächlich Dialysepatient geworden, es wird wohl auch nicht besser werden. Keinem von uns dreien, die wir uns zur Reha kennengelernt haben, geht es wirklich richtig gut. Scheiß!

Montag, 02.11.2009 (1 Jahr, Tag 198)

Nach dem Mittag bin ich zur Hautärztin. Sie hat mir sechs (!) Stellen (Basaliome) herausgeschnitten. Ich fasse es nicht. Mein ganzer Rücken ist verklebt. Wie soll das nur weitergehen? Ich habe die Nase total voll.

Dann bin ich zum Zahnarzt.

Arzt, Arzt, Arzt!

Zum Glück hat mich Ilona heute besucht, das war gute Abwechslung. Ich hätte sonst nur gegrübelt. Morgen muss ich zum Verbandswechsel.

Gegen Abend hat mir Dr. O. geschrieben, dass ich am 18.11.09 in Isny anreisen darf. Hurra!

Freitag, 06.11.2009 (1 Jahr, Tag 202)

Auf der Fahrt nach Nürnberg verlief alles gut. Mittags traf ich Claudia. Nach einem Kurzaufenthalt im Hotel sind wir einkaufen gegangen. Natürlich haben wir uns wieder paar Teilchen gekauft.

Aber mir ist alles sehr schwer gefallen, mir schmerzten wieder die Beine.

Gegen 19 Uhr lagen wir im Bett, waren total fertig. Aber wir konnten wieder so schön miteinander reden. Sie ist mir als Freundin sehr wichtig.

Das Hotel war sehr einfach, aber ganz gut.

Samstag, 07.11.2009 (1 Jahr, Tag 203)

Nach einem guten Frühstück sind wir wieder aufgebrochen. Es fiel mir nicht leichter als gestern, im Gegenteil.

Wir waren erst im Spielzeugmuseum, dann haben wir Kaffee getrunken. Für abends haben wir uns Kinokarten gekauft und dann ruhten wir uns im Hotel aus.

Mein ganzer Körper schmerzt, ich kann mich kaum noch bewegen. Selbst bummeln gehen und Klamotten anprobieren funktioniert nicht mehr, ich kann mich ja nicht mal in einer Kabine ohne Schmerz umziehen.

Abends sind wir ins Kino (Männerherzen) und anschließend noch essen gegangen. Als wir gegen 22.30 Uhr im Hotel waren, sind wir wieder fertig ins Bett gefallen.

Bin froh, dass ich jetzt noch anderthalb Wochen zu Hause bin und dann zur Reha fahre.

Montag, 16.11.2009 (1 Jahr, Tag 212)

Heute fliegt Rupert in die Türkei, aber wir haben vormittags noch miteinander telefoniert.

Habe dann noch alles eingepackt, was ich zur Reha mitnehmen muss, die Blumen gegossen usw.

Beim Verabschieden von den Eltern hat Mutti geweint. Das tut mir immer sehr leid. Aber ich kann sie verstehen, sie haben Angst mich zu verlieren.

Nun bereite ich zu Hause noch alles für meine Abreise und Abwesenheit vor. Dann ruhe ich mich noch ein bisschen aus.

Mittwoch, 18.11.2009 (1 Jahr, Tag 214)
Bin heute früh kurz vor halb acht losgefahren. Die Fahrt verlief richtig gut, na, und mit diesem Auto macht auch das Fahren richtig Spaß. Habe zweimal Pause gemacht und war kurz vor halb eins da.

Der Empfang vom Personal war richtig herzlich, alle haben mich mit Namen angesprochen und ich war ihnen in Erinnerung. Es war, wie nach Hause kommen.

Dr. O. hat mich untersucht und die Therapien festgelegt. Wir haben uns erst mal auf vier Wochen geeinigt, ich könnte aber auch länger bleiben. Ich warte ab.

Wegen meiner Gelenkschmerzen wollen wir es vorsichtig angehen lassen, eventuell doch erst mal Schmerzmittel nehmen. Er will mich auch zum sozialen Dienst schicken, dass meine Rentenverlängerung beantragt wird. Mir wäre das mehr als lieb.

Donnerstag, 19.11.2009 (1 Jahr, Tag 215)
Hatte heute schon sechs Termine. Früh gleich dreimal Sport. Es war gut, aber sehr anstrengend. Meine Arme haben sehr geschmerzt und schwimmen ging gar nicht, konnte einfach meine Beine nicht bewegen. Was ist das nur schon wieder? Es muss doch nun mal reichen.

Als ich nach dem Mittag ins Zimmer kam, hatte ich einen ganz tollen Obstkorb auf dem Tisch stehen. Nach einigen Recherchen habe ich rausgefunden, dass man den bekommt, wenn man das dritte Mal da ist. Schöne Geste.

Man kann sich hier wirklich wohlfühlen, vielleicht kann ich mich wirklich auf allen »Gebieten« erholen.

Am Nachmittag bin ich nach Isny gelaufen. Es war sehr anstrengend, besonders der Rückweg, aber immerhin habe ich es geschafft.

Sonntag, 22.11.2009 (1 Jahr, Tag 218)

Die Nacht habe ich recht gut verbracht. Die Gelenkschmerzen in der Schulter und den Armen scheinen weniger geworden zu sein.

Am Vormittag war ich walken, ich war wieder ganz schön fertig.

Nachmittags bin ich mit einer Mitpatientin nach Wangen gefahren. Wir waren bummeln und haben Kaffee getrunken.

Rupert hat angerufen, er hat wohl was Schönes für mich gekauft. Morgen früh fliegt er zurück. Hoffentlich fällt er zu Hause nicht wieder in ein Loch.

Heute Abend gehe ich noch in der Klinik den Film »Maria, ihm schmeckt's nicht« gucken. Hoffentlich ist der lustig.

Montag, 23.11.2009 (1 Jahr, Tag 219)

Der Film war unterhaltsam und der Raum brechend voll. Anschließend sind wir noch in der Cafeteria etwas trinken gewesen. Mein Tischnachbar, der Fritz aus Österreich, hat uns gebeten, uns zu ihm und seinem Kumpel zu setzen. Es war ganz lustig. Der Kumpel ist Gerichtsvollzieher (!) im Ruhestand und will mich unbedingt zu seinen Ausflügen mitnehmen. Ist zwar wirklich ein recht netter Kerl und sieht für sein Alter echt gut aus, aber ich glaube, ich will das nicht. Mal sehen, wie es weitergeht.

Nach dem Vormittagsprogramm bin ich nach Isny gefahren. War wieder bummeln und habe für die Eltern was zum Advent bzw. zum Nikolaus geholt. Als ich noch zur Post wollte, passten mich meine älteren zwei »Freunde« ab. Ich bin dann mit ihnen zu einem Werksverkauf gefahren und habe sie beraten. Beide kauften sich Sportsachen. War echt lustig.

Den ganzen Tag wartete ich auf ein Lebenszeichen von Rupert. Ich bin fast wahnsinnig geworden. Nicht mal meine SMS hat er abgerufen. Ich malte mir alles Mögliche aus. Nach dem Abendessen habe ich ihn erreicht. Er hat einen ungewollten »Rundflug« gemacht, es muss wohl überhaupt nichts geklappt haben. Aber nun ist er gelandet und ich bin erst mal froh darüber.

Mittwoch, 25.11.2009 (1 Jahr, Tag 221)
War bei Dr. O. – Er weiß mit meinen Schmerzen auch nicht so recht, was es sein kann. Nun will er in Dresden anrufen und fragen, was wir machen können. Sonst ging es heute wieder ganz gut.

Hatte heute früh volles Programm. Kurz vorm Mittag war ich bei der Psychologin. Sie hat gut mit mir gesprochen. Bezüglich Rupert hat sie mir Ratschläge gegeben, auch dass es gut wäre, wenn er mich als Vertrauensperson »anerkennen« würde. Er soll mir erlauben, mit seiner Psychologin Frau S. in Kontakt zu treten, wenn ich denke, dass es nötig ist. Ich möchte, dass er mich morgen mit zu ihr nimmt, nur, damit sie mich und ich sie kennenlernen kann.

Dann hat sie mir klargemacht, dass mein Körper viel ausgestanden hat und trotz allem funktioniert. Das hat sie mir in einer Art Entspannungssitzung beigebracht, da konnte ich nur noch heulen. Aber es war echt gut.

Freitag, 27.11.2009 (1 Jahr, Tag 223)
Nach meinem Vormittagsprogramm konnte ich Rupert begrüßen. Ich war unendlich froh, ihn in den Armen zu halten. Er hat mir sehr schöne Sportanzüge aus der Türkei mitgebracht – drei Stück! Da findet er keine Grenzen. Aber ich habe mich trotzdem riesig gefreut, sie sehen toll aus.

Abends waren wir noch essen, dann bin ich in die Klinik zurück.

Kaum war ich im Bett, klopfte es an meiner Tür. Die Ärztin Frau H. stand vor der Tür, ich solle zum Test kommen, in der Klinik ist die Schweinegrippe aufgetreten. Ein Glück, dass ich zurückgekommen war, eigentlich hatte ich vor, bei Rupert zu bleiben.

Das wäre schiefgegangen. Ich weiß nicht, ob es Ärger gegeben hätte.

Dienstag, 01.12.2009 (1 Jahr, Tag 227)
Heute hat es den ganzen Tag geschneit. Alles ist weiß, es sieht wunderbar aus. Hatte bis 16.30 Uhr Behandlung, war gut. Dr. O. hat meine Reha bis 23.12.09 verlängert.

Ich bin froh darüber. Was dann Weihnachten wird, ist mir eh egal. Mir muss nur noch was mit Silvester einfallen. Wenn Rupert nicht will, ich würde auch glatt mit jemandem anders feiern. Soll er merken, dass er mich mit seiner Absage sehr verletzt. Mir wird was einfallen, ansonsten gibt es ja auch noch Schlaftabletten.

Mittwoch, 02.12.2009 (1 Jahr, Tag 228)
Die letzte Nacht hatte ich ständig Schmerzen. Ich habe deshalb gegen 3 Uhr eine Schmerztablette genommen. Dann ging es.

Nach meinem Vormittagsprogramm ist Rupert gekommen.

Am Abend wollen wir noch zusammen essen gehen. Wir beide führen ein eigenartiges Leben. Eins, was ich eigentlich nicht haben will.

Ich muss etwas ändern, weiß nur noch nicht was.

Habe die Eltern angerufen, Opa war zur Augenkontrolle. Leider hat sich sein Zustand weiter verschlechtert. Es ist furchtbar. Manchmal frage ich mich, wofür wir bestraft werden. Was ist bloß mit unserer Familie los?

Freitag, 04.12.2009 (1 Jahr, Tag 230)
War gestern Abend mit Lutz, meinem Tischnachbarn, im Kabarett. Ich habe selten so gelacht. Es war kurzweilig und schön.

Als ich ins Zimmer kam, kam auch der Schock. Rupert hatte fünfmal angerufen. Er lag in der Klinik und hing am Tropf. Ich war total aufgeregt und habe mir Sorgen gemacht. Er hat auch so wirre Sachen erzählt. Aber ich war froh, dass er unter Kontrolle war.

Nachmittags rief er an, dass sie kein Bett für ihn hätten, er soll aber erst mal zur Ruhe kommen. Seine Entscheidung war, dass er nach Isny kommt. Er macht hier eine Woche Urlaub. Ich freue mich riesig, muss aber aufpassen, dass ich mit meiner Reha nicht zu kurz komme.

Samstag, 05.12.2009, und Sonntag, 06.12.2009 (1 Jahr, Tage 231/232)

Vormittags war ich mir meinem Tischnachbarn noch einen Kaffee trinken.

Mittags kam Rupert. Ich freute mich riesig. Wir sind nach Kempten gefahren. Abends waren wir in seinem Hotel. Es war wieder mal schön. Wir haben zusammen gegessen und uns richtig gut unterhalten. Es war ein sehr entspannter Tag.

Am Sonntag sind wir früh nach Lindau gefahren. Wir waren auf dem Weihnachtsmarkt. War richtig nett. Danach sind wir noch nach Oberstaufen und haben dort Kaffee getrunken.

Wieder im Zimmer haben wir es uns noch gemütlich gemacht. Rupert hat sich auf meinen Schoß gelegt und ist eingeschlafen. Ich habe es sehr genossen.

Freitag, 11.12.2009 (1 Jahr, Tag 237)

Hatte heute nicht viele Behandlungen. Deshalb bin ich mit Rupert nach Österreich gefahren. Wir haben für mich schöne Strümpfe gekauft.

Rupert ist heute den letzten Tag da, morgen fährt er wieder heim. Es war eine sehr schöne Zeit mit ihm, hätte ich nicht gedacht. Heute Abend wollen wir noch mal zusammen essen gehen. Er wird mir fehlen. Nächsten Freitag will er wieder kommen. Ich freue mich schon jetzt darauf.

Samstag, 12.12.2009 (1 Jahr, Tag 238)

Bin mit Rupert noch zum Frühstück gegangen. Dann sind wir noch in ein Blumengeschäft gefahren, er hat mir einen Strauß Rosen geschenkt. Ich habe sie in meinem Zimmer, sie sind wunderschön.

Als Rupert weg war, war ich sehr traurig. Wir verbrachten eine so schöne und harmonische Woche.

Rupert hat mich angerufen und mir gesagt, dass er mich vermissen würde. Ich habe richtig gemerkt, wie schwer ihm das gefallen ist, für ihn war das eine richtige Liebeserklärung. Hat mich richtig glücklich gemacht. Mal sehen, was die Zukunft bringt.

Nun freue ich mich erst mal, dass er am Freitag wieder kommt. Aber dann wird es eine lange »Durststrecke« geben. Leider! Im Januar wollen wir eine Woche in den Urlaub fahren. Hoffentlich wird es wahr.

Sonntag, 13.12.2009 (1 Jahr, Tag 239)

Vormittags war ich wandern, den Nachmittag war ich mit Ingrid (einer Patientin, die ich schon letztes Jahr getroffen habe) in den verschiedenen Kliniken in Neutrauchburg, überall war ein kleiner Weihnachtsmarkt aufgebaut. Es war richtig schön. Die Mitarbeiter gaben sich so viel Mühe, da muss man sich einfach wohlfühlen. Alles ist so liebevoll dekoriert und es duftet so schön.

Montag, 14.12.2009 (1 Jahr, Tag 240)

Nach meinem Programm, was bis gegen 17 Uhr ging, habe ich in der Zentralstation eine »tolle« Nachricht bekommen. Ich muss morgen früh umziehen. Das hat mich so angestunken. Das einzig Positive: Eigentlich wollte ich mich mit den zwei hochnäsigen Truten an meinem Tisch und einer anderen Patientin treffen, wir wollten essen gehen. Das musste ich nun »leider« absagen, ich habe also Taschen gepackt.

Abends bin ich noch in die Cafeteria, wollte noch etwas trinken. Da haben sich einige an einem Tisch zusammengefunden, es war so schön und unkompliziert. Morgen Abend wollen wir in die Musikkneipe gehen, wird bestimmt lustig.

Mittwoch, 16.12.2009 (1 Jahr, Tag 242)
Mein Geburtstag begann schon kurz nach 1 Uhr. Rupert hatte mir eine ganz liebe SMS gesendet. Er wünscht mir ein langes Leben mit ihm an seiner Seite. Habe mich sehr gefreut.

Als ich an den Tisch zum Frühstück kam, stand eine Kerze darauf, war von der Klinik. Lutz hatte es natürlich gesehen, aber ich habe die Kerze weggenommen, die zwei Truten sollten es nicht sehen. Lutz hat auch voll mitgespielt.

Dann hatte ich schöne Überraschungen. Die Eltern haben mir Rosen geschickt, Michi ein Paket mit einer Wanduhr mit Bildern von sich und Evi, Post habe ich bekommen, SMS und nette Anrufe. Es war einfach richtig schön. Rupert hat auch ganz oft mit mir gesprochen. SCHÖN!

Abends war ich mit lieben Mitpatienten in Isny im Pub. Wir hatten Spaß wie lange nicht mehr. Haben es noch kurz vor 23 Uhr in die Klinik geschafft. Die Truppe hat mir ein Buch und eine nette Karte geschenkt. Ich habe einen Liter Bier getrunken, war dann ganz schön fertig. Aber es war ein Supertag.

Donnerstag, 17.12.2009 (1 Jahr, Tag 243)
Heute früh war ich noch ganz schön müde. Nach dem Frühstück hat sich Eugen von mir verabschiedet. Er hat mir einen Engel aus Porzellan geschenkt, der ein Herz hält, auf dem »Du bist einzigartig« steht. Das hat mich sehr gefreut. Auch die anderen, die gestern Abend mit waren, haben mir gesagt, wie schön es war.

Am Nachmittag will ich noch mal malen gehen und dann zum Friseur. Mal sehen, was sie mit meinen Haaren macht.

Samstag, 19.12.2009 (1 Jahr, Tag 245)
Bin nach dem Mittagessen mit einigen Mitpatienten nach Wangen gefahren. Wir waren essen und sind noch über den Weihnachtsmarkt gebummelt. Aber es war tierisch kalt. Als wir abends in der Klinik waren, haben wir uns noch für ein Essen im Gasthof (also

nicht in der Klinik) entschieden. War auch ganz nett. Aber dann bin ich gegen 22 Uhr ins Bett, ich war richtig fertig. Ich habe noch eine Schmerztablette genommen, dass ich gut schlafen konnte.

Montag, 21.12.2009 (1 Jahr, Tag 247)

Hatte gestern noch einen schönen Tag. Rupert hat sich noch ganz oft gemeldet, wir haben schön miteinander gesprochen.

Nachmittags war ich mit der Truppe beim Eistobel. Es war saukalt, aber wir hatten trotzdem unseren Spaß. Wolfram hat uns Weiber dann noch alle zum Kaffee eingeladen.

Abends waren wir in dem Film »Hatschi« mit Richard Gere. War echt klasse, aber auch sehr traurig. Auch ich musste heulen.

Nach einem kleinen Umtrunk bin ich dann ins Bett, ich war geschafft.

Heute hatte ich nur zwei Anwendungen. Am Nachmittag gehe ich noch zum Aquajogging, dann will ich mit Wolfram noch nach Isny Kaffee trinken gehen.

Abends setzen wir uns in der Cafeteria zusammen.

Dienstag, 22.12.2009 (1 Jahr, Tag 248)

Der gestrige Abend lief etwas an mir vorbei. Ich kam einfach nicht in Stimmung. Bin dann ins Bett, habe noch kurz mit Rupert telefoniert und nach der Einnahme einer Schmerztablette geschlafen. Mit tut alles so weh.

Heute früh hatte ich die totale Depri. Ich hätte nur heulen können. Die Bewegung im BWZ hat mich abgelenkt.

Um 14 Uhr hatte ich mein Abschlussgespräch beim Dr. O.

Leider sind meine Schmerzen noch nicht besser geworden, mal sehen, was mich da in Dresden wieder erwartet.

Heute Abend will ich noch ein bisschen Abschied feiern. Obwohl es eigentlich gar nichts zu feiern gibt. Wenn ich die Eltern nicht hätte, ich wäre hiergeblieben. Hier fühle ich mich total geborgen.

Mittwoch, 23.12.2009 (1 Jahr, Tag 249)
Gegen 8.20 Uhr bin ich losgefahren. Die Fahrt verlief richtig gut, es gab keine Behinderungen. Kurz nach 13 Uhr war ich bei Oma und Opa. Sie waren froh, mich wieder in ihrer Nähe zu haben. Zu Hause habe ich meine Sachen ausgeräumt. Gegen Abend kamen die Kinder. Jeder hat sich damit beschäftigt, noch Weihnachtsgeschenke einzupacken.

Bin dann früh ins Bett gegangen, war doch ganz schön geschafft. Leider konnte ich nicht richtig schlafen, war zu aufgewühlt.

Habe Angst vor den Festtagen, werde viel allein sein. Das nehme ich Rupert etwas übel, auch wenn ich versuche ihn zu verstehen.

Donnerstag, 24.12.2009 (1 Jahr, Tag 250)
War heute schon zeitig im Kaufland, um für Steffen und Mutti Blumen zu holen.

Dann haben mein Mann, die Kinder und ich ein schönes Frühstück gemacht. Anschließend haben wir beschert. Danach sind die Kinder und ich zu meinen Eltern gefahren. Eigentlich hat mir das nicht so recht gefallen. Mein Mann blieb ja allein zurück. Aber er wollte auch nicht mitkommen.

Der Nachmittag war ganz schön, aber ich dachte immer an Rupert, er war auch alleine zu Hause. Warum will er nicht an irgendeinem Tag mit mir zusammen sein? Vor unserem Urlaub werden wir uns nicht mehr sehen.

Bekam heute einen netten Anruf von einem Mitpatienten. Er hätte für mich gesungen und gebetet. Das hat mich sehr berührt. Auch Wolfram wollte wissen, wie ich heimgekommen bin. Alles wirklich richtig schön, aber warum finde ich keinen Mann, der für mich da sein will?

Muss was Abschreckendes an mir haben.

So einen einsamen Heiligabend habe ich noch nie erlebt.

Freitag, 25.12.2009 (1 Jahr, Tag 251)

Ich schlief zwar nicht gut, aber dafür lange. Ich hatte einfach keine Lust aufzustehen. Dann habe ich aber lange gefrühstückt, dabei Kreuzworträtsel gelöst und mir überlegt, was ich heute Vormittag mache. Ich packte meine restlichen Koffer aus und sortierte alte Sachen aus dem Schrank, denn meine neuen Sachen sollen Platz haben. Eine Maschine Wäsche habe ich auch wieder gewaschen. Langsam gewinne ich Land.

Den Nachmittag verbringe ich bei Maja und Steffen. Steffen hat Geburtstag, Oma und Opa fahren auch mit. Wird bestimmt Abwechslung bringen.

Rupert hat mir wieder mal gesagt, dass ich mir um ihn keine Sorgen machen muss. Aber er versteht überhaupt nicht, dass ich mich so allein nicht wohlfühle.

Der Abend war sehr schön. Wir hatten viel Spaß. Auch Michi war mal ganz natürlich. Trotzdem kam ich mir wie die »einsame Witwe« vor. Es macht alleine nicht wirklich Vergnügen. Wieder einmal nehme ich mir vor, dass es, wenn ich nächstes Jahr noch lebe, dann bitte nicht wieder so ein Weihnachten gibt.

Sonntag, 27.12.2009 (1 Jahr, Tag 253)

Als ich heute früh aufwachte, wusste ich nicht, warum ich aufstehen sollte. Ich konnte mich nicht motivieren und eigentlich nur heulen. Rupert hat mich angerufen und verstand mal wieder überhaupt nicht, warum ich nicht alles positiv sehe. Das kotzt mich dann noch mehr an.

Habe mich dann noch der Wäsche gewidmet und mich irgendwie abgelenkt. Aber eigentlich habe ich keine Lust mehr. Was soll ich noch? Mir tut alles weh und für mich wirklich da sein, will auch keiner.

Bei einem kleinen Spaziergang am Nachmittag sind mir noch Bekannte begegnet, das trug aber auch nicht zum Heben der Stimmung bei.

Dienstag, 29.12.2009 (1 Jahr, Tag 255)
War schon zeitig zum Blutabnehmen. Dann bin ich mit den Eltern gleich noch einkaufen gefahren.

Nachmittags habe ich mich mit Ilona getroffen. War wieder schön, nach so langer Zeit mit ihr zu quatschen.

Wolfram hat mir heute eine ganz nette Mail geschickt. Habe ihm auch gleich wieder geantwortet, weil ich mich so sehr gefreut habe.

Rupert redet immer vom 10.01.2010, er will wohl davon ablenken, dass wir Silvester wieder nicht zusammen sind.

Donnerstag, 31.12.2009 (1 Jahr, Tag 257) Silvester
Nun ist der beschissene Tag ran. Mein Mann ist gegen 11 Uhr weggefahren. Als ich so allein im Haus war, habe ich erst mal richtig geheult.

Ich würde lügen, wenn ich sagen würde, dass mir das nichts ausmacht. Ich sehne mich nach meiner ehemals intakten Familie.

Gestern kam eine Sendung über das Tierheim Chemnitz. Ich rief heute dort an und vereinbarte einen Termin für Samstag. Ich möchte mit einem Hund Gassi gehen und habe mir auch schon einen ausgesucht. Er heißt Bobby, ist ein Jack-Russel-Mix und wie Lisa 1996 geboren. Vielleicht kann ich ihm noch paar schöne Stunden geben. Das hat mich ein bisschen aufgehellt.

Nachmittags habe ich gearbeitet. Ich habe die Weihnachtssachen weggeräumt, die Steuer für Dezember gemacht, Blumen gegossen usw.

Dann werde ich noch ein Bad nehmen und ins Bett gehen. Das war's! Morgen beginnen 365 neue Tage und einige Sachen werden anders werden.

Freitag, 01.01.2010 (1 Jahr, Tag 258)
Sah mir gestern noch eine Fernsehsendung an und nahm dann gegen 22 Uhr eine Schlaftablette. Die hat mich herrlich bis heute früh durchschlummern lassen. War richtig gut.

Heute früh habe ich Schnee geschippt (fiel mir nicht leicht), aber es ging, dann das Vogelhaus bestückt, mal sehen, ob sich noch paar Tierchen niederlassen.

Viele Leute gratulierten mir, auch meine »Kurschatten«. Wolfram hat mir eine SMS gesendet, andere haben mich angerufen oder Mails geschickt.

Zum Mittagessen bin ich zu den Eltern gelaufen, den Nachmittag verbrachte ich auf dem Sofa. War auch mal schön.

Morgen Mittag will ich ja Bobby im Tierheim besuchen. Mal sehen, ob wir uns mögen.

Samstag, 02.01.2010 (1 Jahr, Tag 259)

Über Nacht hat es ganz schön geschneit. Nachdem ich gegen 9 Uhr aufgestanden bin und gefrühstückt habe, schippte ich erst mal Schnee. Hat mich ganz schön angestrengt, aber es ging. Dann habe ich in einem Hotel im Bayerischen Wald angerufen und unser Hotel für nächste Woche bestellt. Danach freute ich mich noch mal richtig drauf. Hoffentlich klappt alles.

Nach dem Mittag habe ich Mutti abgeholt und wir sind nach Chemnitz ins Tierheim gefahren. Es war für mich erschütternd, als ich die Kerlchen in ihren Zwingern gesehen habe. Bobby gilt als Problemhund, er könne bei unsachgemäßer Behandlung zwicken. Ich wollte ihn trotzdem ausführen. Er ist ein ganz magerer ängstlicher Hund. Aber der kleine Kerl ist wie verrückt gelaufen. Ab und zu hat er auch mal ein Leckerli bekommen. Es hat mir so viel Spaß gemacht, dass ich auf jeden Fall wieder hingehe. Hätte ihn am liebsten mitgenommen, aber das geht eben zurzeit nicht. Also werde ich ihn wieder besuchen.

Sonntag, 03.01.2010 (1 Jahr, Tag 260)

Heute früh haben mein Mann und ich noch mal über unsere Situation geredet. Er war sehr gesprächig. Wir sind auch auf seine Freundin zu sprechen gekommen, aber das ist wahrscheinlich noch alles sehr frisch. Ein bisschen hat es wehgetan und ich habe mich noch mehr allein gefühlt.

Psychisch bin ich heute ziemlich am Ende, aber mit Rupert kann ich ja leider nicht darüber sprechen. Für ihn bin ich auch nicht wirklich krank. Als ich ihn angerufen habe und sagte, dass es mir nicht gut geht, war seine Antwort: »Dir geht's gut.« ICH WILL NICHT MEHR! Wenn meine Eltern nicht wären …

Will mich heute nur verkriechen, vielleicht nehme ich noch ein Bad, aber ansonsten lege ich mich aufs Sofa und warte, bis der Tag um ist.

Montag, 04.01.2010 (1 Jahr, Tag 261)

Hatte heute ein straffes Vormittagsprogramm. Musste mir unter anderem jede Menge Überweisungsscheine vom Hausarzt holen. Das heißt natürlich auch wieder: Arzt, Arzt, Arzt.

Nach dem Mittag bin ich wieder ins Tierheim gefahren. »Mein« kleiner Bobby war nicht da, also habe ich mir Felix genommen. Das ist ein junger Hund und voller Tatendrang. Ich hatte zu tun, dass ich ihn halten konnte. Aber es hat mir Freude bereitet und mir ging es psychisch etwas besser.

Zu Hause habe ich noch ein paar Kleinigkeiten erledigt und mich entspannt.

Dienstag, 05.01.2010 (1 Jahr, Tag 262)

Habe wieder mal lange im Bett gelegen und den Tag entspannt begonnen.

Gegen Mittag bin ich zu Ilona gefahren, wir haben uns gegenseitig ein gesundes Jahr gewünscht. Beide wissen wir, dass die sonst so locker gesprochenen Worte so große Bedeutung haben.

13.30 Uhr habe ich mich mit Steffen getroffen. Wir waren im Röhrsdorfer Hof essen. Es war mal wieder richtig schön, wir haben auch über unsere Kinder, das Liebespärchen Michael und Evi, gesprochen.

Mittwoch, 06.01.2010 (1 Jahr, Tag 263)
Bin mit den Eltern nach Dresden gefahren. Es ging in der Klinik ziemlich chaotisch zu. Zu viele Patienten, zu wenige Sprechzimmer usw. Ich war für 10 Uhr bestellt und bin 12 Uhr drangekommen. Dann war meine »Sprechstunde« auch noch in einem Raum, in dem sich auch andere Patienten aufhielten. Aber egal. Ich habe mit Dr. Sch. alles besprochen. Meine Leukozyten sind wieder auf 3,0 gestiegen. Wegen meiner Gelenkbeschwerden bekomme ich Termine für die »Röhre« und beim Rheumatologen. Mal sehen, was da noch rauskommt.

Als ich zu Hause war, hatte ich Post von Claudia und von der Rentenversicherung. Ich werde also einen neuen Antrag auf Verlängerung der Rente stellen.

Wolfram hat mir auch eine schöne Mail geschickt mit den Bildern vom Eistobel. Habe mich riesig gefreut.

Freitag, 08.01.2010 (1 Jahr, Tag 265)
Claudia hat mir geschrieben. Ihr Mann will sich nun von ihr trennen. Sie hat es zwar selbst die ganze Zeit vorgehabt, aber nun, wo er reagiert, trifft sie es doch. Ich kann sie gut verstehen. Wenn die Veränderung dann ansteht, tut es weh.

Irgendwie ist mir heute nicht so richtig wohl. Ich wollte meinen Koffer packen, aber auch dazu hatte ich keine Lust. Hoffentlich werde ich nicht krank, denn ich freue mich nun doch auf Sonntag, auf Rupert.

Sonntag, 10.01.2010 (1 Jahr, Tag 267)
Gestern Abend habe ich mit meinem Mann gesprochen und mich anschließend gegenüber meinem Umfeld nur noch als Schwein gefühlt. ICH habe alles kaputt gemacht. ICH ziehe mich von allem zurück usw. Ich glaube langsam, dass es wirklich so ist.

Auch mit den Freunden von einst kann ich nur noch wenig anfangen. Die Interessen, Sorgen, Bezugspersonen sind doch auch ganz anders, liegen völlig entfernt voneinander. Es gibt keine gemeinsamen Bezugspunkte mehr. Ich glaube, ich bin auch lieber allein, dann muss sich keiner verpflichtet fühlen.

Jetzt fahre ich in den Bayerischen Wald, treffe mich dort mit Rupert. Vielleicht bringt diese Woche etwas positive Abwechslung.

Montag, 11.01.2010 (1 Jahr, Tag 268)
Nach dem Ausschlafen und einem langen Frühstück sind wir im kleinen Örtchen bummeln gegangen. Wir haben für mich noch ein paar warme Stiefel gekauft. Am Nachmittag sind wir in die Hotelsauna gegangen. Es war einfach nur super. Wir waren ganz allein, ich hatte also auch keine Angst vor Viren. Am Abend sind wir schön essen gegangen.

Mittwoch, 13.01.2010 (1 Jahr, Tag 270)
Sind nach R. gefahren, um bummeln zu gehen. Aber es war wieder mal nicht mein Tag. Selbst das Einkaufen erfreut mich nicht mehr.

Ich habe solche Schmerzen im ganzen Körper, nehme deshalb jeden Tag Schmerztabletten. So kann das nicht weitergehen. Hoffentlich hält mein Magen das durch.

Abends waren wir noch im Kino in »Zweiohrküken«. Das war echt lustig und hat meine Stimmung auch etwas angehoben.

Freitag, 15.01.2010 (1 Jahr, Tag 272)
Schlaftablette und Schmerztablette ließen mich herrlich schlafen.

Nach einem ausgedehnten Frühstück sind wir nach K. gefahren. Wir stöberten durch die Geschäfte und tranken Kaffee. Anschließend sind wir noch in die Tschechei gefahren. Rupert wollte noch Zigaretten und andere Sachen holen.

Wir haben unser vorerst letztes gemeinsames Abendbrot genossen. Dann habe ich mich auf unsere Zweisamkeit gefreut. Aber erst hat Rupert Fußball geguckt, dann haben wir noch einen Krimi gesehen. Dann bin ich eingeschlafen. Toll!

Samstag, 16.01.2010 (1 Jahr, Tag 273)

Die Heimfahrt war dann recht entspannt. Es macht mir wirklich nichts mehr aus, mal so 300 km zu fahren. Ich habe zwischendurch nicht mal Rast gemacht.

Als ich heimkam, hatte ich Post von der DKMS. Sie haben mir die Daten meines Spenders mitgeteilt. Er heißt Max und wurde am 09.02.1983 geboren. An seine E-Mail-Adresse habe ich dann gleich geschrieben. Mal sehen, ob er sich meldet.

Schrieb dann noch ganz viele Mails und SMS, brauche wieder den Kontakt zu anderen Menschen.

Sonntag, 17.01.2010 (1 Jahr, Tag 274)

Nach dem Frühstück habe ich mich der Hausarbeit gewidmet.

Mein Spender hat mir geschrieben. Er wohnt in der Nähe von P. Vielleicht lerne ich ihn ja mal kennen.

Nach dem Mittag bin ich mit Mutti ins Tierheim gefahren. Es war richtig was los und wir haben nur noch einen Minihund bekommen. Die kleine Maus war so süß und hat bitterlich gefroren. Also haben wir nur einen kurzen Spaziergang gemacht. Hätte sie am liebsten gleich mitgenommen. Sie ist vor vierzehn Tagen an der Autobahn ausgesetzt worden. Menschen gibt es, ich fasse es nicht.

Zu Hause telefonierte ich mit Rupert und er sagte, dass er nicht weiß, wie er das mit den Besuchen auf die Reihe kriegen soll. Einmal im Monat müsse auch mal reichen.

Ich kann das nicht!

Ich muss mir einen Mann suchen, mit dem ich zusammenleben kann. Ich bin nicht fürs Alleinsein geschaffen. Ich könnte nur noch heulen.

Mit Claudia habe ich ausgemacht, dass ich in der ersten Februarwoche zu ihr komme. Ich freue mich auf sie.

Mittwoch, 20.01.2010 (1 Jahr, Tag 277)
Auch heute konnte ich mich nur schwer motivieren aufzustehen. Aber ich hatte Oma und Opa versprochen, mit ihnen einkaufen zu gehen. Das hat mich richtig angestrengt, mir fehlte der Antrieb, für mich selbst was einzukaufen. Habe ihnen dann zu Hause die Sachen mit ausgeräumt und fuhr heim. Zum Essen habe ich auch keine Lust, es gab nur einen Kohlrabi.

Donnerstag, 21.01.2010 (1 Jahr, Tag 278)
Beim Psychologen habe ich wieder geredet und geredet, aber es hat mir außer Tränen nichts gebracht.

Gegen halb zehn bin ich mit Oma ins Tierheim gefahren, diesmal hatte ich Jacky, einen Schnauzer-Mix. War auch ein ganz Süßer, aber ziemlich kräftig. Ich hing ganz schön an der Leine und es war auch noch sehr glatt. Aber schön war es trotzdem.

Freitag, 22.01.2010 (1 Jahr, Tag 279)
Heute früh war ich so schlecht drauf, dass ich gar nicht aufgestanden bin. Erst nach dem Mittag stand ich aus dem Bett auf.

Ich glaube, ich will nicht mehr. Wahrscheinlich habe ich mich blenden lassen und damit alles verspielt. Jetzt stehe ich wirklich alleine da und muss noch stark sein für meine Eltern. Wie lange wünsche ich mir schon, auch mal schwach sein zu dürfen?

Rupert ist nicht ehrlich zu mir. Er hat auf jeden Fall noch engen Kontakt zu einer anderen Frau. Mir erzählt er zwar, es wäre nur eine Bekannte. Warum kann ich ihm das nicht richtig glauben?

Momentan sieht es nach weiterleben, aber beziehungstechnisch nach neuer Katastrophe aus.

Samstag, 23.01.2010 (1 Jahr, Tag 280)
Michis 28. Geburtstag
Nach einem gemütlichen Frühstück haben wir noch ein bisschen zusammengesessen, bis Micha und Evi gegen Mittag zum Sport

sind. Ich wollte anschließend ins Tierheim fahren. Plötzlich rief mich Michi an, sie haben ihre Mannschaftsdresse in meinem Auto (ich hatte sie vorher zum Treffpunkt gefahren) vergessen. Also bin ich wieder losgefahren und habe die Dresse bis T. gefahren. Zum Glück macht mir Auto fahren Spaß.

Als ich dann noch im Tierheim ankam, war heute Nachmittag gar kein Gassi gehen. Bingo!

Abends wollen wir mit den Kindern noch Canasta spielen und was zusammen trinken.

Sonntag, 24.01.2010 (1 Jahr, Tag 281)

Der Abend war sehr schön, wir haben wieder mal zusammen gelacht. Ich glaube, Michi und Evi hat es auch gefallen. Auch mein Mann scheint sich wohlgefühlt zu haben.

Ich hatte durch den Sekt eine richtige kleine Hacke und konnte nicht schlafen.

Als nach dem Mittag dann alle weg waren, habe ich mich unheimlich einsam gefühlt. ES IST EIN SCHEISSLEBEN!!!

Rupert ist mit seiner Enkelin im Kino. Er macht um alles so ein Geheimnis, auch will er mich absolut fernhalten. Das muss ja einen Grund haben.

Mittwoch, 27.01.2010 (1 Jahr, Tag 284)

Habe beim Psychologen wieder geheult. Ich erzählte ihm wieder von Rupert.

Ich weiß nicht mehr, was ich für ihn noch bedeute. Er lässt mich nicht an sich ran. Ich fühle mich so allein, ich halte es kaum noch aus. Der Psychologe hat mir vorgeschlagen, in eine Klinik zu gehen, ich denke ernsthaft darüber nach.

Donnerstag, 28.01.2010 (1 Jahr, Tag 285)

Die Fahrt nach Dresden war eine Tortur. Wir haben vier Stunden gebraucht. Ich war schon fertig, als ich ankam.

Dann war ich kurz bei Dr. Sch., es wurde Blut gezogen. Anschließend war ich bei dem Rheumatologen Prof. A. Er stellte bei mir ein Fibromyalgie-Syndrom fest, was nichts anderes heißt als Schmerzen, die nicht mehr weggehen. Ich habe die Nase voll. Noch eine andere Krankheit und das bedeutet: wieder andere und dadurch mehr Medikamente.

Nach 17 Uhr war ich wieder zu Hause.

Freitag, 29.01.2010 (1 Jahr, Tag 286)

Mit Tabletten habe ich recht gut geschlafen. Aber wenn ich über die neuerliche Diagnose nachdenke, könnte ich heulen.

Las heute noch mal im Internet, es bedeutet Schmerzen, immer Schmerzen.

War beim Hausarzt, vielleicht finde ich mit ihm einen neuen Psychologen. Am liebsten wäre mir eine Reha. Aber das wird so schnell nicht wieder werden.

Immer öfter frage ich mich, ob ich nur noch in die Kacke greifen muss? Meine Gesundheit ist zum Wegrennen, mein Liebesleben auch.

Wenn ich nächste Woche zurück bin, melde ich mich bei einem Internetportal an. Vielleicht finde ich auf diesem Weg einen Partner.

Sonntag, 31.01.2010 (1 Jahr, Tag 288)

Der Tag begann schon zum Kotzen. Rupert ruft die Dame wohl immer noch sehr oft an, denn sein Telefon ist immer besetzt. Er eiert dann immer so rum, dass ich gar nicht mehr weiß, was ich glauben soll.

Habe mich im Internet bei einer Partnersuche gemeldet und heute von dem Mann Post bekommen, den ich angeklickt hatte. Vielleicht kann ich mich ja mal mit ihm treffen. Würde mich echt freuen.

Ansonsten war ich heute damit beschäftigt, meine Sachen für die Reise zu packen. Mit Claudia habe ich gesprochen, da geht alles klar. Ich freue mich auf sie. Wenn ich mir überlege, dass ich am Mittwoch dann Rupert sehe, freue ich mich jetzt doch wieder auf ihn.

Heute Abend gehe ich noch in die Wanne und dann hoffe ich, dass ich gut schlafen kann.

Montag, 01.02.2010 (1 Jahr, Tag 289)

Gegen 9.30 Uhr bin ich zu Hause losgefahren. Die Fahrt verlief recht gut, die Autobahnen waren frei. Um Frankfurt herum musste ich mich voll auf mein Navi konzentrieren. Ich wusste gar nicht mehr, wo ich bin. So viele Autobahnkreuze hintereinander habe ich überhaupt noch nicht passiert. Aber ich bin dann kurz vor drei gut bei Claudia angekommen.

Wir haben zusammen gegessen und viel miteinander geredet. Ich habe es als sehr angenehm empfunden, mal meinem Herzen Luft zu machen.

Dienstag, 02.02.2010 (1 Jahr, Tag 290)

Mit Schlaftabletten habe ich die Nacht gut rumgekriegt.

Zum Frühstück sind wir in einen Rasthof gefahren. Dort haben wir viel gegessen und wieder viel geredet. Anschließend sind wir nach K. zum Bummeln gefahren, aber es war so ein Mistwetter, es hat nicht wirklich Spaß gemacht.

Abends war ich mit Claudia noch in der Kneipe, war auch ganz schön.

Aber wenn ich allein im Zimmer bin, denke ich wieder über Rupert nach und mir fällt es immer schwerer, ihm zu glauben.

Mittwoch, 03.02.2010 (1 Jahr, Tag 291)

Bei Claudia bin ich halb elf losgefahren und war kurz vor zwölf bei Rupert. Die Fahrt war furchtbar, es hat in Strömen geregnet.

Ich konnte mich einfach nicht richtig auf ihn freuen. Zu stark ist die Enttäuschung.

Wir waren dann noch zusammen essen und haben geredet, aber jedes zweite Wort ist: »Meine Therapeutin hat gesagt …« Das piept mich langsam an, wir führen eine Beziehung zu dritt, ach, was schreibe ich da? Zu viert, zu fünft, zu …

Jetzt sitze ich in einem kleinen, aber ordentlichen Hotel und warte, bis sich der »Kronprinz« mal wieder meldet. Er hat mich ja richtig versteckt, dass mich hier keiner sieht und ich womöglich seinem Image schade.

Wir sind dann noch in seine Stadt gefahren und ich durfte sogar aussteigen. Wir waren noch einen Wein trinken und es war noch ganz schön.

Samstag, 06.02.2010 (1 Jahr, Tag 294)

Als ich mein Auto gepackt hatte, habe ich mich noch von Rupert verabschiedet. Es war ein eigenartiger Abschied, ich kann das Gefühl nicht so richtig beschreiben. Es ist auf jeden Fall Enttäuschung dabei.

Kurz bevor ich zu Hause war, bin ich noch in einen Stau gekommen, der mich über zwei Stunden länger hat fahren lassen. Ich war total genervt und fertig, ich hätte heulen können.

Dienstag, 09.02.2010 (1 Jahr, Tag 297)

Habe wieder lange geschlafen. Dann schrieb ich meinem Spender M. eine Mail zu seinem 27. Geburtstag.

Anschließend war ich mit den Eltern einkaufen und habe aus dem Reisebüro Prospekte geholt, damit ich nächste Woche mit Rupert ein Ziel in der Türkei aussuchen kann. Ich würde mich riesig freuen, wenn es mit dem Urlaub klappen würde.

Dann war mal nur ausruhen angesagt, hatte wieder mal zu nichts Lust. Mir ist es draußen auch viel zu kalt, immer Minusgrade.

Hatte heute wieder mit einem Flirtpartner Kontakt. Mal sehen, ob er was schreibt oder ob er auch schon anderweitig flirtet.

Donnerstag, 11.02.2010 (1 Jahr, Tag 299)
Habe mich gestern Abend so mit Rupert gestritten, dass ich eine Schlaftablette nehmen musste. Er hatte mir Gute Nacht gesagt, aber irgendwie hatte ich wieder das Gefühl, dass er mich recht schnell loswerden wollte.

Heute früh befand ich mich wieder in einem totalen Tief. Ich hatte keine Lust aufzustehen. Es hat mich wieder mal alles angekotzt.

Ich werde mich wirklich anders umsehen müssen, der Mann tut mir nicht mehr gut.

Was wird bloß aus meinem Leben? Alleine bleiben möchte ich nicht, das macht mich kaputt.

Sonntag, 14.02.2010 (1 Jahr, Tag 302)
Die letzte Nacht war bescheiden.

Die ganze Sache mit Rupert setzt mir auch mehr zu, als sie wahrscheinlich wert ist. Nach zwei Schlaftabletten habe ich dann etwas Ruhe gefunden. Ich weiß nicht, wie lange ich das noch aushalte. Wenigstens sind durch die neuen Medikamente meine Schmerzen weniger geworden.

Mal sehen, ob Rupert wirklich am Nachmittag/Abend kommt. Momentan stelle ich wirklich alles infrage. Das macht mich selber haltlos und verrückt.

Rupert war gegen 18 Uhr da. Wir aßen noch im Gasthof zu Abend und haben es uns dann im Hotelzimmer gemütlich gemacht. Ich war sehr froh, dass er da war.

Montag, 15.02.2010 (1 Jahr, Tag 303)
Nach einem sehr entspannten Frühstück haben wir uns einigen Schreibarbeiten gewidmet. Wir haben auch ein paar Sachen aufgearbeitet. Aber ich merke immer mehr, dass ich mich nicht lange konzentrieren kann. Plötzlich wird mir alles zu viel und mir fehlt jegliche Motivation.

Am Nachmittag sind wir ins CC gefahren und haben erst mal Kaffee getrunken. Rupert wollte zum Friseur gehen und ich bin einfach mitgegangen. Eine Friseuse hat mich bezüglich meiner Haare beraten und so habe ich mich kurz entschlossen hingesetzt und ließ meine Haare auch noch schneiden. Sieht ganz gut aus und Rupert war begeistert.

Mittwoch, 17.02.2010 (1 Jahr, Tag 305)

Ab halb vier früh war ich munter. Mir taten meine Arme wieder furchtbar weh. Rupert fährt wieder heim und ich fühlte mich total elend.

Ich habe kaum gefrühstückt, mir war richtig schlecht.

Als Rupert weg war, war ich sehr traurig, ich will es ihm aber nicht mehr zeigen. Er will zwar in vierzehn Tagen oder drei Wochen wieder kommen, aber wer weiß, ob es wird.

Morgen will ich mich mal um unseren Urlaub kümmern. Darauf freue ich mich wirklich.

Donnerstag, 18.02.2010 (1 Jahr, Tag 306)

Bei der Hautärztin stellte sich heraus, dass das Cremen auf den Krebsstellen wahrscheinlich nicht viel bringt. Ich soll noch vierzehn Tage weiterschmieren, aber sie glaubt es selbst nicht.

Dann war ich mit den Eltern einkaufen und buchte im Reisebüro die Reise für Rupert und mich in die Türkei. Danach habe ich mich gut gefühlt.

Mittags rief eine Psychologin aus B. an, dass ich morgen zu einem Gespräch zu ihr kommen kann. Ich hatte ihr einen Zettel in den Briefkasten geworfen mit der Bitte, zu ihr zur Therapie kommen zu dürfen. Mal sehen, ob sie mir helfen kann, auch die Sache mit Rupert lockerer zu sehen. Mit meinem bisherigen Therapeuten bin ich nur noch auf der Stelle getreten.

Freitag, 19.02.2010 (1 Jahr, Tag 307)
War heute als Erstes bei der Physiotherapie. Habe Wärmebehandlung und Massagen bekommen.

Anschließend war ich bei der Psychologin, es war wohl gut. Es hat sich herausgestellt, dass sie mal mit Dr. O., meinem Arzt in Isny, zusammengearbeitet hat. Das ist wirklich Zufall.

Dann traf ich mich mit Ilona. Es war ganz angenehm. Habe mir paar Schuhe gekauft, musste mal wieder sein.

Mein »Schwarm« vom Flirtportal hat sich von mir verabschiedet, er sucht eine Partnerin in der Nähe von F. – Was soll's?

Samstag, 20.02.2010 (1 Jahr, Tag 308)
Ein anderer vom Flirtportal hat sich bei mir gemeldet. Er sucht eine Zweitbeziehung, ich habe ihm klargemacht – nicht mit mir.

Rupert ist heute richtig gut drauf. Er hat mich dadurch richtig mitgezogen. Wenn er nur verstehen würde, dass ich mir das so sehr wünsche. Ich ertrage diese ständigen Hochs und Tiefs nicht mehr. Ich möchte einfach nur mal wieder normal leben, ohne mir ständig darüber Gedanken zu machen, ob mich wieder ein Mensch belügt.

Montag, 22.02.2010 (1 Jahr, Tag 310)
Heute vor zwei Jahren habe ich mit meinem Tagebuch begonnen. Es hat sich schon viel ereignet, nicht unbedingt nur Gutes. Aber irgendwie wird es weitergehen.

Hatte heute wieder einen Termin in Dresden. Die Fahrt verlief gut. Wir hatten keinen Stau.

Es war so weit alles okay, zumindest mit dem Blut. Wegen der Schmerzen nehme ich nun doch Psychopharmaka. Dafür darf ich bis auf die Tabletten für die Schilddrüse alles absetzen.

Bei der Psychologin soll ich sehen, dass ich noch mal eine Reha bezüglich Psychosomatik erhalte.

Heute Abend gehe ich mit Mutti zur Wassergymnastik, im warmen Wasser habe ich kaum Schmerzen.

Samstag, 27.02.2010 (1 Jahr, Tag 315)

Michael und Evi sind da. Aber eigentlich sind sie auch nicht da, denn vormittags haben sie geschlafen, am Nachmittag waren sie zum Volleyball. So ist eben die Jugend. Abends wollen wir dann grillen.

Rupert ist bei seinem Sohn in München, morgen will er zu mir kommen. Ich freue mich sehr darauf, er will bis Freitag bleiben. Dann haben Rupert und ich mal ein bisschen Zeit füreinander.

Freitag, 05.03.2010 (1 Jahr, Tag 321)

Heute früh war ich beim Hautarzt. Leider hat mein Salben nichts gebracht, der Hautkrebs ist nicht weg. Mein Immunsystem ist also zu schwach. Als ich nach dem Frühstück mit Rupert ins Büro bin, konnte ich meine Traurigkeit nicht mehr verbergen. Das ist immer wie der letzte Gang, denn mittags ist Rupert nach Isny gefahren.

Ich bin nach Hause gefahren und hatte ein blödes Gefühl.

Diesmal weiß ich nicht, wann Rupert wiederkommt, wir haben nichts ausgemacht. Schade!

So habe ich gar nichts, worauf ich mich wieder freuen kann.

Sonntag, 07.03.2010 (1 Jahr, Tag 323)

Ich hatte keine gute Nacht. Gestern Abend hatte ich noch zwei Gläser Wein getrunken, so bewirkten meine Tabletten das Gegenteil. Ich war richtig aufgedreht. Am Vormittag habe ich Essen gekocht und mich bisschen um den Haushalt gekümmert. Am Nachmittag beantwortete ich E-Mails. Sonst ist alles so frustrierend. Mein einziger Trost, in sechs Wochen fliegen wir in die Türkei. Aber bis dahin ist es noch eine lange Zeit.

Freitag, 12.03.2010 (1 Jahr, Tag 328)

Habe heute früh Handtücher gekauft, die Rupert mit in seine neue Wohnung nehmen will. Vielleicht nehmen wir sie aber auch mit in unsere gemeinsame Wohnung in Chemnitz.

Würde mich freuen, wenn es damit klappen würde. Nach dem Essen bin ich zu Frau L., meiner neuen Psychologin, gegangen. Ich hatte ein ganz tolles Gespräch mit ihr, das Vertrauen zu ihr war sofort da. Ich soll mir beim Umsetzen meiner Vorsätze vorstellen, dass sie hinter mir steht und mir den Rücken stärkt. Das fand ich sehr angenehm. Ich muss wirklich einiges ändern, sie hat mir Mut gemacht.

Sonntag, 14.03.2010 (1 Jahr, Tag 330)

Habe wieder mal so richtig gemerkt, dass ich der Arsch der Nation bin.

Mein Mann hat mir heute früh erzählt, dass er Ostern mit seiner Freundin verbringt. Da habe ich so drüber nachgedacht, dass ich wieder allein sein werde. Wenn Rupert sich wieder weigert, wenigstens einen Tag für mich da zu sein, versuche ich über das Internet jemanden zu finden, der Zeit mit mir verbringen möchte. Ich hab's langsam satt, wenn andere zusammen die Tage verbringen, dass ich dann allein bin.

Mittwoch, 17.03.2010 (1 Jahr, Tag 333)

Habe erst paar Schreibarbeiten erledigt und war anschließend mit den Eltern einkaufen.

Es ist endlich mal nicht mehr unter null Grad. Da fühlt sich die Welt gleich anders an.

Mit Rupert habe ich auch ein paarmal telefoniert, er ist heute noch mal in Isny. Am Sonntag kommt er wieder nach B., ich habe das Empfinden, dass es wieder mal Zeit wird. Ich sehne mich doch nach ihm.

Zu Hause hatten wir wieder eine Auseinandersetzung. Langsam prallt alles an mir ab. Trotzdem fühle ich mich nicht wohl. Ich frage mich, warum? Meine Ehe geht nicht mehr, aber alleine will ich auch nicht sein. Und Rupert wird meine Zukunft nicht sein, er will es auch leider gar nicht.

Freitag, 19.03.2010 (1 Jahr, Tag 335)
War gleich früh bei meiner Psychologin. Und es war wieder richtig gut. Sie meint, dass ich wegen allem Schuldgefühle habe und mich nun mal nur um mich kümmern soll.

Ich will Rupert fragen, wie die Chancen Ostern sind, dass wir uns treffen. Wenn er Nein sagt, treffe ich mich mit jemandem aus dem Internet, egal mit wem. Die Hauptsache nicht allein sein.

Nach dem Büro bin ich ins Tierheim gefahren. Ich wollte mir wieder die Trixi nehmen, die ich schon mal mit Rupert hatte. Plötzlich war noch so ein schwarzes Kerlchen bei ihr im Zwinger. Der hat so gejault, dass ich ihn auch noch mitgenommen habe. Am Anfang hatte ich mächtig zu tun, dann sind beide ganz prima gelaufen.

Habe in der oberen Etage die Fenster geputzt und Gardinen gewaschen. War ganz schön anstrengend, aber ich habe es geschafft. Immer mal ein bisschen was, so geht es.

Sonntag, 21.03.2010 (1 Jahr, Tag 337)
Als ich wach wurde, habe ich gleich dran gedacht, dass heute Rupert kommt.

Also habe ich wieder mal meine Sachen gepackt, um mich mit ihm im Hotel zu treffen.

Abends waren wir mit Maja und Steffen essen. Wir hatten viel Spaß.

Bevor mich mein »Wessi« aus dem Westen Westdeutschlands kennengelernt hatte, war er der Meinung, dass die ehemalige DDR gleich hinter (!) Polen kommt. Deshalb betreibe ich hin und wieder Aufklärung in Sachen DDR-Geschichte. Ich erkläre ihm dann immer solche Begriffe wie antifaschistischer Schutzwall (Berliner Mauer), friedliche Koexistenz mit den Bruderstaaten, Jahresendzeitfiguren (Weihnachtsengel) usw.

Das hat er dann stolz gegenüber unseren Freunden verkündet und hatte die Lacher auf seiner Seite.

Dienstag, 23.03.2010 (1 Jahr, Tag 339)
Heute war ein blöder Tag im Leben von Rupert und mir. Er war nervös, hat alles dreimal nachgefragt und ich war total genervt. Wir sind in die Tschechei gefahren und haben uns nur angeblafft. Es war für mich erschreckend.

Auf der Rückfahrt sahen wir uns dann noch paar Wohnungen an. Eine hat uns zugesagt, am Donnerstag sehen wir sie uns näher an.

Immer nur im Hotel zu wohnen, wird auf Dauer doch zu teuer.

Donnerstag, 25.03.2010 (1 Jahr, Tag 341)
Wir haben uns die besagte Wohnung angesehen und finden sie recht schön. Sie ist fast eingerichtet, der junge Mann will paar Euro dafür haben. Das Bad ist auch noch recht gut, mir würde es gefallen. Die Warmmiete wäre gut machbar. Dann ist Rupert wieder heimgefahren.

Freitag, 26.03.2010 (1 Jahr, Tag 342)
Vormittags war ich bei meiner Psychologin zum Gespräch. Es war wieder sehr gut. Sie meint, ich solle mich nicht immer verstecken. Auch mal meine Wünsche durchsetzen. Sie ist auch der Meinung, wenn Rupert Ostern nicht kommt (und es wird so sein), dass ich mich mit anderen Leuten treffe.

Aber eigentlich will ich das gar nicht.

Samstag, 27.03.2010 (1 Jahr, Tag 343)
Heute war großer Hausputz angesagt. Mein Mann hat die Fußböden gesäubert, ich habe im Erdgeschoss die Fenster geputzt und die Gardinen gewaschen. Mir taten meine Arme weh, aber ich habe es geschafft.

Nachmittags war ich noch bei Oma und Opa. Zu Hause habe ich noch eine Weile im Internet gechattet. Macht richtig Laune.

Dienstag, 30.03.2010 (1 Jahr, Tag 346)
Habe mich mit Ilona getroffen und sie hat mir gesagt, dass ich richtig gut auf sie wirke, das hat Mutti mir auch gesagt. Das freut mich, dann wirke ich auch auf andere positiv.

Nachmittags war ich einkaufen. Besorgte auch paar Pflanzen, wollte was Neues auf Lisas Grab stellen. Die kleine Maus fehlt mir schon ganz schön.

Mit Rupert habe ich auch oft telefoniert, er macht einen besseren Eindruck als die letzten Tage.

Sonntag, 04.04.2010 (1 Jahr, Tag 351)
Den ganzen Vormittag beantwortete ich Post und schrieb SMS. Ich habe jetzt mit ganz schön viel Leuten Kontakt, was mir die Zeit zu Ostern ohne Rupert total verkürzt hat. Ich habe zwar noch oft mit ihm telefoniert, aber nicht immer nur auf eine Reaktion von ihm wartend. Das brauche ich aber auch, dann klammere ich nicht so sehr. Vielleicht wird dann das Verhältnis zu Rupert auch wieder besser. Auf jeden Fall tut mir der Umgang auch mit anderen Leuten gut.

Mittags war ich mit den Kindern bei den Eltern, es ist Ostern. Es war ein schöner Tag. Wir waren nach dem Essen spazieren, nach dem Kaffee haben wir gekniffelt. Später gab es noch ein gemeinsames Abendbrot, es war ein wirklich schöner und kurzweiliger Tag.

Mittwoch, 07.04.2010 (1 Jahr, Tag 354)
In Dresden verlief heute alles gut. Die Blutwerte sind okay, alles andere stimmt ja zurzeit auch. Dr. Sch. hat mir für die Reise in die Türkei vorsichtshalber Antibiotika aufgeschrieben, falls doch was passiert.

Ich möchte einfach nur genießen, mir mal um nichts, vor allem nicht um mich, Gedanken machen.

Sonntag, 11.04.2010 (1 Jahr, Tag 358)
Ich fühle mich momentan recht gut, deshalb habe ich mich gestern mit unserer Wandergruppe in Chemnitz getroffen. Ich war bereit, sie mal alle wiederzusehen und auch auf Fragen zu antworten. Das wäre nicht immer möglich gewesen.

Heute Vormittag habe ich meine Koffer gepackt, einen für Bad St. und einen für die Türkei. Erst fahre ich mit den Eltern ein paar Tage zum Wellness, dann mit Rupert in die Türkei.

Dienstag, 13.04.2010 (1 Jahr, Tag 360)
Bin mit den Eltern gegen Mittag in Bad St. gewesen. Nachdem wir zu Mittag gegessen haben, sind wir ins Bad gegangen. Es war sehr schön, aber es hat mich auch sehr angestrengt. Hätte ich so nicht gedacht. Im Lederverkauf habe ich mir noch eine schöne braune Jacke reservieren lassen. Werde sie wohl morgen holen.

Abends kniffelten wir noch und tranken noch gemütlich Sekt. War richtig schön. Als ich im Bett lag, war ich nur noch fertig.

Donnerstag, 15.04.2010 (1 Jahr, Tag 362)
Waren wieder baden, aber ich hatte ähnliche Probleme wie gestern. Nach dem Mittagessen haben wir Vati im Quartier abgeladen und sind noch mal shoppen gefahren. Natürlich habe ich mir die Jacke gekauft. Nachmittags bin ich mit Mutti in L. gewesen, wir haben für Vati Blumen gekauft. Er hat ja morgen seinen 80. Geburtstag. Heute Abend kommen noch Michael und Evi. Ich freue mich darauf, dass wir morgen mal alle zusammen sind und mit Vati diesen Tag begehen.

Freitag, 16.04.2010 (1 Jahr, Tag 363)
Opas 80. Geburtstag
Hatten heute einen schönen Tag. Das Wetter war klasse und uns ging es richtig gut. Wir haben Opa gratuliert und einen gemeinsamen Tag verbracht. Erst waren wir im Bad, dann schön essen

und danach sind wir auf den Staffelberg gewandert. Ich habe auch alles recht gut geschafft, aber war auch ganz schön breit.

Mit Evi und Michi war ich noch Lederjacken kaufen. Zum Abendessen gehen wir noch in den Gasthof Maintal.

Es geht mir richtig gut und nun freue ich mich auf meinen Urlaub mit Rupert, dann muss ich mal nachdenken, was ich eigentlich will.

Sonntag, 18.04.2010 (1 Jahr, Tag 365)
2. Geburtstag (neu)

Heute vor zwei Jahren habe ich die Stammzellenspende bekommen. Ich kann sagen, es geht mir heute ganz gut.

War schon am Vormittag in der Wohnung, die ich mit Rupert gemietet habe, und habe paar Sachen hingeschafft. Dann gehe ich noch mal kurz bei den Eltern vorbei.

Anschließend fahre ich nach Chemnitz, ich will mich dort mit Rupert treffen. Wir wollen noch einiges in die Wohnung bringen, dann haben wir ja noch in Z. das Konzert mit Semino Rossi. Morgen soll es in die Türkei gehen. Momentan fliegen aber keine Maschinen, weil der Luftraum wegen eines Vulkanausbruches bei Island gesperrt ist. Hoffentlich wird es noch, ich wäre gern die nächste Woche in der Türkei, im Warmen, am Strand.

Montag, 19.04.2010 (2 Jahre, Tag 1)

Leider habe ich gestern noch erfahren, dass unsere Reise abgesagt wurde. Ich war schon ganz schön traurig. Endlich darf ich aus gesundheitlichen Gründen mal wieder eine Reise in den Süden machen – und dann das, diese blöde Aschewolke. Schnief!

Das Konzert war schön und dann sind wir in unserer Wohnung. Wir verbringen die Tage nun hier.

So sind wir erst mal einkaufen gefahren. Wir brauchten noch einiges in der Wohnung. Dann haben wir es uns gemütlich gemacht.

Dienstag, 20.04.2010 (2 Jahre, Tag 2)
Heute unternahmen wir einen Ausflug nach Dresden. Wir hatten schönes Wetter und sind einfach mal so rumgebummelt.

Auf der Rückfahrt sind wir noch in ein Autohaus gegangen und haben uns Angebote für zwei Autos machen lassen. Sind beides tolle Wagen.

Der Abend ist noch richtig schön geworden. Wir haben uns bei Ilona und Uwe eingeladen. Die Männer haben Fußball geguckt, wir Frauen haben gequatscht. Waren erst gegen 23.30 Uhr zu Hause.

Samstag, 24.04.2010 (2 Jahre, Tag 6)
Ich war schon ein bisschen traurig, als Rupert und ich uns heute verabschiedet haben. Unsere Zeit in der kleinen Wohnung hat uns beiden gutgetan. Wir fuhren noch ins CC zum Kaffeetrinken.

Vielleicht wird jetzt unsere Beziehung etwas entspannter. Ich wünsche es mir sehr.

Sonntag, 25.04.2010 (2 Jahre, Tag 7)
Vormittags habe ich ein kleines bisschen Hausarbeit gemacht. Mittags war ich mit den Eltern, sie hatten heute 57. Hochzeitstag, im »Muldenschlösschen« essen. Es war richtig schön. Danach sind wir etwas spazieren gegangen und haben einfach das schöne Wetter genossen.

Zu Hause war ich noch im Garten. Es hat mir sogar mal wieder Spaß gemacht.

Donnerstag, 29.04.2010 (2 Jahre, Tag 11)
Heute habe ich es mir zu Hause gemütlich gemacht. Erst war ich einkaufen, dann änderte ich Ruperts Hosen und später habe ich mich auf die Terrasse gesetzt. Es ist heute richtiges Sommerwetter.

Am Abend will ich zu einem Treffen gehen, ein Bekannter hat mich eingeladen zu einem Infoabend über Goldkäufe. Ich will es mir mal anhören, aber nur, weil ich schon zugesagt hatte.

Samstag, 01.05.2010 (2 Jahre, Tag 13)
Ich habe es ruhig angehen lassen. Hatte mich einfach mal so auf die Terrasse gesetzt und den Tag Tag sein lassen.

Gegen 16 Uhr hat mir Rupert eine SMS gesendet, dass er auf den Weg nach Chemnitz ist. Ich war ganz schön verdattert. Manchmal kann er mich durchaus positiv überraschen.

Abends haben wir uns mit Ilona und Uwe beim Italiener getroffen.

Wir hatten wieder Spaß, weil wir Rupert in DDR-Geschichte weitergebildet haben.

Dienstag, 04.05.2010 (2 Jahre, Tag 16)
Heute Vormittag ist unser Fernsehanschluss in der Wohnung gelegt worden. Rupert geht es heute gar nicht gut, er butzelt bisschen rum.

Mittags hat er mich in Limbach abgesetzt, eine Kollegin hat auf ihren 50. Geburtstag einen ausgegeben. Ich habe andere Kolleginnen wiedergesehen, das war richtig schön. Ich bin momentan auch bereit dafür, andere Leute zu treffen. Psychisch fühle ich mich einigermaßen stabil.

Meine Kollegin Saskia war auch mit, sah aber nicht gut aus. Es ging ihr wohl auch nicht besonders. Sie ist eine von uns drei Kolleginnen, die Krebs hat. Ich war die erste mit der Diagnose chronische Leukämie, dann Saskia mit Bachspeicheldrüsenkrebs, dann meine Freundin Ilona mit Brustkrebs.

Das ist der Wahnsinn. Abends habe ich noch in der Wohnung gewerkelt, Gardinen aufgehangen und gebügelt. Rupert hat im Bett gelegen und sich ausgeruht. Hoffentlich geht's ihm morgen wieder besser.

Samstag, 08.05.2010 (2 Jahre, Tag 20)
Habe heute Nacht wieder mal richtige Gelenkschmerzen gehabt. Aber trotzdem ganz gut geschlafen.

Das Gespräch bei meiner Psychologin war wieder sehr gut. Sie vermittelt mir wieder mehr Selbstbewusstsein zu zeigen und ich glaube, es gelingt mir.

Heute Nachmittag gehe ich zu Evis Geburtstag und danach treffe ich mich mit einem Bekannten. Wir wollen essen und ins Kino gehen. Wird bestimmt schön.

Mittwoch, 12.05.2010 (2 Jahre, Tag 24)

Rupert hat heute erfahren, dass er Freitag nach Isny kommen kann. Er macht dort noch mal eine Reha. Nun haben wir vereinbart, dass ich zu Pfingsten zu ihm komme. Wir wollen uns ein paar schöne Tage machen. Claudia ist ja auch dann dort, ich freue mich darauf.

Ich habe trotzdem Bedenken, ob Rupert nach der Reha noch bei mir ist, gerade jetzt, wo wir uns die Wohnung gemietet haben.

Donnerstag, 13.05.2010 (2 Jahre, Tag 25)
Himmelfahrt

Bin mit meinen Eltern in den Zoo nach Leipzig gefahren. Dort haben wir uns mit Michi und Evi getroffen. Michael war der Meinung, dass zu Himmelfahrt alle Leute wandern gehen und dass demzufolge im Zoo nicht so viel los sein wird. Als wir den Eingang sahen, war uns klar, alle Leute »wandern« heute in den Zoo. Es war rappel voll, aber auch schön. Anschließend sind wir noch zu den Kindern zum Kaffee gefahren. War auch schön. Sie haben wirklich eine schöne Wohnung. Da können sie sich wirklich wohlfühlen.

Freitag, 14.05.2010 (2 Jahre, Tag 26)

Heute früh habe ich Schreibarbeiten erledigt. Dann bin ich in unsere Wohnung gefahren. Beim Betreten der Wohnung bekam ich richtig Sehnsucht nach Rupert. Der Geruch, die Einrichtung, alles erinnert mich an ihn. Hoffentlich können wir nach Ruperts Reha unser Nest gemeinsam weiter nutzen.

Mittags habe ich mich mit Ilona getroffen. Wir sind ins CC gefahren, es waren Massen von Menschen, der blanke Wahnsinn.

Als ich zu Hause war, bin ich gleich ins Bett, war ganz schön fertig. Momentan habe ich auch wieder dolle Gelenkschmerzen.

Es war ein schöner Tag. Aber erst, als ich dann mit Rupert telefoniert habe, war er perfekt.

Sonntag, 16.05.2010 (2 Jahre, Tag 28)

Ich schlief bis halb neun. War richtig gut. Dann habe ich was im Haushalt gemacht. Nach dem Mittag bin ich zu den Eltern gelaufen. Habe bisschen mit Mutti gesprochen. Sie interessiert sich immer für meine Bekanntschaften. Schön, dass es so ist.

Den Nachmittag verbrachte ich zu Hause. War auch mal ganz schön. Konnte wieder einige Kontakte knüpfen. Ist immer sehr interessant.

Mein Mann war die ganze Zeit bei seiner Freundin, so hatte ich das Haus für mich.

Dienstag, 18.05.2010 (2 Jahre, Tag 30)

War wieder mal in der Uniklinik. Es war so weit alles in Ordnung. Nur mit meinen Schmerzen kann niemand wirklich was machen. Habe meine Unterlagen für die Reha ausfüllen lassen. Nun will ich sie schnell abschicken, ich habe Sehnsucht nach Isny-Neutrauchburg.

Gestern hat mir Dr. O. eine Mail geschickt, ich würde fehlen. Denn Claudia ist ja nun dort. Bin richtig froh, dass ich am Freitag hinfahre.

Mittwoch, 19.05.2010 (2 Jahre, Tag 31)

Traf mich mit Ilona, wir wollten heute einen Ausflug machen. Leider war das Wetter total Sch…

Zuvor holte ich noch mein Auto aus der Werkstatt, es war zum Service.

In der Tschechei habe ich für Rupert Zigaretten gekauft. Das hat mir total widersprochen. Aber was tut man nicht alles?

Habe für Michi und Evi gleich noch T-Shirts gekauft, bekommen sie zum Kindertag.

Dann waren wir noch essen. War ein schöner Tag.

Freitag, 21.05.2010 (2 Jahre, Tag 33)

War erst bei der Psychologin, was auch wieder gut war. Dann bin ich losgefahren. Die Fahrt verlief gut und so war ich 14 Uhr in Isny-Neutrauchburg.

War froh, Rupert mal wieder zu haben, habe ihn erst mal richtig gedrückt. Dann sind wir in die Schwabenlandklinik gegangen. Dort bin ich Claudia begegnet. Sie war total baff, konnte es gar nicht fassen. Da Rupert noch Behandlung hatte, konnten wir zwei uns ausgiebig unterhalten. Das hat richtig gutgetan. Den Abend will ich mit Rupert verbringen. Aber einen Tag möchte ich auch noch mit Claudia zusammen sein.

Samstag, 22.05.2010 (2 Jahre, Tag 34)

Sind schon vormittags nach Ravensburg gefahren. Rupert hat in einer Boutique in Neutrauchburg Sachen entdeckt, die er unbedingt für mich kaufen musste. Sieht einfach klasse aus.

In Ravensburg fanden wir dann noch passend dazu eine Tasche. Es war ein herrlicher Tag und wir haben uns immer mal in Cafés gesetzt und was getrunken. Zum Abendessen waren wir in Isny.

Dann sind wir in mein Zimmer gegangen. Rupert ist diese Nacht dageblieben. Es war noch ein schöner Kuschelabend mit ihm.

Montag, 24.05.2010 (2 Jahre, Tag 36)

Heute war ein wunderbarer Tag. Wir sind an den Bodensee gefahren, es schien die Sonne und wir hatten 25 Grad. Wir haben uns wieder zwischendurch in Cafés gesetzt und es uns gut gehen lassen. Ich war richtig glücklich. Leider ist meine schöne Zeit hier bald um. Morgen geht es wieder nach Hause. Ich werde Rupert vermissen, ich habe mich ihm sehr nahe gefühlt. Ich hoffe, wir können diese wunderbare Zeit noch länger genießen.

Heute Abend wollen wir noch in Isny essen gehen.

Dienstag, 25.05.2010 (2 Jahre, Tag 37)

Nach dem Frühstück bin ich noch mal in die Klinik gegangen, um mich noch von Claudia zu verabschieden. Dabei habe ich auch Dr. O. und Herrn A. getroffen und mit ihnen gesprochen. Ich kann's kaum erwarten, bis ich wieder hier einchecken kann.

Die Fahrt nach Hause verlief völlig reibungslos. Ich habe mit Pause nur viereinhalb Stunden gebraucht. Es lief richtig gut. Vielleicht fahre ich in 14 Tagen noch mal hin, Rupert hat eine Woche Verlängerung bekommen.

Er hat sich heute auch ganz oft gemeldet. Finde ich superschön.

Mittwoch, 02.06.2010 (2 Jahre, Tag 45)

Gegen halb zwölf kam Ilona und wir sind zusammen nach Zwickau gefahren. Dort waren wir schön bummeln. Hat richtig Vergnügen bereitet, obwohl es ein weiterer Regentag war. Es schüttet nur noch.

Natürlich sind wir auch in Schuhläden gegangen … und haben auch welche gekauft.

Rupert geht morgen mit anderen Patienten und Therapeuten in eine Hütte. Dort soll er ein paar Tage abgeschottet sein, auch kein Handy. Ich glaube, er hat damit ein größeres Problem als ich. Aber er würde es nie zugeben.

Donnerstag, 03.06.2010 (2 Jahre, Tag 46)

Nachmittags war ich bei den Eltern. Es waren Bekannte da und die hatten ihren kleinen Yorkshire Terrier mit, heißt Benny und ich fand ihn richtig süß. Der hat mich sehr an meine Lisa erinnert. Sie sagten, dass ich ihn nehmen könnte, wenn sie zu alt für ihn sind.

So lange möchte ich eigentlich nicht warten, bis ich mir wieder einen Hund zulege. Aber dazu muss ich wohl erst allein wohnen.

Freitag, 04.06.2010 (2 Jahre, Tag 47)
Nachdem ich wieder ein gutes Gespräch bei der Psychologin hatte, bin ich mit Oma und Opa ins Thermalbad gefahren. Ich hatte es ihnen ja als Gutschein zum Mutter- bzw. Vatertag geschenkt. Sie haben sich beide richtig wohlgefühlt und mir hat es auch gut gefallen. Wollen wir mal wieder machen.

Mein Rupert hat in seinem »Außenquartier« gar nicht gut geschlafen. Er hatte ja noch fünf andere Leute mit im Raum. Nun will er sich heute Abend in sein Zimmer fahren lassen und morgen von der Klinik aus wieder hingehen. Das musste er mir aber ganz dringend erzählen. Und dafür, dass er mit mir gar nicht telefonieren sollte und wollte, hat er sich ganz schön oft gemeldet. Natürlich nur (!) wegen mir!

Montag, 07.06.2010 (2 Jahre, Tag 50)
Nach der Erledigung von ein paar Schreibarbeiten hatte ich mittags einen Kosmetik- und Friseurtermin. Hat mal wieder richtig gutgetan. Die Haare mussten unbedingt getönt werden, waren ganz schön rausgewachsen.

Später bin ich mit Ilona in die Tschechei gefahren. Wir haben uns wieder Parfüm gekauft und Schuhe bzw. Ilona eine Tasche. Dann haben wir noch was gegessen und sind wieder heimgefahren.

Donnerstag, 10.06.2010 (2 Jahre, Tag 53)
Es ist ein wahnsinnig heißer Tag. Das Thermometer zeigt über 30 °C an. Es ist sehr drückend. Zum Glück habe ich heute nichts vor. Ich lümmelte mich nur auf der Terrasse herum und zwischendurch packte ich meine Sachen für Isny. So habe ich morgen mehr Zeit. Zur Krönung des heutigen heißen Tages gehe ich dann noch in die Sauna!

Freitag, 11.06.2010 (2 Jahre, Tag 54)
Habe bei der Psychologin eine Tiefenentspannung gemacht. Das war richtig klasse. Man hat wirklich das Gefühl, als wenn Störendes aus dem Körper fließt.

Dann war ich noch tanken, denn morgen geht es nach Isny. Juhu!!!

Sonntag, 13.06.2010 (2 Jahre, Tag 56)
War schön, wieder mal neben Rupert aufzuwachen.

Leider war heute kein schönes Wetter, es hat immer mal geregnet und es war kühl. Wir sind trotzdem ein bisschen umhergefahren und haben mal was getrunken, mal was gegessen. Einfach mal nichts Wirkliches gemacht.

Heute Abend werden wir noch Fußball-WM sehen, es spielen die Deutschen. Für solche internationalen Spiele kann ich mich auch begeistern.

Das Benny-Herrchen hat mich angerufen. Das Frauchen ist hingefallen und hat sich den Oberschenkel gebrochen. Nun hat er mich gefragt, ob ich den kleinen Yorki nehmen kann. Das mache ich natürlich gern, wenn ich wieder zu Hause bin.

Montag, 14.06.2010 (2 Jahre, Tag 57)
Als ich heute früh aufgewacht bin, hat es wieder geregnet. Ich hatte gleich die Nase voll. Aber der gestrige Abend war spannend, die Deutschen haben super gespielt und 4:0 gegen Australien gewonnen.

Bin dann nach Leutkirch gefahren und habe für Rupert eine Uhr gekauft, die er gestern in einem Schaufenster gesehen hatte und die ihm gefiel.

Dann bin ich noch durch Isny gebummelt. Es liefen zwei Leute auf mich zu, die mir vertraut vorkamen. Es waren Bekannte aus meinem Heimatort. Sie haben hier Urlaub gemacht. Wie klein ist doch die Welt.

Den Nachmittag verbrachte ich mit Rupert. Abends wollen wir wieder Fußball gucken. Ich freue mich auf diese ruhigen Kuschelstunden.

Dienstag, 15.06.2010 (2 Jahre, Tag 58)
Trotz nicht so tollem Wetter bin ich heute walken gegangen. Bin vom Gasthof bis zur Fitnessmeile gelaufen, dann die Meile und wieder zurück. Ich habe es gut geschafft. Dann musste ich mich aber erst mal ausruhen.

Mittags bin ich mit Rupert nach Lindau gefahren, es war richtig schön und verhältnismäßig warm. Ich habe es sehr genossen.

Im Gasthof haben wir noch Fußball gesehen und gekuschelt. Dann haben wir uns verabschiedet. Aber bald kommt Rupert wieder nach Chemnitz. Ich freue mich schon auf unsere gemeinsame Zeit in unserer Wohnung.

Mittwoch, 16.06.2010 (2 Jahre, Tag 59)
Gegen 8.30 Uhr bin ich von Isny losgefahren. Ich habe mich ja mit Wolfram, einem Patienten der letzten Reha, an der Autobahn getroffen. Wir haben dann schön miteinander gequatscht. Es war ein sehr behaglicher Vormittag. Vielleicht klappt es, dass wir uns in Isny diesen Sommer treffen. Um 11 Uhr bin ich weitergefahren, ich hatte ja noch einige Kilometer vor mir.

Als ich nach Hause kam, war gleich wieder Stimmung. Ich habe meinem Mann vom Benny erzählt, und dass ich ihn einige Zeit betreuen würde. Das würde er nicht billigen. Aber da lasse ich mir nicht reinreden.

Samstag, 19.06.2010 (2 Jahre, Tag 62)
Gleich heute früh habe ich den kleinen Benny geholt. Es ist wirklich ein süßer Fratz, aber auch ich muss mich erst wieder daran gewöhnen, dass ein Hund da ist.

Mit Michi habe ich das Grab von Lisa neu gestaltet.

Gegen 20 Uhr ging ich nach oben in mein Zimmer. Benny hat noch mit seinem Quietschtier gespielt, dann ist er eingeschlafen. Erst gegen 7.30 Uhr sind wir aufgewacht. Ich war dann mit ihm spazieren. Dann sind wir einkaufen gefahren.

Nach dem Essen hielten wir Mittagsschlaf. Am Nachmittag habe ich ihn wieder zu Herrchen geschafft und hole ihn mir nächste Woche für 14 Tage.

Dienstag, 22.06.2010 (2 Jahre, Tag 65)

Vor zwei Jahren hatte ich meinen Rückfall, denn da waren meine Leukozyten verschwunden. Ich wurde drei Tage später wieder in die Uniklinik eingeliefert. Dieses Ereignis sitzt mir noch mächtig im Nacken. Darum war ich heute auch etwas unruhig, denn ich war zur Kontrolle in Dresden. Aber die Blutwerte waren in Ordnung, Dr. Sch. ist zufrieden mit mir.

Mittwoch, 23.06.2010 (2 Jahre, Tag 66)

War als Erstes bei meiner Psychologin. Ich habe mir alles von der Seele geredet, danach ging es mir besser.

Dann bin ich in die Schule gefahren, eine Kollegin hat heute Geburtstag. Als Geburtstagsgeschenk bekam sie von mir eine Orchidee. Glaube, sie hat sich gefreut.

Anschließend bin ich zu den Eltern gefahren. Sie sind gestern aus dem Urlaub gekommen, es wäre wohl sehr schön gewesen.

Am Nachmittag fand ein Treffen mit meinen Schulkollegen statt. Wir waren erst in einem Schulmuseum und dann Kaffee trinken. Es war mal wieder richtig schön und ich habe mich wohlgefühlt.

Wolfram hat mir eine Mail geschrieben. Er hofft, dass wir die nächste Reha zusammen in Isny machen.

Sonntag, 27.06.2010 (2 Jahre, Tag 70)

Rupert war gegen 15.30 Uhr bei Ilona und Uwe. Wir haben erst zusammen Kaffee getrunken, dann das Fußballspiel Deutschland gegen England gesehen. Deutschland hatte 4:1 gewonnen und wir waren bester Laune. Leider hatte ich total vergessen, dass ich dabei eine halbe Flasche Champagner getrunken hatte, selbst aber mit dem Auto da war.

Also sind wir alle zusammen erst mal Abendessen gegangen und haben dann noch ein Spiel angesehen.

Gegen 22 Uhr waren wir in der Wohnung und sind auch gleich schlafen gegangen.

Dienstag, 29.06.2010 (2 Jahre, Tag 72)

Nachdem wir einige Sachen erledigt hatten, haben wir Benny geholt. Er bleibt ja jetzt 14 Tage bei mir. Mal sehen, wie ich das hinkriege.

In der Wohnung musste ich noch Hausarbeiten erledigen wie Wäsche waschen und den Fußboden wischen. Dann war ich kaputt.

Abends sind wir noch mit Benny spazieren gegangen. Er ist ein liebes Kerlchen.

Mittwoch, 30.06.2010 (2 Jahre, Tag 73)

Heute Nacht hatte ich mächtige Schmerzen. War wohl gestern etwas zu viel. Musste eine Schmerztablette nehmen, es ging nicht anders.

Benny hat fein geschlafen, da gab es gar kein Problem.

Aber! Als Rupert aufstand, hatte er wahnsinnige Schmerzen im Rücken und im Bauch. Wahrscheinlich eine Nierenkolik. Also haben wir uns angezogen und sind ins Klinikum gefahren. Dort hat man uns in ein anderes Krankenhaus geschickt. Die haben Rupert aufgenommen. Hoffentlich kann ihm geholfen werden und ich kann ihn bald holen. Habe dann erst mal gefrühstückt und bin anschließend mit dem Hund Gassi gegangen.

Manchmal habe ich das Gefühl, bei mir muss immer was quer gehen, ich bekomme keine Ruhe rein.

Donnerstag, 01.07.2010 (2 Jahre, Tag 74)
Rupert musste über Nacht im Krankenhaus bleiben. Ich war dreimal bei ihm, er war zeitweise richtig weggetreten, so starke Schmerzmittel haben sie ihm gegeben.

Zwischendurch erledigte ich wie immer Schreibarbeiten. Da es auch noch sehr warm war, hat es mich mächtig angestrengt. Mit Benny bin ich dann noch eine Runde gegangen und habe mir ein paar Erdbeeren geholt. Dann war ich so knülle, ich bin zeitig ins Bett und wollte noch fernsehen schauen. Bin aber dann schnell eingeschlafen.

Freitag, 02.07.2010 (2 Jahre, Tag 75)
Rupert ist heute wieder nach Hause gefahren und gleich wieder in die Klinik gegangen. Er hatte nun einen Eingriff und hat hoffentlich bald Ruhe. Ich mache mir große Sorgen um ihn. Immer, wenn er weg ist, ist irgendwas mit ihm.

Es war heute sehr heiß, habe mich nur ausgeruht. Benny lag auch nur im Schatten, hatte keine Lust sich zu bewegen.

Sonntag, 04.07.2010 (2 Jahre, Tag 77)
Nach einer entspannten Nacht bin ich mit Benny die Runde gegangen. Aber das war für mich ganz schön anstrengend.

Hoffentlich geht es Rupert wieder besser, ich wäre sehr froh, wenn er nächste Woche wiederkommen würde.

Es war heute so drückend und schwül, dass ich außer wenig Gartenarbeit nichts gemacht habe. Ich war so froh, dass ich für niemanden etwas tun musste. Ich musste kein Essen kochen, niemandem den Tisch decken, nur für mich da sein. Das genieße ich im Moment sehr.

Ganz allein war ich ja auch nicht, der kleine Benny war ja noch da. Richtig schön.

Montag, 05.07.2010 (2 Jahre, Tag 78)
Es war heute wahnsinnig heiß. Habe vormittags Schreibarbeiten erledigt und bin dann noch ins CC einkaufen gefahren. Ilona hatte mir geschrieben, dass Saskia nicht mehr lange lebt. Das nimmt mich sehr mit. Sie war die Zweite, die nach mir an Krebs erkrankt war, und ist nun wahrscheinlich die Erste, die daran sterben wird. Ich bin geschockt und sehr traurig.

Abends war ich mit Maja und Steffen essen. War wieder mal schön. Sind ja so was wie meine Familie. Und Benny hat sich in ihrer Gesellschaft auch wohlgefühlt.

Dienstag, 06.07.2010 (2 Jahre, Tag 79)
Heute ist Saskia gestorben. Ich hatte noch von ihr geträumt. Sie war so lebendig. Als ich aufgewacht bin, ist mir nur durch den Kopf gegangen: »Da waren es nur noch zwei«, Ilona und ich. Die ganze Sache nimmt mich sehr mit. Was wird mit uns?

Es hat die ganze Nacht geregnet. Die Luft ist jetzt herrlich frisch. Ansonsten war der Tag recht ruhig. Durch den Regen der letzten Nacht, war es heute kühler. Ich habe ein Stündchen geruht und noch was im Garten getan. Also mal die Seele baumeln lassen.

Zu meiner großen Freude habe ich von Isny Post bekommen. Ich werde für Mitte August eingeplant. Das würde mir gut gefallen, da müsste ich schon mein neues Auto haben.

Donnerstag, 08.07.2010 (2 Jahre, Tag 81)
Gegen 14 Uhr wird Rupert da sein. Ich freue mich darauf. Seit er letzten Donnerstag nach Hause entlassen wurde, ist es ihm nicht gut gegangen. Ich bin froh, ihn dann erst mal wieder hier zu haben.

Als er dann da war, sind wir noch kurz im CC was essen gewesen und dann in unsere Wohnung gefahren. Dort haben wir beide uns sehr wohlgefühlt. Wir haben bis 23 Uhr auf dem Balkon gesessen und ferngesehen. Ich habe mich dabei sehr glücklich gefühlt

Freitag, 09.07.2010 (2 Jahre, Tag 82)
Heute hatten wir einen gemeinsamen Termin bei meiner Psychologin. Das Gespräch war sehr gut. Wir legten beide unseren Standpunkt dar. Aber im Gespräch kam heraus, dass Rupert mich zumindest gern hat. Das ist doch schon was.

Als wir in der Wohnung zurück waren, haben wir uns für den Abend fertiggemacht. Wir waren ja mit Ilona und Uwe im Gasthaus zum italienischen Abend verabredet. Ich hatte mein langes Sommerkleid angezogen und fühlte mich sehr wohl. Es war ein sehr schöner Abend.

Gegen 20 Uhr sind wir wieder zurückgefahren. Rupert wollte noch nicht in die Wohnung, also sind wir in Chemnitz noch in die Stadt und haben ein Eis gegessen. Es war noch so schön warm draußen, einfach traumhaft.

Als wir dann in der Wohnung waren, sind wir nur noch ins Bett gefallen und haben geschlafen. Benny war auch total geschafft.

Samstag, 10.07.2010 (2 Jahre, Tag 83)
Nach einer erholsamen Nacht haben wir noch gemütlich gefrühstückt. Dann sammelten wir unsere Sachen zusammen und jeder ist zu sich nach Hause gefahren. Habe zu Hause in Ruhe meine Sachen ausgepackt und gleich Wäsche gewaschen.

Dann ruhte ich mich auf der Terrasse aus. Es war so heiß, Wahnsinn. Abends hatte ich keine Lust allein zu sein, also bin ich zu Ilona und Uwe gefahren und habe mit Fußball geguckt. Deutschland hat bei der WM den dritten Platz gemacht, sie haben das Spiel mit 3:2 für sich entschieden. War ein schöner Abend.

Gegen 23 Uhr war ich zu Hause und bin auch gleich eingeschlafen.

Sonntag, 11.07.2010 (2 Jahre, Tag 84)
Habe richtig gut geschlafen. Dann erledigte ich im Haushalt einige Sachen und bin mit Benny rumgetobt. Den kleinen Kerl gebe

ich ja nun bald wieder ab. Gut und auch nicht gut. Ich werde ihn mir bestimmt mal wieder »ausleihen«.

Will heute zu Hause bleiben, es ist wieder sehr heiß.

Heute ist Benny die letzte Nacht bei mir. Bin schon traurig darüber.

Mittwoch, 14.07.2010 (2 Jahre, Tage 87)

Bin gegen 7.30 Uhr zu Rupert gefahren. Die Fahrt war recht anstrengend, es war sehr viel Betrieb. Trotzdem war ich kurz vor 13 Uhr in E.

Wir sind dann zusammen zu unserer Steuerberaterin gefahren und haben einige Dinge abgeklärt. Die Frau ist wirklich klasse, sie findet für fast alles eine Lösung.

Am späten Nachmittag sind wir in den Schwarzwald gefahren. Das waren noch mal ca. 300 km. Aber es war eine herrliche Fahrt und die Gegend sehr schön.

Wir hatten eine einfache Pension gemietet und sind abends ganz schön kaputt eingeschlafen.

Donnerstag, 22.07.2010 (2 Jahre, Tag 95)

Der Tag ist für mich richtig öde. Wenn ich mir vorstelle, dass jeder Tag so wäre, wenn ich nicht die Schreibarbeiten für das Büro hätte, es wäre nicht auszuhalten.

Habe mir die Haare gewaschen, Staub gewischt, die Orchideen gedüngt usw. Das mache ich mal gern, aber könnte nicht meine Hauptbeschäftigung sein.

Rupert ist wieder gar nicht gut drauf. Ich weiß nicht, wie lange ich das noch aushalte. Jedes Mal, wenn er weg ist, geht es ihm schlecht und ich mache mir Sorgen.

Er spricht, als wäre er ferngesteuert, wie abwesend, das halte ich nicht mehr lange aus. Der Druck, die Sorge um ihn zieht mich runter.

Freitag, 30.07.2010 (2 Jahre, Tag 103)
Hatte heute endlich wieder einen Termin bei meiner Psychologin. Es tut immer gut, sich mit ihr zu unterhalten.

Als ich recht entspannt nach Hause kam, war gerade die Post da.

Nun kam auch der ersehnte Brief aus Isny. Ich werde am 12.08.10 dort anreisen. Da die nächste Woche Rupert da ist, bleibt nur noch wenig Zeit übrig.

Treffe mich heute zum Abendessen mit Silke im Röhrsdorfer Hof. Wir wollen ein bisschen quatschen und schön essen. Ich freue mich darauf.

Rupert fährt morgen früh schon 4 Uhr nach O. Dann will er nachmittags schon in Chemnitz sein und wir beide gehen zum Weinfest. Das freut mich besonders, dass er mal am Wochenende da ist.

Montag, 02.08.2010 (2 Jahre, Tag 106)
Nach einem guten Frühstück mit frischen Brötchen brachten wir mein Auto zur Werkstatt. Im CC haben wir noch paar Sachen gekauft, u. a. eine Lampe für die Küche. Beim Anbringen hat Rupert so geflucht, dass ich schon wieder alle Schuld auf mich gezogen hatte. Das muss ich unbedingt noch ablegen.

Habe mir noch zwei Paar Schuhe im SSV geholt, das brauchte ich einfach.

Für die Wohnung haben wir uns noch einen großen Fernseher gekauft, der ist richtig klasse. Wie im Kino.

Dienstag, 03.08.2010 (2 Jahre, Tag 107)
Sind heute zeitig aufgestanden und nach Dresden gefahren. Ich hatte heute wieder mal Kontrolle. Da Dr. Sch. im Urlaub ist, war ich bei Dr. R. dran. Der ist auch richtig gut. Er meinte: »Sie haben ja auch alles mitgenommen, was so kommen kann. Jetzt, wo Sie das alles wissen, würden Sie sich noch mal transplantieren lassen?«

Ich habe darüber nachgedacht, aber ich weiß es nicht. Doch, ich denke, ja. Ich lebe – und das auch noch recht gut.

Der Abend war dann auch richtig schön. Wir waren mit Ilona und Uwe zum Weinfest, haben schön getrunken und gegessen und uns gegenseitig Lebkuchenherzen geschenkt. Rupert hat für mich »sexy Maus« ausgesucht, ich für ihn »Knutschkissen«. War wirklich ein lustiger Abend.

Freitag, 06.08.2010 (2 Jahre, Tag 110)

Mein Termin bei meiner Psychologin war wieder sehr gut. Vielleicht werde ich diesmal in Isny gar keine Sitzungen bei Frau G. nehmen.

Später holte ich Benny. Es hat die ganze Nacht wie verrückt geschüttet, es war alles glitschig. Bin mit dem Süßen trotzdem spazieren gewesen.

Dann habe ich mich von den Eltern verabschiedet, sie fahren morgen bis Donnerstag an die Mosel und somit sehen wir uns paar Wochen nicht, weil ich ja am Donnerstag zur Reha fahre.

Donnerstag, 12.08.2010 (2 Jahre, Tag 116)

Bin heute früh halb acht gestartet. Leider war fast während der ganzen Fahrt starker Regen. Aber mein neues Auto ist gut gefahren und ich habe gut gesessen. War klasse.

Nachdem ich mich angemeldet hatte, bin ich mit Wolfram, dem Mitpatienten von der letzten Reha, erst mal spazieren gegangen. Wir hatten uns viel zu erzählen.

Ilona kommt am 25.08.10 auch zur Reha nach Isny. Ist richtig schön.

Dann muss ich noch zu Dr. O. zum Aufnahmegespräch.

Freitag, 13.08.2010 (2 Jahre, Tag 117)

Geschlafen habe ich heute Nacht super. Als wäre ich zu Hause. Fühle mich ja auch so.

War dann zur Blutentnahme bei Schwester K., ich bin ja diesmal im Haus »Syrgenstein« untergebracht. Wohne im vierten Stock, habe Internetempfang, und wenn die Sonne mal scheinen sollte, habe ich auch Sonne auf dem Balkon.

Abends bin ich mit Wolfram noch mal nach Isny gelaufen. Im Schloss war ein Vortrag, der aber nicht sehr interessant für uns war.

Wir sind dann noch zum Gasthof »Engel« und haben ein Bier getrunken. Als ich dann im Zimmer war, habe ich gut geschlafen. Ich war total müde.

Sonntag, 15.08.2010 (2 Jahre, Tag 119)

Hatte heute einen totalen Ute-Tag.

Erst habe ich bis 9 Uhr geschlafen. Dann bin ich zum Frühstück. Bin walken gegangen. Ich war gut drauf, bin zweimal die Fitnessmeile gegangen! War ca. 50 Minuten unterwegs.

Dann aß ich noch einen Salatteller und habe mich anschließend ein wenig ausgeruht.

Natürlich hatte ich total Lust, mit meinem neuen Auto zu fahren. Also bin ich nach Oberstaufen gefahren zum Kaffeetrinken.

Ich möchte das nicht jeden Tag haben, aber heute hat es mir gut gefallen.

Montag, 16.08.2010 (2 Jahre, Tag 120)

War heute Vormittag im Bewegungszentrum (BWZ) und am Nachmittag auch. Hat mir gutgetan.

Wolfram sah heute so blass aus. Als ich ihm sagte, dass er nicht gut aussieht, war seine Antwort, dass sein Vater letzte Nacht verstorben ist.

Das tut mir auch sehr leid, obwohl es absehbar war. Habe ihm angeboten, wieder mit ihm spazieren zu gehen und er möchte das auch. Vielleicht möchte er etwas reden, ich kann ja ganz gut zuhören.

Dienstag, 17.08.2010 (2 Jahre, Tag 121)
Der gestrige Abend war bestimmt auch für Wolfram ganz gut. Wir haben viel geredet.

In der Nacht habe ich wieder gut geschlafen. Das klappt zurzeit wirklich prima.

Als Erstes hatte ich heute »Cranio«. Hat mir gutgetan. Mal sehen, was es wirklich bringt. Dann war ich wieder im BWZ zum Sport und zur Wassergymnastik.

Nachmittags nahm ich an einem Vortrag von Dr. O. teil. Er sagte, einige gehören schon zum Inventar und sah dabei mich an. Wir haben beide gelacht.

Gestern Abend hatte ich mal wieder richtige Schmerzen im Bein, so ein Ziehen. Vielleicht sind es jetzt auch die vielen Behandlungen, wer weiß.

Donnerstag, 19.08.2010 (2 Jahre, Tag 123)
Hatte einen proppenvollen Vormittag. Halb neun bin ich ins BWZ, dann fanden durchgehend Anwendungen statt. Zwischendurch war ich schnell zum Mittagessen, dann bei Herrn A. zur Homöopathie.

Er will mir was zusammenstellen, was evtl. meine Schmerzen lindern könnte. Da ich in den letzten Tagen immer so aufgebläht war, hat er mir auch was gegeben. Mal sehen, ob es hilft.

Nachmittags bin ich wieder mal in mein Auto gestiegen und nach Isny gefahren. Habe paar Sachen in der Drogerie eingekauft und von den Konten Auszüge geholt.

Wolfram ist heute zur Beerdigung seines Vaters gefahren, mal sehen, was ich nun so mache. Es hat sich sonst noch keinerlei Kontakt ergeben, aber ich suchte auch noch nicht danach.

Samstag, 21.08.2010 (2 Jahre, Tag 125)
Nachdem ich rund 4 bis 5 km walken war, bin ich mit zwei Frauen, die ich einfach angequatscht habe, nach Lindau gefahren. Die eine heißt Anni, ist 66 Jahre und aus Berlin (Ost), die andere, Uschi,

ist ganz ruhig, bisschen jünger als ich und aus Augsburg. Die Autobahn ist total voll gewesen, auch die Zufahrt zur Insel, aber wir haben es doch geschafft und hatten einen wunderschönen Tag miteinander.

Nach dem Abendessen habe ich noch die Sonne auf meinem Balkon genutzt und bin nach 20 Uhr mit Reiner nach Isny gelaufen. Wir haben uns super unterhalten und ein Bier getrunken. Gegen 22 Uhr war ich im Zimmer, aber auch richtig kaputt.

Dienstag, 24.08.2010 (2 Jahre, Tag 128)

Hatte heute Nacht wieder solche Schmerzen, dass ich eine weitere Schmerztablette nehmen musste. Ich hab's nicht mehr ausgehalten. Dementsprechend down war ich heute früh.

Dann hat mir aber mein Sportprogramm richtig gutgetan. Es ging mir danach besser.

Am Nachmittag fahre ich mit Anni wiederum nach Lindau. Sie will noch mal einkaufen gehen. Ich habe den Nachmittag frei und fahre gern.

Ich hoffe, die Truppe von gestern setzt sich heute Abend wieder zusammen, war gestern Abend richtig schön.

Mittwoch, 25.08.2010 (2 Jahre, Tag 129)

Gestern Abend sind wir zu fünft nach Isny zur Stadtbesichtigung. Es war recht interessant, aber es hat mich wieder ganz schön angestrengt. Wir sind dann noch in die Cafeteria und haben was getrunken, aber dann bin ich bald ins Bett.

In der Nacht hatte ich wieder Schmerzen, sie waren nicht ganz so schlimm wie in der letzten Nacht. Am Nachmittag ist Ilona gekommen, aber sie ist ja außerhalb untergebracht und möchte lieber in die Schwabenlandklinik. Mal sehen, ob ich da morgen bei Dr. O. ein Wörtchen einlegen kann.

Auf jeden Fall wollen wir uns heute Abend treffen und evtl. noch mal nach Isny gehen.

Donnerstag, 26.08.2010 (2 Jahre, Tag 130)

Habe seit ein paar Tagen wieder Wasser in den Füßen. Das belastet mich sehr.

Heute früh waren wir zum Tai-Chi nur drei Mann, Wolfram, ich und noch eine Frau. Das war richtig schön.

Bei Dr. O. sprach ich heute alles an, was mich beschäftigt. Auch, dass ich davor Angst habe, den Schuldienst nicht mehr zu schaffen. Am Abend waren wir, d. h. Ilona, ich und fünf Männer Minigolf. Es war total lustig, auch wenn wir am Ende kaum noch was in der Finsternis gesehen haben. Eine wirklich schöne Truppe. Und schön ist es auch, dass meine Freundin mit da ist.

Freitag, 27.08.2010 (2 Jahre, Tag 131)

Hatte wieder keine gute Nacht. Meine Schmerzen in den Beinen waren richtig stark. Auch nach einer weiteren Schmerztablette fand ich keine richtige Ruhe.

War zu einem Gespräch bei einer Psychologin. Aber sie meinte, ich habe ja noch ein Jahr Rente, deshalb müssen wir auch nichts unternehmen.

Am Abend war ich mit Ilona, Wolfram und Rainer noch im »Engel«. Aber ich hatte solche Schmerzen im Fuß, dass ich kaum noch laufen konnte. Da es auch noch sehr angefangen hatte zu regnen, sind wir mit einem Taxi zurückgefahren.

Ich wollte dieses Jahr wirklich mal eine Reha ordentlich durchziehen und nicht schon wieder mit irgendeiner »Unpässlichkeit« kämpfen.

Sonntag, 29.08.2010 (2 Jahre, Tag 133)

Gestern Abend ist Rupert gekommen und ich freute mich riesig.

Nach einem wunderbaren Frühstück holten wir Ilona ab und haben mit ihr den Tag verbracht. Es war sehr schön, Rupert war auch wirklich gut drauf. So liebe ich ihn.

Leider ist es mit meinem Fuß immer schlimmer geworden.

Bin dann noch zur Zentralstation der Klinik gehumpelt. Aber ich muss wohl morgen erst mal zu Dr. O. – Mal sehen, was der sagt, auch wegen weiterer Anwendungen.

Montag, 30.08.2010 (2 Jahre, Tag 134)

War heute früh bei Dr. O. – Ich soll den Fuß kühlen und Sport, außer im Wasser, weglassen. Ich habe echt Probleme, bis ins BWZ zu kommen.

Ich kriege eine Krise, immer wenn ich mich mal ein bisschen durch Sport aufbauen will, mache ich schlapp.

Dr. O. hat schon gescherzt, dass ich eine Allergie gegen Isny-Neutrauchburg habe.

Dabei fühle ich mich hier so sauwohl, auch wenn mein Körper mit mir Pleiten, Pech und Pannen spielt.

Dienstag, 31.08.2010 (2 Jahre, Tag 135)

Mein Fuß hat sich nicht gebessert. Nun will Dr. O. mit Dr. Sch. in Dresden telefonieren und absprechen, wie sie weitermachen wollen. Ich hoffe, sie schicken mich nicht wieder zurück nach Dresden.

Bitte nicht wieder in die Uniklinik zurück, das hatten wir schon.

Am Nachmittag war ich mit Rupert in Ravensburg. Es war wieder sehr schön mit ihm. Ich habe ihm ein Hemd und einen Pullover zum Geburtstag gekauft.

Mittwoch, 01.09.2010 (2 Jahre, Tag 136)

Ab heute nehme ich wieder Prednisolon ein. Hatte ich ja lange nicht. Hoffentlich wird es nun wenigstens besser mit dem Fuß und ich bekomme nicht schon wieder so ein Mondgesicht.

Heute Abend will ich noch mit paar Leuten Abschied feiern. Marion ist schon am Nachmittag gefahren. Sie hat sich ganz nett von mir verabschiedet und schon zwei SMS geschrieben. Hätte ich ihr gar nicht zugetraut.

Ilona ist ja nun auch in der Schwabenlandklinik und sitzt an meinem Tisch. Ist doch super!

Freitag, 03.09.2010 (2 Jahre, Tag 138)

Der gestrige Abend war sehr behaglich. Ich war mit Rupert in Ravensburg schön essen, dann waren wir noch kurz im Kurhaus, da war Disco. Leider konnte ich wegen meines Fußes nicht tanzen. Mir hat es fast den Arsch weggerissen.

Nachdem sich mein Fuß nicht gebessert hat, habe ich mich heute früh gleich wieder ins Bett gelegt. Die Schwester hat mir den Fuß bandagiert, so war es ganz gut auszuhalten.

Am Abend gehe ich mit zu Rupert und bleibe über Nacht. Morgen fährt er wieder heim. Ist eigentlich schade, aber die letzte Woche war sehr angenehm.

Sonntag, 05.09.2010 (2 Jahre, Tag 140)

Mein Bein ist immer noch nicht besser. Bin dann trotzdem mit Ilona weggefahren. »Dummerweise« war wieder ein Geschäft geöffnet, was total gute Angebote hatte. Ich habe mir eine Jeansjacke und zwei Hosen gekauft. Passt alles wirklich klasse.

Am späten Nachmittag sind wir noch mal Golf spielen gegangen. Wolfram, Rainer, Herbert, Ilona und ich haben gespielt. Ich bin zwar nur gehumpelt, aber es war trotzdem schön.

Was mich aber wirklich nervt, ist, dass ich wieder mal nicht weiß, warum der Fuß solche Probleme bereitet. Ich bekomme Sachen, die sich keiner erklären kann.

Montag, 06.09.2010 (2 Jahre, Tag 141)

Tagsüber habe ich wieder mein Bein gekühlt und hoch gelagert. Dr. D. hat gesagt, ich soll mich nicht unter Druck setzen. Er sagte auch, dass ich nächstes Jahr bestimmt nicht wieder in die Schule kann, wenn es nicht geht, muss ich eben endgültige Rente bekommen. Ich will vor allem mal endlich gesund werden.

Abends haben wir im Pub Rainers Abschied gefeiert. »Goethe«, eine totale Nudel an unserem Tisch, war auch mit. Es war recht lustig.

Dienstag, 07.09.2010 (2 Jahre, Tag 142)
Am Fuß hat sich nichts getan. Ich war wieder in der Muckibude und zur Wassergymnastik. Aber ich bin unglücklich darüber, dass sich nichts in Richtung Besserung tut. Wie soll das nur weitergehen?

Mittags gehe ich zur Ergotherapie, vielleicht bringt das was.

Am Abend wird wieder Abschied gefeiert in der »Sonne«. Ich werde versuchen, mich von meinen Schmerzen und den Gedanken dazu abzulenken.

Mittwoch, 08.09.2010 (2 Jahre, Tag 143)
Bin 7 Uhr schon zur Cranio gewesen. Hat mir sehr gutgetan, hoffentlich bessert sich nun mal was. Habe nur noch eine Woche, in der ich was für meine Fitness tun kann. Dann sind schon wieder fünf Wochen um. Schade!

Rupert hat heute sein neues Auto geholt. Er ist richtig glücklich. Das ist wieder mal Antrieb für ihn. Ich hoffe, wir zwei finden noch näher zusammen, ich möchte zwar meine Freiheiten, aber wieder etwas Ruhe in meinem Leben wäre auch nicht schlecht.

An unserem Tisch in der Klinik haben wir viel Spaß. »Goethe« muss man nur richtig nehmen, dann spinnt er auch nicht. Auch Herbert fühlt sich ganz wohl, obwohl er wirklich sehr ruhig ist.

Beim Werken habe ich wieder ein Bild fertiggemacht und einen Seidenschal für mich begonnen. Mal sehen, wie er wird, reine Fantasie. Malen macht mir sehr viel Spaß.

Donnerstag, 09.09.2010 (2 Jahre, Tag 144)
Am Vormittag habe ich wieder etwas Sport gemacht. Bei Dr. O. war ich auch. Er meinte zu meinem Fuß, dass das eben bei mir so

ist. Es passieren Sachen, die keiner erklären kann. Mein Körper wehrt sich eben immer gegen etwas.

Ich mache mir jetzt keinen Stress, ich genieße noch meine Zeit und fahre dann erst mal nach Hause. Irgendwann wird eben wieder Alltag.

Am Nachmittag war ich mit Anni unterwegs. Ist immer ganz unterhaltsam mit ihr.

Abends mache ich mal einen ganz Ruhigen. Ich wollte erst zum Tanzen gehen, aber ich habe wieder ein dickes Bein und Schmerzen, da ruhe ich mich lieber mal aus.

Claudia hat mir geschrieben. Ihr geht es nicht gut, auch sie hatte Gürtelrose. Ich will ihr heute noch antworten.

Freitag, 10.09.2010 (2 Jahre, Tag 145)

Heute früh hat mich die Therapeutin gefragt, ob ich schon mal im Internet nachgesehen habe, ob es noch jemanden gibt, der einen dicken Fuß hat, und keiner weiß, warum. Es ist wirklich zum Piepen.

Mittags bin ich mit Ilona erneut zum Einkaufen gefahren. Habe mir noch einen schicken Winterpulli gekauft. Italienische Herstellung, total flippig.

Den Abend verbringe ich ruhig, will mein Bein noch ein bisschen schonen. Morgen will ich mit Ilona und Uwe, er ist über das Wochenende nach Isny gekommen, nach Maierhöfen zum Viehabtrieb.

Samstag, 11.09.2010 (2 Jahre, Tag 146)

Am Vormittag war ich mit Ilona zum meditativen Tanzen. Das war richtig klasse, schade, dass ich nicht schon eher hingegangen bin. Da war ich nun schon ein paar Mal hier und habe das immer ausfallen lassen. Ich bin 'ne Nuss.

Dann bin ich mit ihr und Uwe nach Maierhöfen, Ravensburg, Lindau gefahren. Es war ein sehr sonniger, ausgefüllter und entspannter Tag.

Sonntag, 12.09.2010 (2 Jahre, Tag 147)
Bin mit Ilona und Uwe nach Bregenz gefahren. Wir sind erst ein bisschen bummeln gewesen, dann haben wir noch was getrunken. Halb zwei sind wir aufs Schiff und haben eine Rundfahrt gemacht. War echt klasse. Ich bestellte drei Piccolo und wir haben auf Mutti angestoßen. Sie hat heute ihren 80. Geburtstag. Und ich kann nicht bei ihr sein.

Die Blumen, die Mutti von Rupert und mir geschickt bekommen hat, müssen wirklich toll aussehen. Dafür hat er echt ein Händchen. Er liebt es zu überraschen, wird aber auch gern selbst mal überrascht. Das mag ich an ihm sehr.

Nach dem Mittagessen am Segelflugplatz ist Uwe heimgefahren.

Am Abend wollen wir noch was trinken gehen. So spät will ich aber auch nicht ins Bett. Da mein Fuß etwas besser ist, möchte ich noch mal drei Tage Sport machen.

Montag, 13.09.2010 (2 Jahre, Tag 148)
Habe heute Vormittag allen Sport mitgemacht und es war so okay. Der Fuß ist nicht mehr so dick und schmerzt auch weniger.

Selbst die Funktionsgymnastik habe ich mitgemacht, es ging aber auch um Nacken und Schultern.

Nachmittags besorgte ich in Isny noch ein paar Karten und Kleinigkeiten, die ich den Therapeuten geben möchte. Für Dr. O. und Herrn A. habe ich eine Tasse mit einem Relax-Motiv geholt. Sie sollen noch ein wenig an mich denken.

Dienstag, 14.09.2010 (2 Jahre, Tag 149)
Habe noch mal richtig gut Sport gemacht. Der Fuß ist immer noch dick, aber schmerzt weniger.

An unserem Tisch 23 haben wir immer viel Spaß. Da hat man richtig Lust zum Essen zu gehen. Heute wollen wir ja ein bisschen Abschied feiern.

Also hat sich unser ganzer Tisch vom Abendessen abgemeldet. Wir wollen nochmals Minigolf spielen und anschließend essen gehen. Könnte lustig werden.

Mittwoch, 15.09.2010 (2 Jahre, Tag 150)

Der Nachmittag und der Abend waren wirklich klasse.

Zum Golfen schien wunderbar die Sonne und das anschließende Essen war auch prima. »Goethe« war richtig spendabel, hat eine Runde bezahlt, mich von seinem Essen und seinem Dessert kosten lassen. Der hat wirklich auch richtig gute Seiten.

Heute nun packe ich meine Sachen ein. Es ist schon etwas Wehmut dabei. Aber fünf Wochen sind auch erst mal genug.

Mutti hat gesagt, sie will mich nun endlich wieder mal in die Arme nehmen. Das möchte ich auch.

Am Nachmittag war ich mit Ilona zum letzten Mal bummeln und abends setzten wir uns nochmals in der Cafeteria zusammen.

Dr. O. will schreiben, dass ich noch mal eine Reha brauche. Er hat mich gedrückt zum Abschied, Herr A. auch. War richtig schön.

Donnerstag, 16.09.2010 (2 Jahre, Tag 151)

War ziemlich gut mit meinem Packen fertig und bin zum Frühstück gegangen. Habe für »Goethe«, Herbert und Ilona Briefumschläge mit Karten und Kleinigkeiten auf ihre Plätze gelegt. Sie freuten sich, die Männer waren richtig gerührt.

Gegen 16 Uhr war ich bei den Eltern. Sie waren sehr froh, dass ich wieder da war.

Als ich nach Hause kam, war keiner da. So habe ich in Ruhe meine Sachen ausgeräumt.

Sonntag, 19.09.2010 (2 Jahre, Tag 154)

Habe erst mal ausgiebig geschlafen. Bin gegen 9 Uhr munter geworden und da ich gestern schon 22 Uhr zum Schlafen gekommen bin, war das ganz schön lange.

Nachdem ich mich um die Wäsche gekümmert hatte, habe ich mit Michael und Evi darüber gesprochen, wie es mit Haus und Garten weitergehen soll. Außerdem habe ich angesprochen, dass ich wegen Rupert nichts mehr geheim halten will. Ich glaube, Michi hat verstanden, was ich möchte, und Evi ist mir dabei eine Unterstützung.

Montag, 20.09.2010 (2 Jahre, Tag 155)

Mein Schatz Rupert hat heute Geburtstag und ich habe ihm per Telefon gratuliert. Nachfeiern wollen wir, wenn er am Wochenende kommt. Er will auch Ilona und Uwe sowie Maja und Steffen einladen. Mal sehen, ob sie der Einladung folgen.

Mittags habe ich Vati noch die Haare geschnitten. Zu Hause war Gartenarbeit angesagt. Aber man weiß gar nicht, wo man anfangen soll. Habe trotzdem einiges geschafft. Eile mit Weile.

Dienstag, 21.09.2010 (2 Jahre, Tag 156)

Am Vormittag war ich mit den Eltern einkaufen. Hat auch mal wieder Spaß gemacht.

Mittags war ich bei der Hautärztin, sie hat mir zwei Basaliome und eine Warze entfernt. Es ziept ganz schön, jetzt, wo die Betäubung nachlässt.

Nachdem ich mich ausgeruht hatte, habe ich noch Fenster geputzt. Ich schaffte richtig viel, muss nur noch die Fenster im Wohnzimmer und im Keller putzen.

Den Abend werde ich in Ruhe genießen, ich bin noch allein. Tut mir gut.

Mittwoch, 22.09.2010 (2 Jahre, Tag 157)

War erst meine Pflaster entfernen und neue auflegen lassen. Es hat ganz schön nachgeblutet.

Dann bin ich ins Autohaus gefahren. Wir haben einen Termin für Montag ausgemacht, es sind noch paar Kleinigkeiten nach- bzw.

einzustellen. Anschließend bin ich in unsere Wohnung gefahren. Ich habe gelüftet und Staub gewischt. Nun riecht es angenehm und es sieht gut aus. Habe die Geschenke für Rupert hingelegt, am Sonntag will ich noch einen Blumenstrauß dazu stellen.

Donnerstag, 23.09.2010 (2 Jahre, Tag 158)

Habe mich um den Haushalt gekümmert und mittags bin ich mit Mutti einkaufen gefahren.

Nachmittags war wieder Beschäftigung im Garten angesagt, bin auch schon ein Stück vorwärtsgekommen.

Heute Abend will ich mal einen Besuch in der Sauna machen, einen Eierlikör ausgeben und dann wieder heimgehen. Wegen meiner Schnitte kann ich ja nicht rein.

Nun freue ich mich schon richtig auf Sonntag, wenn Rupert kommt. Ich habe ganz schön Sehnsucht nach ihm.

Freitag, 24.09.2010 (2 Jahre, Tag 159)

Hatte wieder ein angenehmes Gespräch mit meiner Psychologin. Anschließend habe ich mir gleich noch die Grippeschutzimpfung bei Dr. T. abgeholt.

Am Nachmittag bin ich zu Ilona und dann sind wir zu unserem ehemaligen Mentor gefahren. Er hatte 70. Geburtstag. Neben seiner Familie und den Nachbarn waren von unserer Schule noch Kollegen und ehemalige Kollegen da. Wir hatten viel Spaß. Als kleinen Auftritt haben wir das Märchen Aschenbrödel inszeniert. War richtig lustig.

Gegen 22.15 Uhr war ich zu Hause, bin ins Bett und habe gleich geschlafen.

Samstag, 25.09.2010 (2 Jahre, Tag 160)

Wurde gegen halb acht durch das Klingeln meines Handys geweckt. Da »unbekannter Teilnehmer« zu sehen war, wusste ich, dass Mutti anruft. Das hieß so früh nichts Gutes.

Vati war in der Nacht zusammengebrochen, sein Herz hat nicht mehr richtig geschlagen. Halb sechs war er vom Notarzt in die Klinik eingewiesen worden. Am Montag wollten sie nach Mallorca fliegen.

Mutti ist eine so starke Frau, sie hatte alles im Griff. Wir sind dann nach Chemnitz in die Klinik gefahren, da hing Vati zwar an allen möglichen Geräten, aber er sah schon wieder besser aus. Also sind wir erst mal beruhigt nach Hause gefahren.

Am Nachmittag bin ich noch mal zu Mutti gefahren, wir haben zusammen Kaffee getrunken. Da hatten wir uns beide schon wieder etwas beruhigt.

Sonntag, 26.09.2010 (2 Jahre, Tag 161)

Habe gestern Abend noch meine Haare gewaschen und geduscht. Ich war sehr vorsichtig und tupfte mich nur ab, sodass meine Pflaster nicht verrutschen.

Dann sah ich noch eine kurze Zeit Fernsehen und bin bald eingeschlafen.

Am Vormittag bin ich mit Oma wieder ins Krankenhaus zu Opa gefahren. Es ging ihm recht gut, er kann wahrscheinlich morgen wieder heim. Der Schrittmacher wurde neu eingestellt. Oma hat ihm wahrscheinlich das Leben gerettet, indem sie ihn geschüttelt und angeschrien hat, sodass er nicht wegnicken konnte. Morgen darf er eventuell nach Hause.

Rupert ist gegen 11 Uhr in Isny losgefahren.

Gegen 14 Uhr fahre ich noch mal zu Oma, dann nach Chemnitz in die Wohnung. Heute Abend wollen wir mit Ilona und Uwe essen gehen.

Mittwoch, 29.09.2010 (2 Jahre, Tag 164)

Wir haben einen Ausflug nach Bad St. gemacht. Rupert wollte sich eine Lederjacke kaufen. Der Gute hat aber wieder etwas zugenommen, so hat ihm leider keine Jacke gepasst.

Ich habe mir noch eine hellbraune Lederhose gekauft, sieht echt geil aus.

Anschließend waren wir noch im CC und Rupert hat sich einen schönen Pullover gekauft.

So hatte er wenigstens auch was.

Vom Wetter her war der Tag ganz angenehm, es hat immerhin kaum noch geregnet.

Der vorerst letzte Abend in unserer Wohnung war wieder sehr gemütlich.

Dienstag, 05.10.2010 (2 Jahre, Tag 170)

Nachdem ich mir bei Dr. T. die Fäden habe ziehen lassen (bei meinen rausgeschnittenen Basaliomen), bin ich mit Mutti einkaufen gefahren. Sie hat gleich für eine Woche eingekauft, war ganz schön viel.

Am Nachmittag war ich mal eine Stunde spazieren. Aber ohne Hund ist es nicht wirklich schön.

15 Uhr habe ich mich mit Doreen bei Ilona getroffen. Wir hatten einen schönen Nachmittag.

Gegen Abend gehe ich noch zum Friseur. Will mir meine Haare wieder etwas kürzer schneiden lassen. Nun, da ich weiß, dass die Haare wieder wachsen, kann ich sie getrost wieder etwas kürzer tragen.

Mittwoch, 06.10.2010 (2 Jahre, Tag 171)

Tag 901! Das sagte mir heute Dr. R., als ich in Dresden in seiner Sprechstunde in der Uniklinik war. Er ist jetzt mein behandelnder Arzt. Dr. Sch. ist ja eigentlich auf Station. Meine Blutwerte sind in Ordnung. Wegen meiner angeschwollenen Beine hat er mir noch mal Wassertabletten und Lymphdrainage verschrieben. Mal sehen, welche Physiotherapie das bei uns im Ort macht.

Nächsten Mittwoch fahre ich nach E. und dann noch paar Tage mit Rupert in den Schwarzwald. Darauf freue ich mich sehr.

Freitag, 08.10.2010 (2 Jahre, Tag 173)

Bei meiner Psychologin sprach ich abermals an, dass ich immer wieder davon träume, dass ich in der Schule die Treppen hinauf muss und keine Kraft dazu habe. Sie ist der Meinung, dass ich nicht mehr für die Schule arbeitsfähig werden würde.

Heute früh habe ich von meinem Mann erfahren, dass er die ganze nächste Woche nicht da ist. Er wird mit seiner Freundin in den Urlaub fahren. Auch gut.

Dann treffe ich mich noch mit Ilona, wir wollen zu Anni. Sie heiratet morgen zum zweiten Mal. Wir wollen ein paar Scherben fürs Glück hinwerfen. Dann gehen wir evtl. noch was essen.

Mittwoch, 13.10.2010 (2 Jahre, Tag 178)

In der Nacht hatte ich wieder ziemliche Schmerzen im Bein. Weiss auch nicht, wie das weitergehen soll.

Meine Fahrt zu Rupert war auch eine kleine Katastrophe. Ich habe über 7 Stunden gebraucht. Es folgte ein Stau nach dem anderen. Als ich endlich da war, habe ich mich ins Bett gelegt, Rupert kam dann wenig später.

Am Nachmittag sind wir noch in die Nähe von F. gefahren. Dort mieteten wir uns in einem Hotel ein. Wir wollten es uns zwei Tage gut gehen lassen. Aber Rupert hat wieder nur zu telefonieren. Nur abends geht es nicht, weil wir in einem Funkloch sind. Gott sei Dank!

Sonntag, 17.10.2010 (2 Jahre, Tag 182)

Nach einem ruhigen Frühstück habe ich mich gegen 10 Uhr auf den Heimweg gemacht. Sonntags lässt es sich wirklich gut fahren.

Kurz vor Chemnitz kam es dann doch noch wegen Unfall zum Stau. Als ich dann den Rettungshubschrauber fliegen sah, war ich froh, dass ich nur in der Schlange warten musste. Mein Problem war nur, dass ich dringend aufs Klo musste. So kurz vor dem Ziel hatte ich nicht noch mal an einer Raststätte haltgemacht. Dumm!

Zu Hause hatte ich ein kleines Päckchen von Herbert, meinem Tischnachbarn der letzten Reha. Er hat für Ilona und mich einen Kalender mit Bildern aus Isny geschickt. Ganz klasse.

Montag, 18.10.2010 (2 Jahre, Tag 183)

Hatte heute früh Lymphdrainage. Das war richtig gut. Ich musste sogar zwischendurch pinkeln. So hat sie mir das Wasser in den Bahnen rausgestrichen. Aber von der Behandlung her ist es das Beste, was mir meine Krankheit gebracht hat. Das kann ich sehr genießen.

Mittags bin ich mit Ilona nach Z. gefahren. Wir waren schön essen und bummeln. Ich habe mir paar lange schwarze Stiefel gekauft.

Sie ist echt ausdauernd beim Shoppen, ich war total k. o.

Dienstag, 19.10.2010 (2 Jahre, Tag 184)

Vormittags war ich mit Mutti einkaufen und mittags bin ich mit den Eltern zu den »Benny-Eltern« gefahren. Sie waren noch nachträglich zum Geburtstag eingeladen. Wir waren in einer sehr schönen Gaststätte. Ich habe viel mit Benny gekuschelt. Am Samstag werde ich ihn mir für drei Tage holen. Darauf freue ich mich schon.

Dann kommt Rupert und bleibt für zwei Tage. Ich freue mich auf ihn. Ist das erste Mal, dass wir uns nach so kurzer Zeit (2 Tage) schon wiedersehen.

Freitag, 22.10.2010 (2 Jahre, Tag 187)

Heute früh war ich erst bei meiner Psychotherapeutin, dann habe ich einiges besorgt, u. a. ein neues Handy, was ich erst mal wieder nicht so richtig beherrsche.

Dann war ich noch zur Lymphdrainage und mit meinem Auto in der Waschstraße. In der Werkstatt hat man mir neue Winterreifen draufgezogen. Also bin ich für den Winter gerüstet.

Zu Hause gab es wieder Unstimmigkeiten. Ich weiß, ich muss was ändern, weiß nur noch nicht, was und wie.

Samstag, 23.10.2010 (2 Jahre, Tag 188)
Gleich früh habe ich Benny geholt, dann Karten für die Münchner Freiheit besorgt, Rupert will mit mir gehen. Da freue ich mich sehr drauf.

Nach dem Mittag war ich bei den Eltern, denn es hatte sich eine Bekannte aus meiner Kinderzeit nebst Lebensgefährten angesagt.

Es war ein angenehmer Nachmittag und Abend, war erst gegen 21 Uhr zu Hause. Bin dann auch gleich ins Bett.

Montag, 25.10.2010 (2 Jahre, Tag 190)
Letzte Nacht hat mich Benny aus dem Bett geholt. Ich habe mir den Bademantel übergezogen und bin mit ihm runter. Da hat der kleine Kerl mitten in der Nacht eine Wurst gemacht.

Der kleine Benny hat dann bis viertel neun geschlafen. Da hatte ich auch ausgeschlafen.

Nach Lymphdrainage und einkaufen habe ich mich mit Steffen zum Essen getroffen. Wir waren natürlich in unserer Stammgaststätte. Es war wieder ganz schön, wir haben wieder mal einiges angesprochen.

Den Nachmittag und am Abend bin ich allein, was sehr angenehm für mich ist.

Dienstag, 26.10.2010 (2 Jahre, Tag 191)
Heute früh bin ich in die Schule gefahren, Anni hat anlässlich ihrer Hochzeit ein Frühstück ausgegeben. Es war mal wieder ganz angenehm, die (ehemaligen) Kollegen zu sehen, aber ich war froh, als ich wieder gehen konnte. Es zieht mich momentan nichts hin.

Nach dem Mittag war ich wieder bei der Hautärztin und habe mir erneut zwei Basaliome rausschneiden lassen. Es nimmt kein Ende! Den Nachmittag verbrachte ich zu Hause, war richtig schön.

Mittwoch, 27.10.2010 (2 Jahre, Tag 192)

Nach über zehn Stunden Schlaf habe ich mich aus dem Bett gequält. Ich habe jetzt frühmorgens immer zu tun, dass ich rauskomme.

Dann begann mein »Praxistag«. Erst war ich wieder zur Lymphdrainage, dann habe ich mir beim Hausarzt eine Überweisung für den Orthopäden geholt. Meine rechte Hüfte schmerzt immer mehr, hoffe, bald einen Termin zu bekommen.

Anschließend bin ich noch mal zur Hautärztin, sie hat mir neue Pflaster draufgeklebt.

So kann man seine Tage auch verbringen.

Freitag, 29.10.2010 (2 Jahre, Tag 194)

Habe Mutti heute früh zum Orthopäden nach Limbach gefahren. Sie sollte nachfragen, ob ich auch einen Termin bekommen kann. Da hat er mich gleich drangenommen. Erst war ich zum Röntgen, dann hat er mich untersucht. Es sind in der rechten Hüfte Abnutzungen zu erkennen, aber muss noch nicht operiert werden. Das hat mich erst mal beruhigt, auch wenn die Schmerzen dadurch nicht weniger werden. Aber er hat mir noch manuelle Therapie verschrieben, so kann ich gleich weiter bei meiner Physiotherapeutin bleiben, bei ihr bin ich ja eh wegen meiner Lymphdrainage.

Rupert ist wieder schlecht drauf. Ich weiß, er kann nichts dafür, aber ich halte das auch nicht mehr lange aus. Dann habe ich immer das Gefühl, ich würde ihn mehr stören als ihm helfen. Was wird das noch?

Samstag, 30.10.2010 (2 Jahre, Tag 195)

Heute Vormittag klingelte bei mir das Telefon. Es war Marina dran. Ich wusste nicht sofort wer, aber ich kenne nur eine Marina aus Kindertagen. Und sie war es wirklich. Sie war mit ihrem Lebensgefährten da, wollte sich Stätten ihrer Kindheit ansehen. Ich habe mich riesig über diese Überraschung gefreut. Sie wusste noch so viel von früher, das war beeindruckend. Wir wollen uns nicht wieder aus den Augen verlieren, würde mich sehr freuen, und uns mal besuchen, um etwas gemeinsam zu unternehmen.

Sonntag, 31.10.2010 (2 Jahre, Tag 196)

Habe gut geschlafen. Dadurch, dass letzte Nacht die Zeit um eine Stunde zurückgestellt wurde (Winterzeit), nahm ich mir auch richtig Zeit.

Habe meinen Koffer gepackt, paar E-Mails beantwortet, Haare gewaschen usw. Eben mal nur um mich gekümmert.

Rupert will schon am Nachmittag da sein, wir wollen evtl. noch bisschen durch Chemnitz bummeln. Würde mich freuen. Morgen wollen Rupert, die Eltern und ich ins Erzgebirge fahren. Hoffentlich wird es ein schöner Ausflug, brauche momentan keinen Stress.

Montag, 01.11.2010 (2 Jahre, Tag 197)

Erst war ich zur Lymphdrainage. Auf dem Weg dorthin haben wir einen Unfall mit einem Verletzten gesehen. Das hat mich total aus der Fassung gebracht.

Aber der Tag war dann recht schön. Wir waren erst in der Tschechei, dann schön Mittag essen. Dann sind wir nach S. gefahren, haben uns die Holzkunst angesehen und noch Kaffee getrunken. Wir haben die Eltern erst gegen 18 Uhr zu Hause abgesetzt und sind dann nach Chemnitz gefahren.

Gegen 19 Uhr waren wir in der Stadthalle. Ich hatte uns Karten für die Münchner Freiheit gekauft. Es war ein sehr schönes Konzert.

So nebenbei habe ich Rupert gefragt, ob wir in diesem Jahr wenigstens Silvester zusammen sind, und paar Tage um Silvester herum. Da hat er wieder sehr komisch reagiert und eher abgelehnt. Ich war stinksauer. Habe dann zu ihm gesagt, dass er mir das beim nächsten Mal sagen soll, sonst suche ich mir was anderes. Notfalls buche ich eine Reise. Denn so wie im letzten Jahr möchte ich es nicht mehr. Dort war ich total depressiv.

Sonntag, 07.11.2010 (2 Jahre, Tag 203)
Das Frühstück fand nach längerer Zeit wieder mal in »Familie« statt. Aber die Jahreszeit macht mir sehr zu schaffen. Ich habe zwar meine Engel erneut aufgebaut, aber wenn ich an die blöde Vorweihnachtszeit denke, kriege ich schlechte Laune. Es fehlt mir, dass ich mit niemandem planen kann, dass keiner wirklich mehr mein Partner, meine Bezugsperson ist. Mir ist klar, dass das Rupert nicht sein will.

Meine Knochen, Gelenke oder was weiß ich was haben mir wieder sehr wehgetan. Weiß auch nicht, was das noch werden soll.

Montag, 08.11.2010 (2 Jahre, Tag 204)
Hatte wieder einen blöden Traum. Die Schule lag auf einem Berg und ich kam nicht rauf. Als ich endlich oben war, hatte ich verschmutzte Unterlagen. Ich hatte keine Kraft mehr und es war totales Chaos. Alle sind um mich herumgerannt, keiner konnte mir sagen, wo ich hin soll. Furchtbar!

Als ich aufgewacht bin, war ich froh, dass es nur ein Traum war.

Am Nachmittag ging ich mit Ilona zu einer Versammlung der Behindertenvertretung. Es war sehr interessant.

Mittwoch, 10.11.2010 (2 Jahre, Tag 206)
Als ich gestern Abend das Pflaster von meiner Naht auf dem Dekolleté abzog, gab es einen Stich und die Naht war wieder auf. Es hat auch geblutet.

Also bin ich heute früh, nachdem ich die Eltern zum Arzt gefahren habe, wieder zur Hautärztin. Sie versucht, durch Verkleben das Ganze noch mal hinzubekommen.

Wie mich das alles nervt.

Rupert schreibt mir ganz liebe SMS. Er hat wohl wieder ganz schön für mich eingekauft. Da kann er sich nicht bremsen. Aber ich freue mich, dass er an mich denkt.

Sonntag, 14.11.2010 (2 Jahre, Tag 210)
Gestern Abend war ich zum Klassentreffen. Es war wirklich schön. Es war wieder der »harte Kern« da. Der Abend war so kurzweilig, dass ich kurz vor elf das erste Mal auf die Uhr gesehen habe. 24 Uhr lag ich im Bett und habe heute bis kurz vor 10 Uhr dort zugebracht.

Als wir unser letztes Klassentreffen vor zwei Jahren hatten, war ich das erste Mal ohne Perücke in der Öffentlichkeit. Im Vergleich zu dieser Zeit geht es mir heute doch schon besser.

Dienstag, 16.11.2010 (2 Jahre, Tag 212)
Habe in Ruhe gefrühstückt und anschließend im ganzen Haus Fenster geputzt. Zwischendurch legte ich immer mal eine Pause ein, trotzdem bin ich gut vorangekommen.

Abends war ich mit Mutti in der Markuskirche in Chemnitz zu einem Konzert mit Nicole. War wirklich schön. Wir haben uns zusammen richtig wohlgefühlt. Gegen halb elf waren wir wieder zu Hause.

Mittwoch, 17.11.2010 (2 Jahre, Tag 213)
Habe gut geschlafen. Dann beschäftigte ich mich wieder mal ausführlich mit Tai-Chi. Im Bad habe ich mich, so gut es ging, geduscht. Da ich immer noch ein riesiges Pflaster auf dem Dekolleté habe, geht das alles nur bedingt.

Nach dem Frühstück hat Rupert angerufen. Er kommt nächsten Dienstag oder Mittwoch und bleibt bis Samstag. Darüber freue ich mich sehr. Habe ihn lange nicht gesehen.

Am Nachmittag besuchte ich mit Ilona Saskias Grab. War schon ziemlich emotional. So richtig kann ich das nicht an mich ranlassen.

Anschließend waren wir noch Kaffee trinken. Wir haben lange gequatscht.

Donnerstag, 18.11.2010 (2 Jahre, Tag 214)
Bin früh mit den Eltern nach Dresden gefahren. Es ging auch gut voran bis zum Parkhaus. Das war nämlich besetzt. Aber wir haben dann doch noch einen Platz bekommen. In der Klinik musste ich drei Stunden warten, bis ich endlich dran war.

Aber es war alles mit den Blutwerten in Ordnung. Mit den Schmerzen usw. muss ich eben zurechtkommen.

Bin dann wieder zurück nach Chemnitz gefahren. Dort traf ich mich mit einer Bekannten beim Italiener. Ich habe sie eingeladen, weil sie mir immer die Post nach Isny nachgeschickt hat.

Der Abend war richtig klasse. Gegen 20 Uhr war ich zu Hause.

Samstag, 20.11.2010 (2 Jahre, Tag 216)
Habe den Vormittag mit den Kindern noch irgendwie rumgebracht. Michi hat ein paar Sachen vom Boden geholt, sodass ich ein bisschen weihnachtlich schmücken kann. Evi hat sich auch gleich noch was rausgesucht. Ich brauche hier im Haus eh nichts mehr.

Am Nachmittag war ich mit Ilona bei BMW, es wurde der neue X3 vorgestellt. Wir haben eine Offroad-Fahrt mitgemacht, war total klasse. Aber ich habe zwischenzeitlich gedacht, wir fallen um. Wir zwei Weiber hatten unseren Spaß dabei.

Sonntag, 21.11.2010 (2 Jahre, Tag 217)
Habe richtig gut ausgeschlafen. Zum Frühstück gab es allerdings gleich erst mal etwas Stress mit meinem Mann. Ich hatte ihn bezüglich eines kleinen Hundes gefragt, den ich mir aus einem Tierheim holen wollte. Das hat er total abgelehnt. Also kann ich mir den auch nicht zulegen. Es piept mich langsam an. Alles, was mir Freude machen würde, lehnt er ab.

War mit den Eltern essen und dann unternahmen wir noch einen kleinen Ausflug ins K...-Land. War noch mal richtig schön, ab morgen soll der Winter Einzug halten.

Mittwoch, 24.11.2010 (2 Jahre, Tag 220)
Der gestrige Abend mit Rupert in unserer kleinen Wohnung war sehr schön. Ich hatte alles weihnachtlich geschmückt und habe mich selbst wohlgefühlt. Als Rupert kam, stand er wie der Weihnachtsmann vor mir. Er hatte mir wirklich richtig tolle Sachen aus Mailand mitgebracht. Blusen, Sommermantel, Sandalen, Wellnessanzug, Stiefel, Tasche, Schal. Bis auf die Jeans hat auch alles prima gepasst.

Samstag, 27.11.2010 (2 Jahre, Tag 223)
Wir haben gut geschlafen und gemütlich gefrühstückt.

Als der Abschied nahte, habe ich Rupert noch mal wegen Silvester gefragt. Er will auf jeden Fall nicht mit mir zusammen sein. Alles, was ich vorgeschlagen habe, hat er abgelehnt.

Ich konnte nur noch heulen und bin losgefahren.

Ich lasse es nun dabei, kümmere mich aber um eine andere Gesellschaft zu Silvester. Wäre schön, wenn es mir gelingen würde, sonst garantiere ich für nichts. Ich habe mich lange nicht mehr so allein gefühlt wie heute.

Donnerstag, 02.12.2010 (2 Jahre, Tag 228)
Es hat heute Nacht wie irre geschneit. So viel in einer Nacht habe ich bestimmt noch nicht gesehen. Also haben mein Mann und ich erst mal Schnee geschippt. Mir sind bald die Finger angefroren. Ich habe dann kein Gefühl mehr drin.

Am Nachmittag war ich zur Weihnachtsfeier des Lehrerverbandes in H. Es war recht schön und vor allem mal was anderes. Aber ich war auch froh, als ich wieder zu Hause war.

Rupert ist wieder ganz schlecht drauf, ist ganz depressiv. Dann mache ich mir solche Sorgen um ihn.

Freitag, 03.12.2010 (2 Jahre, Tag 229)
Heute war ich bei meiner Psychologin. Sie hat mir klargemacht, dass es Menschen gibt, die einfach solche Feiertage wie Silvester

nicht begehen wollen. Ich soll mir für den Tag einfach was anderes suchen. Das werde ich nun machen, ich hoffe, dass mir was einfällt. Vielleicht stelle ich mich für einen guten Zweck zur Verfügung, z. B. im Tierheim.

Abends habe ich mich mit meiner Schulfreundin aus Kindertagen getroffen. Wir waren gemeinsam essen und haben uns richtig schön unterhalten. Das wollen wir bald mal wieder machen. Schön, wenn man sich nach so langer Zeit immer noch was zu sagen hat.

Montag, 06.12.2010 (2 Jahre, Tag 232)

Nachdem ich zur Lymphdrainage war, habe ich noch ein paar Wege erledigt. Dann bin ich nach Hause gefahren. Mein Bein schmerzt und ich hatte auch gar keine richtige Lust, noch irgendwohin zu fahren.

Am Vormittag nahm ich mir Zeit, um Weihnachtspäckchen zu packen. Bin dieses Jahr schon richtig gut.

Zu Hause habe ich bisschen Haushalt gemacht und dann ein Energie-Bild für Evi gemalt. Sie hat sich eins zu Weihnachten gewünscht.

Mein rechtes Bein schmerzt immer mehr, hoffentlich habe ich mir da nicht was Ernsthaftes zugezogen.

Donnerstag, 09.12.2010 (2 Jahre, Tag 235)

Bin gleich früh mit den Eltern einkaufen gefahren. In dieser Nacht hat es so viel geschneit, es lagen Mengen. Es war heute ein Spaß mit dem Auto zu fahren, denn es wühlt sich wirklich richtig durch den Schnee und hält die Spur.

Am Nachmittag malte ich noch zwei Bilder. Eins will ich meiner Psychologin schenken, das andere habe ich für Steffen zum Geburtstag gemalt. War für mich eine richtige Freude. Hätte mir vor der Krankheit nie vorstellen können, dass mir das Malen Spaß macht.

Freitag, 10.12.2010 (2 Jahre, Tag 236)
Ich habe noch ein weiteres Bild mit dem Titel »In der Ruhe liegt die Kraft« gemalt. Das möchte ich meiner Physiotherapeutin geben. Die Praxis ist gerade neu gemalert worden, da würde das Bild vielleicht ganz gut passen. Frau R. versorgt mich immer mit Getränken während der Behandlung, da soll es ein kleines Dankeschön sein.

Montag, 13.12.2010 (2 Jahre, Tag 239)
Hatte heute mächtig zu tun. 8 Uhr Dr. T., 9 Uhr Physiotherapie, 14.15 Uhr Frauenarzt, 15.15 Uhr Kosmetik. Ich war froh, als ich dann wieder zu Hause war. Hat mich ganz schön angestrengt. Wenn ich daran denke, dass ich wieder arbeiten möchte, das ginge im Moment gar nicht.

Ich habe dann noch meine Sachen für morgen gepackt, da ziehe ich ja wieder für paar Tage nach Chemnitz.

Donnerstag, 16.12.2010 (2 Jahre, Tag 242)
Mitternacht hat mir Rupert noch zu meinem 53. Geburtstag gratuliert.

Nach dem Frühstück sind wir zu den Eltern gefahren, haben sie abgeholt und sind mit ihnen nach Z. gefahren. Es lag massig Schnee und war sehr kalt, aber es war ein schöner Wintertag. Wir waren gemütlich essen und dann noch auf dem Weihnachtsmarkt. Nachmittags haben wir sie zu Hause wieder abgeliefert und sind nach Chemnitz gefahren.

Dort zogen wir uns schnell um und sind nach R. gefahren. Wir trafen uns mit Ilona und Uwe, waren gemeinsam essen. Dann sind wir in die Stadthalle nach L. gefahren. Wir sahen das Programm »Baumann und Klausen – die Wende in 90 Minuten«. Es war herrlich, wir haben herzlich gelacht. Die beiden hatten mir die Karte zum Geburtstag geschenkt. Wieder zurück in der Wohnung, da war ich irgendwie total traurig. Ich wusste, es ist unser letzter Tag in diesem Jahr. Als Rupert mich fragte, warum ich so traurig bin, habe ich nur geheult.

Freitag, 24.12.2010 (2 Jahre, Tag 250)
Heiligabend 2010

Bin in aller Ruhe aufgestanden. Der gestrige Abend in der Sauna war recht schön. Habe mich in der Sauna ziemlich wohlgefühlt und werde auch am kommenden Dienstag mit nach E. fahren. Da hat die Saunatruppe ein gemeinsames Ritual gebucht. Da ich weiß, dass Maja und Steffen dabei sind, mache ich auch mit.

Mittags waren wir bei den Eltern, haben noch Kaffee getrunken und beschert. Dann bin ich wieder nach Hause, die Kinder zu Maja und Steffen, Evis Eltern.

Oma und Opa haben Michi und mir Geld geschenkt. Das freut mich sehr. Vielleicht kaufe ich mir wirklich einen Hund.

Den Rest des Abends bin ich allein zu Hause, ist auch gut so.

Samstag, 25.12.2010 (2 Jahre, Tag 251)

In der Nacht hat es wahnsinnig viel geschneit. Ich habe mehrmals geschippt, es war anstrengend, aber mir wurde auch bewusst, dass ich es allein schaffe.

Mittags hatte ich Oma und Opa zum Essen eingeladen.

Am Nachmittag sind wir zu Maja und Steffen gefahren. Steffen hatte seinen 44. Geburtstag. Wir haben mit zehn Leuten geknif-felt, hat richtig Spaß gemacht.

Nach dem Abendessen sind wir wieder heimgefahren. Ich war dann auch ganz schön geschafft.

Es hat Massen von Schnee runtergehauen, ich kann mich nicht entsinnen, dass ich jemals so viel gesehen habe.

Montag, 27.12.2010 (2 Jahre, Tag 253)

Habe wieder lange geschlafen und mich dann um den Haushalt gekümmert. Hat mir auch mal gutgetan.

Mario, ein Bekannter, den ich gefragt hatte, was er Silvester macht, hat mir heute geschrieben, dass er für Silvester einen Tisch reserviert hat, wo wir gemeinsam essen können. Er hat auch nichts anderes vor und so sind wir an diesem Abend beide nicht allein.

Dienstag, 28.12.2010 (2 Jahre, Tag 254)

Am Vormittag war ich noch mit den Eltern einkaufen und mittags ging es mit der Saunatruppe nach E.

Die Fahrt dauerte zwar wegen Stau auf der Autobahn etwas länger, aber es war ganz schön.

Wir hatten ja das Ritual gebucht und wurden mit Birkenzweigen ausgepeitscht. Mal was anderes und lustig.

Als ich gegen 23 Uhr im Bett lag, war ich total fertig. Ich habe tief geschlafen.

Freitag, 31.12.2010 (2 Jahre, Tag 257)
Silvester 2010

Habe noch ein bisschen im Haushalt gearbeitet und mir dann meine Sachen rausgesucht, die ich heute Abend anziehen möchte.

Dann nahm ich noch ziemlich viele Grüße entgegen, per Mail und SMS.

Rupert hat auch schon mehrmals angerufen, es geht ihm nicht so gut. Wenn ich ehrlich bin, mir auch nicht. Ich komme mir nach wie vor allein vor, und zwar in meiner Seele.

Ich werde heute zu dem Essen gehen und mir einen schönen Abend machen. Vielleicht kann ich etwas abschalten.

Samstag, 01.01.2011 (2 Jahre, Tag 258)
Neujahr 2011

Heute beginnen wieder 365 neue Tage.

Der gestrige Abend war wirklich schön. Mario war schon da, wir sind dann in die »Abtei-Stuben« gegangen. Wir haben schön gegessen, am Anfang auch ein Glas Sekt getrunken und geredet.

Es war wirklich ganz nett mit ihm und wir beide waren nicht allein.

Bekam gestern bzw. heute SMS und Mails. Das hat mich sehr gefreut.

Eine ehemalige Schülerin hat mir auch wieder geschrieben, wie jedes Jahr. Darüber freue ich mich immer besonders.

Den Abend verbringe ich vor Kamin und Fernseher. Auch mal ganz schön.

Sonntag, 02.01.2011 (2 Jahre, Tag 259)

Bin heute erst 10.30 Uhr aufgestanden. Da reißt was ein. Aber ich kann mir ja genug Zeit nehmen. Nachdem ich ein paar Kleinigkeiten erledigt hatte, habe ich mich auf ins Tierheim gemacht. Ich bin als »Gassi-Gänger« eingewiesen worden. Es war schön und anschließend bin ich mit Falco noch spazieren gegangen.

Danach traf ich mich noch mit Mario, wir waren noch gemeinsam Kaffee trinken.

Mittwoch, 05.01.2011 (2 Jahre, Tag 262)

Gestern Abend war es mit Rupert sehr schön. Wir haben gut gegessen und haben es uns gemütlich gemacht.

Wir haben dann einige Sachen erledigt und nachmittags waren wir im Tierheim, aber Falco war nun auch schon reserviert. Am kommenden Montag darf ich mir neu angekommene Hunde ansehen.

Donnerstag, 06.01.2011 (2 Jahre, Tag 263)

Sind relativ früh aufgestanden, um nach Dresden zu fahren. Ich hatte wieder mal Kontrolltermin in der Uniklinik. Schon im Verkehrsfunk haben wir von einer Vollsperrung auf der Autobahn gehört. Also hat Rupert die »dynamische Route« eingegeben und die hat uns um den Stau rumgeleitet.

Ich war pünktlich in Dresden und auch recht schnell dran.

Es war alles in Ordnung und ich erneut beruhigt.

Wir haben dann noch eine ganze Zeit in Dresden zugebracht. Es war schön, mal durch die Geschäfte zu bummeln.

Freitag, 07.01.2011 (2 Jahre, Tag 264)

Wir waren ein weiteres Mal in der Tschechei, Rupert hatte wieder einigen Leuten versprochen, Zigaretten mitzubringen. Er selbst hat nämlich schon ein paar Wochen nicht mehr geraucht. Das finde ich übrigens sehr toll.

Abends haben wir uns noch mit Ilona und Uwe im Röhrsdorfer Hof getroffen, Uwe hatte 50. Geburtstag. Es war italienischer Abend und wir hatten gute Stimmung.

Samstag, 08.01.2011 (2 Jahre, Tag 265)

Wir haben richtig lange geschlafen und erst gegen 10.30 Uhr gefrühstückt. Es war mal herrlich. Dann sind wir ins CC gefahren, Rupert hat mir tolle Stiefeletten gekauft. Darüber freute ich mich sehr.

Nachmittags waren wir im Tierheim und ich sah mir die Neuzugänge an. Aber so richtig hat es noch nicht gefunkt.

Den Abend verbrachten wir mit Steffen und Maja in einer urigen Kneipe in Chemnitz. Auch dieser Abend war sehr schön. Zu Hause haben wir es uns dann noch vor dem Fernseher gemütlich gemacht.

Dienstag, 11.01.2011 (2 Jahre, Tag 268)

Am Nachmittag habe ich Vati die Haare geschnitten und bin dann zu einer Veranstaltung des Lehrerverbandes gefahren. Es ging um Mode und Stilberatung und war sehr unterhaltsam und interessant. Abendessen gab es auch, war also rundum sehr schön. Da ging es mir so durch den Kopf, was ich alles mit den Schneider-Azubis machen könnte. Aber erstens bin ich einfach noch nicht in der Lage, wieder arbeiten zu gehen, und zweitens wird es in unserer Schule voraussichtlich keine Schneider mehr geben.

Mittwoch, 12.01.2011 (2 Jahre, Tag 269)
Heute früh habe ich mich mit Wolfram per Skype getroffen. Wir haben uns um die Organisation unseres Treffens in Isny-Neutrauchburg gekümmert.

Patienten der letzten Reha und wir hatten die Idee, dass wir uns mal alle wieder treffen wollen. Darauf freue ich mich schon sehr, aber es ist auch noch viel Arbeit zu erledigen.

Dann war ich wieder zur Lymphdrainage. Das ist wirklich mal eine angenehme Therapie.

Nachdem ich mit den Eltern einkaufen war, habe ich mich um meinen Reha-Antrag gekümmert. Ich habe alles vorbereitet, wenn ich die Zuarbeit von Dr. R. habe, schicke ich ihn ab. Dann kann ich nur hoffen, dass alles gut durchgeht und ich nicht erst in Berufung gehen muss.

Donnerstag, 13.01.2011 (2 Jahre, Tag 270)
1000. Tag nach der Transplantation!
Habe wieder lange geschlafen. Ich komme einfach nicht mehr aus dem Knick.

Gestern Abend haben Rupert und ich über seinen neuen Hund gesprochen, den er sich eventuell holen will. Er war richtig aufgekratzt vor lauter Vorfreude.

Heute Abend will ich in der Sauna Eierlikör ausgeben, auf meinen 1000. Tag nach der Transplantation.

Habe gestern Abend die Referentin vom Dienstag angeschrieben, wollte ihr sagen, wie schön ihre Veranstaltung war, und sie hat mir mitgeteilt, was eine Typ-Beratung bei ihr kosten würde. Das werde ich wohl machen. Das leiste ich mir.

Freitag, 14.01.2011 (2 Jahre, Tag 271)
Hatte wieder ein gutes Gespräch bei meiner Psychologin. Wir haben auch über das Verhalten von einigen ehemaligen Bekannten oder Freunden gesprochen. Sie hat mir klargemacht, dass ich die

Zeit nicht mehr zurückdrehen kann. Das ist kein Thema mehr, um darüber nachzudenken. Es ist erledigt.

Zu Hause habe ich außer Ergometer fahren und entspannen nichts weiter gemacht. War auch mal schön.

Mein Mann fährt zu seiner Freundin, so bin ich am Wochenende allein zu Hause und werde es genießen.

Sonntag, 16.01.2011 (2 Jahre, Tag 273)

Habe heute noch mal so richtig schön ausgeschlafen. Nach dem Aufstehen kümmerte ich mich um die Wäsche und die Blumen. Dann habe ich Mittagessen gekocht.

Gegen Mittag rief mich Ilona an. Wir unterhielten uns darüber, dass wir in der Schule informiert werden sollen, dass nun auch Berufsschullehrer verkürzte Arbeitszeiten bekommen. Mich regt der Fall als solcher gar nicht auf, weil ich jetzt eh nichts unterschreibe.

Am Nachmittag war ich mit Michael und Evi im Tierheim. Wir sind noch mal mit Hutch spazieren gegangen.

Heute Nacht kommen zwei Hunde im Tierheim an, die mir gefallen könnten. Morgen gehe ich wieder hin, um mir die beiden anzusehen. Vielleicht klappt es ja. Dann habe ich »nur« noch das Problem mit meinem Mann. Ich weiß noch nicht richtig, wie ich vorgehen soll, denn er will im Haus nicht wieder einen Hund haben. Aber diesen Wunsch würde ich mir so gern erfüllen. Wenn ich doch schon allein wohnen würde.

Montag, 17.01.2011 (2 Jahre, Tag 274)

Nach meinem Vormittagsprogramm und dem Besuch bei meiner Kosmetikerin bin ich ins Tierheim gefahren. Leider ist der kleine Kerl, auf den ich gewartet habe, wegen Husten nicht eingeflogen worden.

Schade! Nun werde ich sehen, wann wieder so was Kleines kommt.

Vormittags war ich noch in der Schule, wir wurden alle gefragt, ob wir verkürzt arbeiten wollen. Ich habe gesagt, dass ich dazu noch keine Aussage treffen kann.

Später bin ich zur Hautärztin gefahren. Leider habe ich schon wieder zwei Basaliome, die im Februar wieder rausgeschnitten werden müssen.

Dienstag, 18.01.2011 (2 Jahre, Tag 275)

Habe heute mit den Eltern einen Wellnesstag gemacht. Wir waren in Bad Schl. Ich zog mein Programm für mich durch und konnte mich recht gut entspannen. Anschließend waren wir noch Mittag essen. Ich war ganz schön geschafft, es ist noch lange nicht so wie vor der Erkrankung.

Da morgen Rupert kommt, waren wir auch gleich noch einkaufen. So haben die Eltern ihre Sachen und ich für die Tage in Chemnitz auch.

Samstag, 22.01.2011 (2 Jahre, Tag 279)

Die Tage mit Rupert waren wieder schön. Nachdem wir unseren Krempel zusammengepackt hatten, sind wir wieder jeder in eine andere Richtung nach Hause gefahren. Da bin ich immer ein bisschen traurig.

Aber vielleicht sollte ich unsere Beziehung so sehen wie Antoine de Saint-Exupéry: »Liebe besteht nicht darin, dass man einander anschaut, sondern darin, dass man gemeinsam in dieselbe Richtung blickt.« Ergänzen könnte ich: »Auch wenn man nicht immer zusammen ist.«

Ich war noch kurz bei den Eltern, und als ich heimkam, waren Michi und Evi da. Ich hatte ja gedacht, sie kommen diese Woche gar nicht. Sie sind aber auch gleich weiter zum Volleyball gefahren.

Am Abend hat das Tierheim noch angerufen, »Bubu« ist da. Ich kann ihn mir morgen ansehen. Sollte es was mit uns werden, muss ich ja dann auch mit meinem Mann sprechen.

Sonntag, 23.01.2011 (2 Jahre, Tag 280)
Mein Gespräch mit meinem Mann war heute so, wie ich es nicht anders erwartet hatte. Er hat mir natürlich untersagt, einen Hund mit ins Haus zu bringen. Ich habe dann schweren Herzens im Tierheim abgesagt. Aber nun bin ich so weit, dass ich mein Leben ändern will.

Am Nachmittag war ich mit Ilona zu einer Naturheilkundemesse. Mir wurde eine Klangschale auf den Schoß gesetzt und der Therapeut hat zu mir gesagt, dass was mit meiner linken Hüfte nicht in Ordnung ist. Da war ich baff. Denn als Kind bin ich da operiert worden. War es nun Zufall oder hatte er das wirklich drauf oder bin ich durch das lange Laufen wieder etwas rumgeeiert und er hat es gesehen? Egal! Es war recht interessant.

Montag, 24.01.2011 (2 Jahre, Tag 281)
War nach der Therapie heute Prospekte für unseren Urlaub in der Türkei holen. Mal sehen, ob wir es diesmal hinbekommen.

Letztes Jahr hat uns ja die Aschewolke einen Strich durch die Rechnung gemacht.

Meinem Mann habe ich gesagt, dass ich eine Lösung für das Haus finden möchte. Es wird zwar nicht einfach sein, alles so umzusetzen, aber vielleicht gelingt mir ja was Gutes.

Heute Nachmittag war ich noch mal im Tierheim. Bin mit Claudine spazieren gegangen. Dann habe ich mir noch Bubu angesehen und wiederum sehr bedauert, dass ich ihn nicht haben darf.

Donnerstag, 27.01.2011 (2 Jahre, Tag 284)
Vormittags habe ich mich mal wieder um paar Schreibarbeiten gekümmert. Muss auch mal sein.

Am Nachmittag war ich im Tierheim. Bin ziemlich straff mit »Hutch« gelaufen, ich hatte richtig rote Wangen.

Ich kaufte dann noch in einem Hofladen nahe dem Tierheim ein, da gibt es total leckere Sachen.

Opa war heute wieder in Glauchau beim Augenarzt. Sie machen ihm keine Hoffnung mehr, sein Augenlicht wird immer schlechter werden. Das ist sehr schwer für ihn, aber auch für Mutti. Es tut mir unendlich leid, dass ich nicht helfen kann.

Samstag, 29.01.2011 (2 Jahre, Tag 286)

Nach dem Aufstehen habe ich beim Bäcker die Bestellung für Michaels Geburtstagsfeier geholt. Dann bin ich zur Post gefahren und habe meine Reha-Unterlagen nach Dresden zu einer Sozialberaterin der Uniklinik gesandt. Sie hatte mich gestern angerufen und mir vorgeschlagen, dass sie alle Unterlagen zur Rentenversicherung schickt.

Das finde ich klasse, da brauche ich nicht warten, bis ich wieder bei Dr. R. bin.

Zu Hause habe ich meinem Mann von meinen Plänen erzählt, das Haus zu übernehmen. Ich will sehen, dass ich das Geld auftreiben kann, um ihn auszuzahlen. Er hat erst mal zugestimmt.

Sonntag, 30.01.2011 (2 Jahre, Tag 287)

Zum Mittag sind wir von Michael zum Griechen in Limbach eingeladen gewesen, Oma, Opa, Evi und ich. Es war sehr schön, auch wenn ich mir wirklich Sorgen um Opa mache. Er ist so sehr depressiv und bildet sich ein, dass er nichts mehr kann, das ist schon erschreckend.

Nach dem Essen sind Evi, Michi und ich noch ins Tierheim. Wir hatten Jarko, einen etwas größeren Hund. Er war ganz lieb und hat nicht einmal gebellt. Hat mir gut gefallen.

Nachmittags haben wir uns bei Oma und Opa zum Kaffee getroffen. Steffen und Maja sind auch dazu gekommen. Wir haben noch eine Runde Kniffel gespielt, dann sind wir alle wieder heimgefahren. Alles in allem hat es mir gefallen.

Mittwoch, 02.02.2011 (2 Jahre, Tag 290)

Gestern Abend ist Rupert nach Chemnitz gekommen. Ich war schon etwas eher in der Wohnung und hatte es mir gemütlich gemacht.

Sind heute mit Ilona zeitig nach Dresden gefahren. Wir hatten ja einen Termin bei Frau B. zur Typberatung.

Es war ein total schöner Tag. Wir haben richtig viel über unser Aussehen gelernt und es ist mir aber auch viel bestätigt worden, dass ich einiges richtig gemacht habe. Wir waren bis 17 Uhr dort. Hinterher waren wir noch beim Mexikaner zum Essen. Uwe ist mit dazugekommen.

Wieder zu Hause angekommen, war ich ganz schön breit.

Donnerstag, 03.02.2011 (2 Jahre, Tag 291)

Über Nacht hatte es auf den gefrorenen Boden geregnet. Die Folge war, dass die Straße ein einziger Eisspiegel war.

Wir haben einige geschäftliche Sachen erledigt und sind am Nachmittag zum Reisebüro gefahren. Dort buchten wir unsere Reise in die Türkei vom 3.5. bis 10.5.11.

Danach waren wir noch im Tierheim und haben uns Jarko angesehen. Er ist ein ganz scheuer Hund. Tut mir irgendwie richtig leid, aber für mich ist er zu groß.

Abends haben wir es uns noch mal vor dem Fernseher gemütlich gemacht.

Samstag, 05.02.2011 (2 Jahre, Tag 293)

Heute schliefen wir nicht so gut, wussten wir doch beide, dass wir uns heute wieder trennen müssen. Aber so ist das nun mal. Also haben wir nach dem Frühstück zusammengeräumt und sind jeder in eine andere Richtung heimgefahren.

Als ich zu Hause war, war ich zum Glück allein. Mein Mann war zu seiner Freundin gefahren. Ich war unheimlich froh. Ich habe Zeitung gelesen und relaxt, war mal richtig schön.

Montag, 07.02.2011 (2 Jahre, Tag 295)
Gleich früh habe ich in Dresden bei der Sozialarbeiterin angerufen, sie hat meinen Reha-Antrag heute abgegeben. Also werde ich jetzt darauf warten, wie die Entscheidung der Rentenversicherung ausfällt. Am liebsten wäre es mir, ich würde die Reha bekommen, dann würde ich versuchen, sie in den Juni zu legen. Denn das erste Juniwochenende bin ich zu unserem Reha-Treffen in Isny.

Am Nachmittag war ich bei der Lymphdrainage, hat wieder richtig gutgetan. Immerhin war ich jetzt über eine Woche nicht.

Dienstag, 08.02.2011 (2 Jahre, Tag 296)
Habe mich heute mit Ilona zum Frühstück in einem Café getroffen. Wir haben schön gequatscht und eine Kleinigkeit für den 65. Geburtstag unserer ehemaligen Schulsekretärin vorbereitet.

Dann waren wir noch einkaufen.

Am Nachmittag war ich wieder im Tierheim. Oma und Opa waren auch mit. Wir sind mit Jarko gelaufen. Die Sonne hat geschienen, das hat richtig Spaß gemacht. Ich hätte schon wirklich gern einen Hund. Vielleicht fahre ich morgen wieder hin. Tut mir gut.

Mittwoch, 09.02.2011 (2 Jahre, Tag 297)
Am Nachmittag bin ich wieder ins Tierheim gefahren und bin mit Jarko ganz schön schnell und weit gelaufen. Hat gutgetan.

Abends absolvierte ich noch eine Einheit auf dem Ergometer, dann war es für den Tag genug. Ich bin dann früh ins Bett und war auch sehr schnell müde. Ich hatte sogar meine Psychotablette vergessen, die nahm ich dann noch in der Nacht.

Montag, 14.02.2011 (2 Jahre, Tag 302)
Hatte wieder ein gutes Gespräch bei meiner Psychologin. Sie hat mich darin bestärkt, dass ich endlich die Trennung von meinem Mann vorantreibe. Sie rät mir zur Scheidung.

Später habe ich mich mit Ilona im CC getroffen. Sie sagte mir, dass sie was für mich hätte. Als ich ankam, überreichte sie mir einen riesigen Blumenstrauß mit weißen Rosen und Lilien. In der Mitte steckten eine rote Rose und ein rotes Herz. Rupert hatte es in Auftrag gegeben. Ich war total baff und habe mich riesig gefreut. Was für eine tolle Überraschung!

Nachmittags war ich noch mit Mutti im Tierheim. Wir unternahmen wieder einen schönen Spaziergang.

Dienstag, 15.02.2011 (2 Jahre, Tag 303)

Ich bin zu den Eltern gelaufen, weil ich heute mal nicht aufs Fahrrad wollte. Mir tun nämlich meine Knochen weh und ich weiß nicht warum.

Habe heute von der Rentenversicherung den Eingang meines Reha-Antrags bestätigt bekommen. Mal sehen, ob ich eine Zusage bekomme, sonst muss ich in Widerspruch gehen.

Heute fand ich eine Hundeart, wo ich mir sicher bin, dass ich mir so einen Hund hole. Einen Bichon Frisé: einfach süß.

Donnerstag, 17.02.2011 (2 Jahre, Tag 305)

Als ich zu Hause war und meinen Mann gefragt habe, wann wir miteinander sprechen wollen, einigten wir uns, dies morgen Mittag zu tun. Seit dem bin ich ganz schön aufgeregt.

Am Nachmittag war ich noch bei meiner Psychologin, die hat mir noch den letzten Schliff für mein Gespräch mit meinem Mann gegeben.

Abends war ich mit Ilona beim »Rentnertreff«. Eingeladen hatte unsere ehemalige Schulsekretärin, sie hat ihren 65. Geburtstag nachgefeiert. War richtig schön, mal die alten Kollegen wieder zu treffen.

Auf dem Heimweg hat es geschneit wie irre. Es war total glatt und ich war froh, als ich daheim war.

Freitag, 18.02.2011 (2 Jahre, Tag 306)
Den ganzen Vormittag war ich schon sehr unruhig, weil ja heute das Gespräch mit meinem Mann anstand. 12.30 Uhr wollten wir reden.

Er kam ins Wohnzimmer, ohne Stift und ohne Zettel, auch ohne das Schriftstück, was ich ihm gegeben habe.

Er brauche nichts, weil er mit allem nicht einverstanden wäre.

Ich könne ja die Scheidung einreichen.

Daraufhin schrieb ich heute meiner Rechtsanwältin, dass sie mir mitteilen soll, was ich für die Einreichung der Scheidung machen soll. Dann veranlasse ich das.

Frau M. hat mir geschrieben, was ich alles bereitlegen soll und dass wir am Montag telefonieren.

Ich will so nicht mehr leben, möchte endlich wieder mein Leben vollkommen selbst bestimmen.

Sonntag, 20.02.2011 (2 Jahre, Tag 308)
War schon mal um 6 Uhr wach, weil mir so viel durch den Kopf geht. Aber dann bin ich doch wieder eingeschlafen.

Ich muss es für (!) mich und nicht (!) gegen meinen Mann tun.

Montag, 21.02.2011 (2 Jahre, Tag 309)
Ich habe schlecht geschlafen, war immer wieder wach. Ich dachte viel darüber nach, was die Zukunft für mich bringen wird. Heute sprach ich mit der Rechtsanwältin, Frau M., über meine Scheidung.

Habe heute noch meine Sachen zusammengepackt. Rupert ist schon in O. und wird am Nachmittag in Chemnitz sein. Er war fast drei Wochen nicht da, ich freue mich auf ihn.

Um 18 Uhr haben wir uns mit Ilona und Uwe beim Inder getroffen. Dort haben wir sehr gut gegessen. Es war wieder ein schöner Abend.

Dienstag, 22.02.2011 (2 Jahre, Tag 310)
Am Vormittag hat mich Rupert zur Hautärztin gefahren. Es wurden mir wieder zwei Basaliome herausgeschnitten. Irgendwie ist es schon Routine geworden. Eigentlich schlimm. Dann sind wir noch nach W. gefahren und haben uns mit Bekannten von Rupert getroffen.

Gegen 21 Uhr waren wir wieder in der Wohnung und beide wie erschlagen. Wir haben dann noch Fernsehen geguckt und dann geschlafen. Als ich so über dem Einschlafen war, habe ich mir wieder die Frage gestellt. Geht das Leben weiter? Vor allem: Wie geht das Leben weiter?

Freitag, 25.02.2011 (2 Jahre, Tag 313)
Ich habe nicht gut geschlafen. Meine Arme waren so fest eingepackt mit Binden, dass ich richtig geschwitzt habe.

Nach dem Frühstück bin ich wieder zur Hautärztin gefahren. Es sieht so weit ganz gut aus. Sie sagte mir, dass sie noch eine Patientin hat mit der gleichen Ursprungserkrankung wie ich, und die hat nicht ein Basaliom. Ich dagegen so viele.

Dann habe ich mich noch kurz mit Rupert im CC getroffen, dort haben wir uns wieder mal voneinander verabschiedet.

Als ich wieder zu Hause war, bin ich einfach in das Zimmer meines Mannes gegangen und habe noch mal versucht, mit ihm zu sprechen. Er hat mir dann auch zugesagt, dass er sich Gedanken über das macht, was er haben möchte.

Ich sagte ihm, dass ich nun die Scheidung einreiche. Ich habe auch gesagt, dass ich schon wegen Michael viel dafür geben würde, dass wir uns friedlich einigen. Mal sehen, ob es was wird.

Montag, 28.02.2011 (2 Jahre, Tag 316)
Habe heute Nacht ganz schlecht geschlafen. Ich hatte wieder wahnsinnige Schmerzen im rechten Bein. Musste sogar gegen Morgen noch eine Schmerztablette nehmen.

Nach der Physiotherapie bin ich heimgefahren und habe mich ausschließlich um die Scheidung gekümmert. Ich habe alles, was mir einfiel, kopiert und an die Rechtsanwältin, Frau M., geschickt.

Als ich den Brief per Einschreiben aufgegeben hatte, fühlte ich mich richtig leicht. Zu Hause habe ich gleich noch die Gerichtskosten bezahlt, sodass ich da auch auf dem Laufenden bin.

Dienstag, 01.03.2011 (2 Jahre, Tag 317)

Gestern Abend hat mir Rupert noch gesagt, dass er schon heute kommt. Das freut mich sehr, auch wenn ich morgen trotzdem nach B. zur Therapie muss.

So packte ich gleich am Vormittag meine Sachen.

Dann war ich beim Friseur, habe mir die Haare wieder tönen lassen. Anschließend bin ich zum Essen zu den Eltern und danach sind wir einkaufen gefahren. So haben wir das für diese Woche auch gleich erledigt.

Mittwoch, 02.03.2011 (2 Jahre, Tag 318)

Gleich früh bin ich zur Physiotherapie in B. gewesen. Anschließend haben wir die Eltern zum Arzt gefahren.

Am Nachmittag waren wir im Kino und haben uns den neuen Film mit Till Schweiger angesehen: »Kokowääh.« War schön zum Lachen.

Abends blieben wir in der Wohnung und haben es uns gemütlich gemacht.

Freitag, 04.03.2011 (2 Jahre, Tag 320)

Habe heute früh erfahren, dass die Scheidung frühestens nächste Woche eingereicht wird, weil Frau M. im Urlaub ist. Hoffentlich macht sie es dann bald, dass ich wieder mit meinem Leben besser planen kann.

Am Abend waren wir in der Stadthalle bei »Cavemann«. Es war superlustig. Richtig schöner Blödsinn.

Samstag, 05.03.2011 (2 Jahre, Tag 321)
Habe wieder gut und fest geschlafen. Aber beim Aufwachen war ich dann doch etwas traurig. Denn Rupert ist ja wieder heimgefahren – und ich auch.

Bin dann nachmittags zu den Eltern gelaufen. Wir haben gemeinsam Kaffee getrunken. Es war schön, an der frischen Luft spazieren zu gehen.

Rupert hat mich angerufen, dass er gut zu Hause angekommen ist. Da bin ich immer erst mal beruhigt.

Nachmittags war ich mit Mutti im Tierheim. Wir sind mit Jarko gegangen. Der arme Kerl ist wieder im Tierheim gelandet, er hat sich mit den Katzen seines neuen Herrchens nicht vertragen. Dabei ist er so lieb.

Nach dem Kaffeetrinken bei den Eltern bin ich nach Hause und habe mal wieder auf meinem Ergometer trainiert. Ich muss es unbedingt schaffen, mal ein paar Pfunde abzubauen. Diese Gewichtszunahme stinkt mich an.

Dienstag, 08.03.2011 (2 Jahre, Tag 324)
Der Besuch bei Dr. R. in Dresden war recht gut. Die Werte sind stabil, aber mein Eisenanteil im Blut ist zu hoch. Das kommt von den vielen Blutübertragungen. Eventuell muss mir im Herbst Blut abgenommen werden.

Welch ein Hohn.

Nun hoffe ich, diese Woche noch eine positive Antwort auf meinen Reha-Antrag zu bekommen.

Ich würde mich freuen, ohne Schwierigkeiten eine Zusage zu erhalten.

Am Nachmittag bin ich abermals ins Tierheim gegangen und habe mit Jarko eine Runde gedreht. Danach war ich aber ganz schön k. o.

Mittwoch, 09.03.2011 (2 Jahre, Tag 325)
Der Tag fing für mich nicht so gut an. Ich erhielt von der Rentenversicherung eine Absage für meine Reha. Ich habe zwar damit gerechnet, trotzdem war ich erst mal traurig.

Sprach dann aber mit Dr. O. in Isny und Dr. R. in Dresden, mal sehen, ob es mit deren Hilfe klappt. Rupert hat mir einen Widerspruch geschrieben, den ich gleich zum Verschicken fertigmachte.

Dann habe ich mich heute darum gekümmert, dass Opas Antrag auf einen Schwerbehindertenausweis abgegeben werden konnte. Hat auch geklappt.

Dann holte ich mir noch die Berichte von der Hautärztin und schickte diese an die Rentenversicherung. Mal sehen, ob ich nun einen anderen Bescheid bekomme. Ich möchte so gern noch mal in Isny zur Reha sein.

Heute Abend will ich mal wieder in die Sauna gehen. Meine Narben an den Armen müssten ja nun langsam verheilt sein, außerdem habe ich ja Duschpflaster drauf.

Samstag, 12.03.2011 (2 Jahre, Tag 328)
Nach dem verspäteten Aufstehen bin ich ins Tierheim gegangen und wieder eine Runde gelaufen. Es war herrlich, die Luft, so richtig wie Frühling.

Zu Hause habe ich mich ein bisschen um »mein« Grundstück gekümmert: störende Äste von den Bäumen geschnitten, dann ein paar Büsche geschnitten und Verschiedenes aufgeräumt. Es hat mir Spaß gemacht, aber ich war dann auch ganz schön fertig.

Am Nachmittag saß ich an der Nähmaschine, ich habe mir einen Rock geändert.

Ich genoss diesen Tag, es war wieder mal einer ganz für mich.

Für nächste Woche habe ich mich bei zwei Hundezüchtern angemeldet, mal sehen, was das für Wusel sind.

Montag, 14.03.2011 (2 Jahre, Tag 330)
Nach der Physiotherapie war ich bei der Hautärztin Fäden ziehen. Zur Sicherheit hat sie mir noch mal für eine Woche Strips aufgeklebt.

Als ich nach Hause kam, war mein Mann da. Ich habe ihn gefragt, ob er sich mal Gedanken über die Teilung gemacht hat. Seine Antwort war: »Ich habe dir doch gesagt, was du machen sollst.« Ich sagte ihm, dass ich die Scheidung bereits eingereicht habe, da hat er nur geguckt. Nun will er es sich wohl am Wochenende durch den Kopf gehen lassen.

Dann packe ich mal wieder meine Sachen zusammen und fahre nach Chemnitz. Rupert kommt heute und ich freue mich.

Aber vorher war ich noch im Tierheim und habe einen ziemlich straffen Spaziergang gemacht.

Donnerstag, 17.03.2011 (2 Jahre, Tag 333)
Heute früh haben wir mal richtig Zeit gehabt und deshalb ausführlich gefrühstückt. Es gab u. a. Spiegelei und frisch gepressten Orangensaft.

Dann sind wir nach L. gefahren und haben uns Welpen angesehen. Es war bei mir Liebe auf den ersten Blick. Ich könnte einen Welpen im Juli bekommen, das soll jetzt mein Ziel sein. Auch wenn ich mit meinem Mann noch nicht auf einen Nenner gekommen bin, ich will mir meinen Wunsch erfüllen.

Am Nachmittag waren wir noch im Kino, haben uns einen typisch amerikanischen Film angesehen. War aber lustig.

Den Abend verbrachten wir dann wieder ruhig zu Hause.

Freitag, 18.03.2011 (2 Jahre, Tag 334)
Am Vormittag sind wir nach Cr. gefahren und haben uns noch mal Hunde angesehen. Die waren auch ganz süß, aber die von gestern gefielen mir besser. Ich ließ mich aber auch mal aufschreiben für Nachwuchs.

Wir waren dann noch in Z. Kaffee trinken, aber es war die ganze Zeit scheußliches Wetter. Abends haben wir dann wieder Krimiabend gemacht und bisschen gekuschelt. Morgen müssen wir uns ja schon wieder mal trennen.

Samstag, 19.03.2011 (2 Jahre, Tag 335)

Die Tage mit Rupert waren sehr schön und harmonisch. Es ist mir schwergefallen, dass wir uns wieder trennen mussten.

Am Nachmittag habe ich mich mit Ilona zum Kaffee getroffen. War ganz gut, wieder mal mit ihr zu reden. Vor allem, ich konnte zu Hause nochmals raus.

Michael und Evi kamen gegen 20 Uhr aus ihrem Urlaub zurück. So ganz nebenbei haben sie erzählt, dass Michi einen halben Tag im Krankenhaus verbracht hat. Er war beim Snowboardfahren auf den Kopf gefallen und hatte Blackouts. Er musste wohl immer wieder gefragt haben, ob er hingefallen sei. Im Krankenhaus haben sie ihn geröntgt und eine leichte Gehirnerschütterung festgestellt. Aber es geht ihm wieder gut. Zum Glück!

Montag, 21.03.2011 (2 Jahre, Tag 337)

War wieder zur Lymphdrainage. Wenn ich sie ein paar Tage nicht hatte, merke ich, wie notwendig sie ist.

Im Baumarkt habe ich mir paar Frühjahrsblüher geholt und meinen Korb am Hauseingang neu bepflanzt.

Zum Mittag traf ich mich mit Steffen im Röhrsdorfer Hof. Er erzählt mir immer mal was von der Schule, wir waren ja Kollegen. Es interessiert mich eben noch sehr.

Samstag, 26.03.2011 (2 Jahre, Tag 342)

Heute ist endlich der gelbe Brief vom Amtsgericht Hainichen gekommen. Das bedeutet, dass meinem Mann nun offiziell der Scheidungsantrag zugestellt wurde. Nun hoffe ich, dass alles seinen Gang geht.

Am Nachmittag war ich wieder im Tierheim. Diesmal bin ich mit Harry gelaufen. Ist auch ein süßer Kerl.

Später sah ich mit Oma und Opa dem Volleyballspiel von Michael zu. War richtig gut, leider hat seine Mannschaft verloren. Aber es war trotzdem schön.

Sonntag, 27.03.2011 (2 Jahre, Tag 343)

Heute Nacht ist uns durch die Zeitumstellung eine Stunde geklaut worden. Deshalb hat sich alles ein wenig verschoben.

In der Nacht bin ich öfter munter gewesen, weil ich wieder einmal starke Schmerzen im rechten Bein hatte. Es ist wieder wie Nervenreißen. Wir haben noch mit den Kindern gefrühstückt, Evi hat heute Spiel. Dann hat wieder jeder sein Ding gemacht.

Montag, 28.03.2011 (2 Jahre, Tag 344)

Auch bei der Lymphdrainage habe ich gemerkt, dass mit meinem rechten Bein was nicht in Ordnung ist. Frau R. meinte auch, dass das rechte Bein dicker ist.

Ich hatte gehofft, dass ich von der Rentenversicherung was zu meiner Reha bekommen habe. Leider ist nichts gekommen, Rupert hat heute seine Zusage bekommen. Hoffentlich darf ich auch fahren, ich wünsche mir das sehr.

Donnerstag, 31.03.2011 (2 Jahre, Tag 347)

Besser geschlafen habe ich zwar, aber mir tut der ganze Körper weh, nahezu jeder Körperteil.

Bei der Psychologin hatte ich ein gutes Gespräch, das ist immer Balsam für meine Seele.

Zu Hause habe ich ein bisschen was im Garten gemacht, z. B. Moos weggekratzt, das ist ja fast im ganzen Garten. Da kann ich dann später mal Rasen einsähen. Wenn ich jeden Tag was mache, kriege ich das auch hin.

Spätestens, wenn ich ein Hundel habe, soll alles ordentlich sein.

Freitag, 01.04.2011 (2 Jahre, Tag 348)

Ich hatte heute Nacht wahnsinnige Schmerzen. Sie haben sich über das ganze rechte Bein gezogen und auch das linke war betroffen. Ich hätte weinen können.

Nach der Lymphdrainage bin in den Garten gegangen, um ein bisschen zu arbeiten. Ich hatte mir noch zwei Pflanzen gekauft und sie in dem Gedanken, dass ich das Haus und Grundstück behalte, eingepflanzt. Es hat mir richtig Spaß gemacht und meine Schmerzen habe ich kaum wahrgenommen. Erst, als ich zur Ruhe kam, habe ich gemerkt, dass mir alles wehtut. Aber nur ausruhen kann ich auch nicht, ich werde ja verrückt.

Samstag, 02.04.2011 (2 Jahre, Tag 349)

Mein gestriger Arbeitseinsatz im Garten hat sich heute Nacht gerächt. Ich habe kaum geschlafen, bin vor Schmerzen immer wieder aufgewacht. Dieses unkontrollierte Stechen oder Zucken im rechten Bein hat sich über das ganze Bein verteilt. Ich wusste nicht, wie ich liegen sollte.

Als ich mit den Eltern ins Thermalbad gefahren bin, konnte ich im Auto kaum sitzen, obwohl ich da schon wieder eine Schmerztablette genommen hatte.

In der Sauna wurde mir ganz schwindelig. Ich bin nur zweimal reingegangen und habe mich dann nur ausgeruht.

Sonntag, 03.04.2011 (2 Jahre, Tag 350)

Ich war heute früh wieder wie gerädert, die Schmerztabletten haben nicht geholfen. Ich konnte es kaum noch aushalten.

Als ich mich mittags auf die Terrasse gelegt habe, sah ich auf meinem rechten Schienbein rote Pusteln, die kreisförmig angeordnet sind. Habe dann im Internet nachgeguckt, es könnte Gürtelrose sein. Habe dann die diensthabende Ärztin angerufen. Sie ist vorbeigekommen und hat meinen Verdacht bestätigt. Sie hat mir dann Schmerzmittel aufgeschrieben und Virustabletten.

Ich fuhr dann noch in die Apotheke, um mir die Sachen zu holen. Ich bin froh, dass ich endlich weiß, warum ich die Schmerzen habe und mir geholfen werden kann.

Dienstag, 05.04.2011 (2 Jahre, Tag 352)
War beim Hausarzt, der hat mir für die Bläschen am Bein Zinksalbe verschrieben.

Dann bin ich zu Carola zur Kosmetik gefahren. Wir unterhielten uns ein wenig und ich erzählte ihr, dass ich die Scheidung eingereicht habe.

Am Nachmittag habe ich fast nur gelegen, es ging mir wirklich nicht richtig gut. Hoffentlich wird das bald wieder, am Donnerstag kommt ja Rupert. Wenigstens sind die Schmerzen geringer geworden. Durch meine »Wehwehchen« in letzter Zeit zweifle ich immer wieder an meinem Gesundheitszustand. Was kommt da noch auf mich zu?

Freitag, 08.04.2011 (2 Jahre, Tag 355)
Rupert habe ich einen Spielzeughubschrauber gekauft, damit spielt er wie ein kleiner Junge. Es macht Spaß ihm zuzusehen.

Nach dem Frühstück sind wir in die Tschechei gefahren. Als ich so nachdachte, stellte ich fest, dass ich nicht genau wusste, wo ich denn die Eintrittskarten für das morgige Fußballspiel hingelegt hatte. Wir wollen doch mit Ilona und Uwe sowie mit Maja und Steffen nach A. zum Spiel gegen KA fahren und ich hatte die Karten bestellt.

Ich habe mich fast tot gesucht. Nicht in meiner Einkaufstasche oder Handtasche, nicht im Auto oder in der Wohnung. Nachdem ich schon den ganzen Nachmittag alles auf den Kopf gestellt hatte, blieb nur noch die Möglichkeit, sie im Schlafzimmer zu haben. Die Idee war gut, denn dort habe ich die Karten schnell gefunden.

Der Abend mit Rupert war schön, ich habe es genossen, dass er mal übers Wochenende da ist.

Mittwoch, 13.04.2011 (2 Jahre, Tag 360)
Die letzte Nacht war wieder furchtbar für mich. Ich hatte Schmerzen, wusste nicht, wie ich mich legen sollte. Es war eine Qual.

Ich bin dann als Erstes zum Hausarzt gegangen und habe um stärkere Schmerztabletten gebeten.

Heute hat mir Claudia mal wieder geschrieben, ihre Reha ist schon zweimal abgelehnt worden. Das wird mir wohl auch passieren.

Dann habe ich die Eltern abgeholt und wir sind nach Bad St. gefahren. Wir wohnen wieder mal bei Frau Z.

Ich habe meine schwarze Lederhose mitgebracht, ich will sie an den Beinen etwas enger machen lassen. In der Lederfirma wird das gemacht.

Donnerstag, 14.04.2011 (2 Jahre, Tag 361)
Habe wieder kaum geschlafen, da ich erneut Schmerzen im rechten Bein hatte, trotz der starken Schmerztabletten.

Ich brachte die Eltern zum Bad und bin selber noch ein bisschen einkaufen gewesen. Aber ich habe mich nicht wohlgefühlt, die Schmerztabletten setzen mir ganz schön zu. Mir ist ein wenig schwindelig. Werde mich noch mal hinlegen.

Am Nachmittag waren wir noch bummeln und den Abend verbringen wir wieder mit spielen und fernsehen.

Freitag, 15.04.2011 (2 Jahre, Tag 362)
Heute früh waren wir alle im Bad. Ich war auch mit, aber ich kann noch nicht sagen, ob es mir gutgetan hat. Ich hatte danach wieder ganz schöne Schmerzen. Entweder sie wären eh wieder so oder sie sind schlimmer geworden. Demzufolge werde ich mir wohl gut überlegen, ob ich morgen noch mal ins Bad gehe.

Habe wieder mal bei der Rentenversicherung angerufen. Leider sind meine Reha-Unterlagen immer noch beim ärztlichen Dienst. Das werde ich wohl aussitzen müssen.

Samstag, 16.04.2011 (2 Jahre, Tag 363)
Michael und Evi sind gestern gut in Bad St. angekommen. Da es aber schon sehr spät war, sind wir nach einem kurzen Schwatz ins Bett gegangen.

Heute früh haben wir alle Opa zum 81. Geburtstag gratuliert. Er fühlt sich heute recht gut und so hat er sich auch gefreut, dass Michael und Evi ihm eine Massage im Bad geschenkt haben. Ich fuhr sie alle ins Bad, bin aber selbst nicht mit gegangen. Ich kriege meine Schmerzen einfach nicht in den Griff. Nächste Woche habe ich wieder in Dresden Termin bei Dr. R. – Mal sehen, was er dazu sagt.

Der Tag war noch recht schön. Nach dem Mittagessen und einem Spaziergang sind wir wieder zurück in die Ferienwohnung. Dort haben wir noch gekniffelt und ausgeruht (ich hatte wieder starke Schmerzen).

Am Abend waren wir noch essen. Dann sind die Kinder heimgefahren, wir waren froh, als sie sich kurz vor 23 Uhr gemeldet haben. Sie waren gut zu Hause angekommen.

Montag, 18.04.2011 (2 Jahre, Tag 365)
mein 3. Geburtstag nach der Transplantation!
Heute früh war ich als Erstes wieder zur Lymphdrainage. Dann habe ich die Unterlagen für die Scheidung kopiert.

Danach bin ich ins CC tanken gefahren, denn morgen fahre ich ja wieder nach Dresden.

Am Nachmittag habe ich mit den Eltern Kaffee getrunken und sie gratulierten mir zu meinem 3. Jahrestag. Sie schenkten mir die Anzahlung für meinen Hund. Ich habe auf den Umschlag geschrieben: für Willy oder Lilly. Mal sehen, wie lange es noch dauert. Heute hatte ich wieder große Schmerzen.

Dienstag, 19.04.2011 (3 Jahre, Tag 1)
Heute früh ging es mal wieder nach Dresden. Die Fahrt verlief gut, wir kamen gut voran.

Dr. R. hat sich von mir alles angehört, gegen meine Schmerzen kann er mir nur mit mehr Schmerzmitteln helfen. Da ich schon ein paar Tage nicht aufs Klo gehen kann, hat er mir auch dazu noch was gegeben. Die Ursache dafür liegt auch bei den Schmerzmitteln.

Ich habe ihm dann noch meinen Antrag für die Verlängerung der Rente gegeben.

Bei meiner Reha tut sich die Rentenversicherung ja sehr schwer. Habe heute wieder dort angerufen, meine Unterlagen sind immer noch beim ärztlichen Dienst.

Als wir wieder in Burgstädt waren, war ich so fertig, ich bin nur noch ins Bett gegangen.

Mittwoch, 20.04.2011 (3 Jahre, Tag 2)

Nachdem ich gestern Abend zwei Schmerztabletten genommen hatte, konnte ich letzte Nacht ganz gut schlafen. Ich habe zwar nicht durchgeschlafen, aber es war besser als in den letzten Wochen.

Ich war dann wieder zur Lymphdrainage. Habe Frau R. eine kleine Ostereinpflanzung mitgenommen.

Dann kopierte ich wieder Unterlagen für meine Scheidung.

Zum Mittag habe ich mich mit Ilona in H. in einem Vital-Restaurant getroffen. Wir haben recht gut gegessen und dann im angeschlossenen Geschäft noch was gekauft.

Sie hat mir wieder einen schönen Blumenstrauß mitgebracht. Rupert hatte ihn wieder bei ihr in Auftrag gegeben. Ich freute mich wieder sehr. Er macht das richtig gut.

Zu Hause habe ich versucht, endlich mal Stuhlgang zu bekommen. Durch die Schmerztabletten, die ja beruhigend auf die Nerven wirken sollen, wird natürlich auch mein Darm »beruhigt« bzw. träge gemacht. Leider ist es mir nicht gelungen. Mir geht es heute wieder nicht so richtig gut.

Donnerstag, 21.04.2011 (3 Jahre, Tag 3)
Besonders gut habe ich wieder nicht geschlafen, obwohl ich nun abends schon zwei Schmerztabletten nehme.

Wenigstens hatte ich heute Stuhlgang, nachdem ich aber auch gestern einiges für die Darmtätigkeit tat.

Bei Frau L. konnte ich mich wieder richtig gut ausquatschen. Sie hat dann noch mit mir Tiefenentspannung gemacht, ich hatte das Gefühl, ich konnte die Schmerzen aus dem rechten Bein rausschieben. Hat mir gutgetan.

Am Nachmittag habe ich Kleinigkeiten im Garten gemacht und mich auf der Terrasse ausgeruht.

Freitag, 22.04.2011 (3 Jahre, Tag 4)
Ich habe mich mal wieder intensiv um mein Haus gekümmert und sauber gemacht. Hat mir sogar ein bisschen Freude bereitet, auch wenn es mir körperlich schwergefallen ist. Die Schmerzen sind immer noch dieselben.

Ich warte morgens, dass es 7.30 Uhr wird, und abends, dass es 19.30 Uhr wird. Denn da »darf« ich endlich wieder Schmerztabletten nehmen. Wie soll das nur weitergehen?

Am Nachmittag war ich bei den Eltern, wir haben noch mal Vatis Geburtstag mit seinen Brüdern nachgefeiert. Aber ich bin schon vor dem Abendessen nach Hause, ich konnte nicht mehr sitzen.

Samstag, 23.04.2011 (3 Jahre, Tag 5)
Den heutigen Ostersamstag verbrachte ich in Familie. Es war herrliches Sommerwetter um die 24 Grad. Michael und Evi haben am Vormittag den Rasen gemäht und mittags haben wir Oma und Opa abgeholt. Wir sind an die Talsperre gefahren und haben dort Mittag gegessen. Zum Glück hatten wir Plätze bestellt, denn es war ganz schön Betrieb. Nach dem Essen sind wir spazieren gegangen und anschließend eine Runde mit dem Schiff gefahren. Dann gingen wir zu mir nach Hause und haben noch Geschenke ausge-

tauscht. Ich glaube, alle waren recht zufrieden. Ich habe von den Kindern eine Riesentasse geschenkt bekommen, die man bepflanzen kann, und die Eltern haben mir einen Gutschein für den »Fressnapf« geschenkt, denn wenn ich dann einen Hund habe, kann ich dort einkaufen. Darauf freue ich mich schon.

Es war ein schöner Tag, aber es ist nicht so einfach mit unterschiedlichen Generationen. Oma will noch was erleben, Opa am liebsten fernsehen, Michael und Evi am liebsten kuscheln. Da muss man manchmal regelrecht einen Spagat machen. Aber es ging ganz gut.

Abends war ich aber dann froh allein zu sein, denn ich war total breit.

Sonntag, 24.04.2011 (3 Jahre, Tag 6)

Ich bin aufgewacht, als mein Handy »bing« machte und mir eine SMS angekündigt hat. Sie war von Ilona und beim Blick auf meinen Wecker war es schon 9.30 Uhr. Ich hatte also recht gut geschlafen. Wahrscheinlich besteht bei mir aber auch ein regelrechtes Schlafdefizit.

Dann habe ich in Ruhe gefrühstückt, Wäsche aufgehangen und mich auf der Terrasse ausgeruht.

Das wurde mir dann doch etwas zu langweilig und deshalb werkelte ich dann im Garten. Es hat mir richtig Spaß gemacht und ich habe einiges geschafft. Und ich muss sagen, mein Garten ist ganz gut in Schuss.

Montag, 25.04.2011 (3 Jahre, Tag 7)
Ostermontag!

Habe heute Nacht nicht so gut geschlafen. Wahrscheinlich war es gestern doch etwas zu viel.

Da die Eltern heute 58. Hochzeitstag haben, hatte ich mir was einfallen lassen. Ich wollte mit ihnen in die Parkschänke L. essen gehen und anschließend mit ihnen durch den Tierpark bummeln.

Allerdings hatte man für uns nur noch Plätze im Freien, als ich gestern bestellte. Also habe ich heute früh Mutti angerufen, sie sollen sich etwas wärmer anziehen.

Der Ausflug war noch recht schön. Im Tierpark bummeln macht immer wieder Spaß.

Als ich die Eltern dann zu Hause abgesetzt habe, ging ich in den Garten und pflanzte Dahlien. Es ging auch recht schnell und gut. Ich muss den Eltern die Angst nehmen, dass sie immer noch für mich verantwortlich sind!

Donnerstag, 28.04.2011 (3 Jahre, Tag 10)

Habe es heute Nacht geschafft, mit nur einer Schmerztablette auszukommen. Aber morgens bin ich dann von den Schmerzen aufgewacht. Aber ich betrachte das als Fortschritt.

Dann war ich mit den Eltern einkaufen. Wir haben noch paar Vorräte geholt, weil ich ja jetzt fast zwei Wochen nicht für sie einkaufen gehen kann. Denn bald fliege ich mit Rupert in die Türkei.

Als ich heimkam, hatte ich Post im Kasten, die von Dr. R. ausgefertigte Zuarbeit für meinen nächsten Rentenantrag. Mein Reha-Antrag liegt auch heute noch beim Medizinischen Dienst, es kann also noch lange dauern.

Am Nachmittag erledigte ich meine Hausarbeit und bereitete meine Sachen vor. Morgen kommt ja endlich Rupert und am Dienstag treten wir hoffentlich unsere Reise in die Türkei an.

Samstag, 30.04.2011 (3 Jahre, Tag 12)

Nach einem ausführlichen Frühstück sind Rupert und ich nach Leipzig gefahren. Es war richtig schön, zumal ich schon ewig nicht mehr in Leipzig war. Leipzig hat mich ja immer etwas abgeschreckt. Früher musste ich bei einer Fahrt nach Leipzig immer ins Krankenhaus oder zum Doktor.

Wir waren bummeln und Kaffee trinken, wir ließen es uns einfach nur gut gehen.

Gegen Abend sind wir mit Ilona und Uwe zum Italiener gegangen. Es war relativ preisintensiv, aber gut.

Sonntag, 01.05.2011 (3 Jahre, Tag 13)

Zum Frühstücken sind wir in die Stadt gegangen. Heute ist ja der 1. Mai und auf dem Markt in Chemnitz war richtig was los. Hat mir mal sehr gut gefallen, so ohne zeitlichen Druck zu leben. Das war schon Urlaub.

Am Nachmittag haben wir mit den Eltern einen Ausflug gemacht. Das war richtig schön. Wir waren in L., haben Kaffee getrunken und sind spazieren gegangen. Das hat mir gut gefallen.

Nun freue ich mich auf den Urlaub mit Rupert.

Montag, 02.05.2011 (3 Jahre, Tag 14)

Am Vormittag erledigten wir noch Besorgungen, sodass während unserer Abwesenheit alles seinen gewohnten Gang geht.

Später waren wir in der Wohnung und haben unsere Reisesachen vorbereitet. Ich hoffe, dass wir dieses Jahr unsere Reise so machen können, wie wir es voriges Jahr schon mal wollten. Ausgerechnet heute wurde der Terrorist Osama Bin Laden ermordet. Hoffentlich spielen nun nicht ein paar Fanatiker verrückt und machen die Welt wieder unsicher. Ich möchte doch nur mal wieder Urlaub machen.

Morgen werden wir sehr zeitig aufstehen (schon 3.15 Uhr), denn 7.55 Uhr geht schon unser Flugzeug.

Dienstag, 03.05.2011, bis Dienstag, 10.05.2011 (3 Jahre, Tage 15 22)

Wir hatten einen sehr schönen Urlaub!!! Das kann ich so ganz klar sagen.

Wir sind am 03.05.11 gut nach Dresden gekommen und hatten einen ruhigen Flug. Als wir im Hotel ankamen, konnten wir ein schönes Zimmer beziehen. Nach kurzem Verschnaufen sind wir an die Strandbar gegangen und nahmen eine Kleinigkeit zu uns. Dann haben wir uns noch ein bisschen ausgeruht und sind dann zum Abendessen gegangen. Wir hatten jeden Tag ein herrliches Morgen- und Abendbuffet. Ich aß jeden Tag ausreichend, auch zweimal täglich Kuchen. Es ist mir sehr gut gegangen, wir haben beide hervorragend geschlafen, ich brauchte keine zusätzlichen Schmerztabletten, es ging mir einfach gut. Abends trank ich immer Wein. Wir sind jeden Tag mit dem Dolmos gefahren, wie die kleinen Busse heißen. Wir haben uns beide sehr schöne Sachen gekauft, es hat wahnsinnig Laune gemacht.

Am Nachmittag war ich meistens am Strand und bin auch im Meer baden gewesen. Dieses Gefühl im Wasser zu planschen genoss ich sehr. Leider ist Rupert gar kein Badefreund, so bin ich allein gegangen. Wir trafen uns dann gegen 16 Uhr an der Strandbar zum Kaffee.

In der Zwischenzeit hatte ich viel Zeit zum Nachdenken und habe das auch getan.

Ich muss und werde nun Veränderungen in meinem Leben vornehmen. Die Scheidung ist eingereicht, nun muss ich noch klären, wie es mit dem Haus wird. Entweder ich nehme es oder ich suche mir eine schöne Wohnung und ziehe aus.

Ich will auch so mein Leben wieder selbst in die Hand nehmen. Vor allem weiß ich nun auch, dass ich mir in absehbarer Zeit wieder einen Hund zulege.

Auch die Beziehung zu Rupert soll anders werden. Ich werde nicht immer bitten, dass er zu mir kommt oder wir etwas gemeinsam unternehmen. Entweder er macht das von sich aus oder ich muss mir andere Bezugspersonen suchen. Natürlich möchte ich gern mit ihm zusammen sein. Ich habe ihn sehr gern und der Urlaub mit ihm war super. Aber nicht um jeden Preis. Ich muss ich bleiben.

Da wir für unsere Heimreise bereits 1.15 Uhr vom Hotel abgeholt wurden, haben wir natürlich kaum geschlafen. Der Heimflug verlief auch prima, wir saßen schon 7.30 Uhr im Auto Richtung Heimat.

Nach einem kurzen Abstecher in die Wohnung sind wir getrennt heimgefahren. Mir ist es schwergefallen, mich nach diesen fast vierzehn Tagen von Rupert zu trennen, denn es war eine sehr schöne Zeit.

Zum Glück war ich zu Hause allein und konnte in Ruhe meinen Gedanken nachhängen.

Als ich dann im Bett lag, habe ich kaum noch was im Fernsehen gesehen, ich bin ganz schnell eingeschlafen und früh erst gegen 7.30 Uhr das erste Mal aufgewacht.

Mittwoch, 11.05.2011 (3 Jahre, Tag 23)

Ich habe mich heute früh gut ausgeruht gefühlt. Nach dem Frühstück bin ich mit den Eltern einkaufen gefahren. Sie waren beide froh, dass ich wieder zu Hause war.

Am Nachmittag habe ich mich im Garten beschäftigt, denn ich hatte mir ein paar Pflanzen für die Blumenampeln und für Lisas Grab geholt. Es sieht so weit alles ganz gut aus, ich habe also meinen Garten ganz gut im Griff.

Dann suchte ich noch einige Sachen für meine Anwältin zusammen, die ich ihr morgen noch schicken muss. Ich hoffe, dass dann die Trennung bald amtlich ist, dazu muss aber auch unser Haus geschätzt werden, denn ohne diese Klärung soll die Scheidung noch nicht sein.

Freitag, 13.05.2011 (3 Jahre, Tag 25)

Hatte wieder ein sehr gutes Gespräch bei meiner Psychologin. Sie hat sich gefreut, dass ich gut erholt war, wieder neue Pläne habe und die Reise diesmal überhaupt machen konnte.

Opa hat heute seinen Bescheid bezüglich des Schwerbehindertenausweises bekommen. Er ist auch zu 100 % schwerbehindert. Ich habe wieder bei der Rentenversicherung angerufen. Mir wurde geraten eine Frist zu setzen, um mich bei Nichteinhaltung bei den Vorgesetzten des Bereiches Reha zu beschweren. Mal sehen, ob sich nun was tut.

Montag, 16.05.2011 (3 Jahre, Tag 28)

Nach vierzehn Tagen hatte ich wieder mal einen Termin zur Lymphdrainage. Hat mir wieder richtig gutgetan.

Am Nachmittag war ich zur Kosmetik bei Carola. Ich erzählte ihr ein bisschen was von der Türkei.

Gestern Abend habe ich noch mit Wolfram gechattet. Wir sind nun in der Phase unserer Vorbereitungen für unser Patiententreffen, wo noch restliche Sachen zu klären sind. Es wird bestimmt schön werden.

Am Nachmittag hat mich Frau V. angerufen. Sie ist die Züchterin der Hunderasse Bolonka Zwetna. Der erste Wurf ist geboren. Ich könnte also einen kleinen Willy haben. Ich werde ihn mir erst mal ansehen. Bekomme ich doch noch die Reha, nehme ich ein kleines Kerlchen von einem späteren Wurf. Ich freue mich riesig darauf.

Ich habe wieder mal bei der Rentenversicherung angerufen. Meine Unterlagen liegen nun nicht mehr beim Medizinischen Dienst, sie sind nun in der Bearbeitung. Mein Gefühl sagt mir, dass es wieder eine Absage wird, aber dann weiß ich wenigstens, dass ich einfach mal Urlaub in Isny mache.

Freitag, 20.05.2011 (3 Jahre, Tag 32)

Von der Sozialstelle des Landkreises M. habe ich erfahren, dass ich als geheilt gelte, drum soll ich auch nur noch eine Schwerbehinderung von 50 % bekommen. Ich werde mit Dr. T. darüber reden. Mal sehen, was er denkt. Hoffentlich denkt die Rentenstelle nicht auch so.

Dann bekam ich noch einen Anruf aus Isny, sie würden mir ein Zimmer frei halten. Das bedeutet, wenn ich die Reha bekommen sollte, dann könnte ich wirklich gleich in Isny bleiben nach unserem Treffen. Das wäre total klasse für mich. Hoffentlich klappt es.

Montag, 23.05.2011 (3 Jahre, Tag 35)

Meine Physiotherapeutin hat mich heute ganz schön gequält. Zur Lymphdrainage kam noch manuelle Therapie. Ich habe wirklich keine Kraft mehr, hänge da wie ein Schluck Wasser. Da muss ich echt was machen.

Nach mehreren Anläufen konnte ich endlich die Rentenstelle erreichen. Die Mitarbeiterin sagte mir, dass der Bescheid heute raus wäre. Auf Nachfrage (sie dürfen ja nichts sagen) meinte sie nur, es sehe gut aus. Als ich dann auch noch fragte, ob es Isny ist, sagte sie, es sieht immer noch gut aus.

Ich habe mich riesig gefreut und rief gleich noch in Isny an und sagte, dass ich die Zusage habe. Nun hoffe ich, dass auch alles so stimmt.

Dann bin ich im Sommer wieder zu Hause, und dann kommt ja »Willy«. Da freue ich mich aufs Heimkommen.

Freitag, 27.05.2011 (3 Jahre, Tag 39)

Nach einem frühen Frühstück sind Rupert und ich jeweils wieder nach Hause gefahren. Es war wieder schön mit ihm und ich freue mich, dass wir auch zur Reha immer mal zusammen sein werden.

Zu Hause habe ich meine Post durchgesehen, es war nun für die Reha alles da.

Dann war ich mit den Eltern einkaufen, denn am Montag fahren sie paar Tage in den Urlaub und ab Donnerstag fahre ich ja nach Isny.

Morgen wollen Michael, Evi, die Eltern und ich mal grillen. Ich freue mich drauf, denn die Eltern sind ja durch meine angespannte heimische Situation kaum noch bei mir. Hoffentlich wird das bald anders.

Samstag, 28.05.2011 (3 Jahre, Tag 40)

Am Vormittag habe ich den Haushalt in Ordnung gebracht. Gegen Mittag sind die Kinder aufgestanden. Sie freuten sich sehr über ihre Sachen, die ich aus der Türkei mitgebracht habe.

Nach dem Essen gingen wir alle zusammen an die Gartenarbeit. Wir haben auch ganz schön was geschafft.

Am Abend wurde gegrillt und dazu holten wir noch Oma und Opa. Sie haben sich gefreut, dass sie auch wieder mal bei mir sein konnten.

Habe mit der Züchterin gesprochen, am Dienstag fahre ich hin, um mir den kleinen »Willy« anzusehen. Mal sehen, ob es Liebe auf den ersten Blick wird.

Wie mir Rupert heute gesagt hat, kommt eine Bekannte von ihm zwei Tage nach mir zur Reha nach Isny. Darauf bin ich echt gespannt.

Sonntag, 29.05.2011 (3 Jahre, Tag 41)

Nachdem die Kinder zu Evis Eltern gefahren sind, war ich allein im Haus und so packte ich meine Sachen für die Reha.

Gegen 14 Uhr traf ich mich mit Silke im Röhrsdorfer Hof. Wir haben zusammen Kaffee getrunken. Sie hat mir wieder viel von sich erzählt, sie hat auch ganz schöne Probleme, vor allem mit sich selbst zurechtzukommen.

Es war aber wirklich ein schöner Nachmittag.

Dann verabschiedete ich mich von den Eltern, da sie morgen eine Reise mit dem Bus unternehmen und erst zurückkommen, wenn ich schon unterwegs nach Isny bin. Mutti fällt es richtig schwer, ihr kommen immer gleich die Tränen. Wir haben aber auch wirklich ein liebevolles Verhältnis.

Montag, 30.05.2011 (3 Jahre, Tag 42)

Nach der Lymphdrainage bin ich noch zu meinem Hausarzt und habe mir bescheinigen lassen, dass ich reisetauglich bin.

Am Abend traf ich mich mit Maja und Steffen zum Essen. Wir haben uns wieder mal gut unterhalten. Ich bin froh, dass es sie gibt, denn sie sind für mich auch Familie. Es sieht ja so aus, als würden sie Michaels Schwiegereltern werden. Mich würde es freuen.

Dienstag, 31.05.2011 (3 Jahre, Tag 43)

Am Nachmittag bin ich nach L. gefahren. Dort habe ich meinen kleinen Willy angesehen. Ein süßes Kerlchen, obwohl er im Alter von drei Wochen noch wie ein kleines Meerschweinchen aussieht. Ich leistete schon eine Anzahlung, der wird nun wirklich meiner. Wenn ich von der Reha zurückkomme, kann ich ihn holen. Ich freue mich darauf. Meinem Mann wird das zwar nicht gefallen, aber das macht mir auch nichts mehr aus.

Rupert ist heute schon nach Isny gefahren. In zwei Tagen geht es bei mir los.

Mittwoch, 01.06.2011 (3 Jahre, Tag 44)

Heute war noch ein Termin zur Lymphdrainage. Dann habe ich noch geklärt, dass Beate mir die Post wieder nachschickt.

Zu Hause packte ich noch alles ins Auto, das Auto ist wieder total voll. Ich kann's nicht ändern. Muss ja zum Glück nichts tragen. Aber ich muss auch so viel mitnehmen, denn ich will und muss mich ja weiter um meinen eigenen Kram kümmern. Also habe ich wieder Laptop und Drucker mit.

Mein Mann ist gegen 19.30 Uhr heimgekommen. Ich wollte mich noch von ihm verabschieden, aber er ist gleich wieder weggefahren. Was soll's.

Donnerstag, 02.06.2011 (3 Jahre, Tag 45)

Endlich war es so weit, es geht nach Isny. Die Fahrt verlief gut und Ilona saß neben mir. Sie hat zwar keine Reha, aber sie fährt ja mit zu unserem Patiententreffen.

Gegen 12.15 Uhr waren wir in Leutkirch und trafen uns mit Claudia und Wolfram. Ich habe mich riesig gefreut, Claudia mal wiederzusehen, sie sieht auch sehr gut und glücklich aus. Hat zehn Kilo abgenommen, das steht ihr gut.

Auch über Wolfram habe ich mich gefreut.

Wir besichtigten das Schloss Waldburg-Zeil, waren Mittag essen und sind dann nach Isny gefahren.

Im Hotel haben wir uns dann mit Horst und Igor getroffen, waren essen und sind dann noch auf ein Glas Wein gegangen.

Freitag, 03.06.2011 (3 Jahre, Tag 46)

Heute früh trafen Wolfram und ich noch Vorbereitungen für das Minigolf-Turnier. Wir haben Urkunden organisiert und Preise ausgewählt.

Wir sind dann mit der ganzen Truppe zum »Fliegenden Bären« gefahren und aßen dort etwas zu Mittag. Es hat allen gut gefallen, manche kannten das gar nicht. Unsere Gruppe bestand aus Horst, Wolfram, Igor, Matthi, Ilona, Claudia und mir. In Lindau sind wir dann mit dem Boot nach Allerbeuren gefahren. Wir hatten richtig viel Spaß.

In Wangen waren wir dann beim Inder essen und erst gegen 22.30 Uhr wieder im Hotel. Dort haben wir noch ein Schnäpschen getrunken und sind alle in unsere Zimmer verschwunden.

Samstag, 04.06.2011 (3 Jahre, Tag 47)

Nach einem gemütlichen Frühstück sind wir nach Neutrauchburg gefahren und nahmen von 11 bis 13 Uhr an einer geführten Moorwanderung teil. Es war sehr warm und ich hatte es anschließend richtig satt.

Als wir gegen Mittag am Golfplatz ankamen, waren noch andere Teilnehmer gekommen. Leider haben einige einfach mal so abgesagt, das war nicht wirklich schön, denn es waren ja mehr zum Essen eingeplant.

Aber mit denen, die da waren, hat es richtig Vergnügen gemacht. Wir haben Minigolf gespielt und immer wieder viel geredet.

Da ich heute einen sehr schönen Kalenderspruch hatte, gab ich diesen in einer kleinen Rede vor der Siegerehrung bekannt:

»Schön ist es zu schweigen,
schöner – miteinander zu lachen.«
Nietzsche

Er war so passend und das haben auch die anderen so gesehen.

Sonntag, 05.06.2011 (3 Jahre, Tag 48)

Wir sind heute alle etwas früher zum Frühstück, weil ich ja Ilona nach Kempten auf den Bahnhof fahren wollte. Ich war noch ganz schön müde.

Aber wir hatten auch heute früh wieder viel Freude beim Essen und so war die Müdigkeit schnell vorbei.

Als ich vom Bahnhof zurückkam, war in der Runde betretenes Schweigen. Ella, eine der Teilnehmerinnen, hatte gerade von ihrem Arzt erfahren, dass sie ein Lymphom hat. Sie ist schon wegen Brustkrebs in der Schwabenland-Klinik gewesen. Nun heißt es wieder Krankenhaus, Chemo, das volle Programm. Sie hat uns sehr leidgetan, weiß doch jeder, was das wieder bedeutet.

Montag, 06.06.2011 (3 Jahre, Tag 49)

Ich schlief heute früh erst mal richtig aus. Dann bin ich zum Frühstück gegangen, leider war ich ganz allein. Die anderen Teilnehmer vom Patiententreff waren gestern alle heimgefahren. Nach dem schönen Wochenende war das ein regelrechter Abbruch.

Nur ich konnte dableiben, weil ja morgen meine Reha beginnt. Dann bin ich in aller Ruhe mal durch Isny gelaufen und habe ein paar Kleinigkeiten gekauft.

Mittags traf ich mich mit Rupert im »Panorama«.

Am Nachmittag bin ich nochmals durch Isny gegangen, habe Eis gegessen und es mir gut gehen lassen.

Dienstag, 07.06.2011 (3 Jahre, Tag 50)
Heute früh bin ich in die Schwabenland-Klinik gezogen. Ich bekam ein sehr schönes Zimmer Nr. 404 im Haus »Syrgenstein«. Ich kann mich wirklich wohlfühlen. Im Speisesaal sitze ich wieder an einem Tisch am Fenster, also auch sehr schön. Alle haben mich auch wieder ganz nett und mit Namen begrüßt.

Am Nachmittag erhielt ich neue Bilder von »Willy«. Jetzt sieht er schon richtig wie ein kleiner Hund aus. Aber neben einem Usambaraveilchen ist er immer noch ganz winzig.

Rupert war am Abend bei mir, er hat Fußball geguckt. Es war wieder schön mit ihm.

Mittwoch, 08.06.11 (3 Jahre, Tag 51)
Nach dem Blutabnehmen bin ich frühstücken gegangen.

Dann war ich zum Aquajogging. Mittags kam Rupert zu mir auf einen Cappuccino, danach sind wir spazieren gegangen. Wir haben wieder viel geredet und ich glaube, wir können nun unseren Weg weitergehen.

Nachmittags war ich noch zum Tai-Chi. Hat mir auch ganz gutgetan.

Donnerstag, 09.06.2011 (3 Jahre, Tag 52)
Heute war ich den ganzen Vormittag im BWZ und habe mich sportlich betätigt. Es war ganz schön anstrengend, aber es hat auch sehr viel Spaß gemacht.

Am Nachmittag hatte ich nur noch Ergotherapie. Ich war aber auch vom Vormittag ganz schön geschafft, sodass ich mich dann nur noch ausruhte, das wäre mir früher schwergefallen. Ich hatte immer das Gefühl, ich könnte was verpassen.

Habe am Abend lange mit Rupert gesprochen. Wir sagten uns gegenseitig, was uns am anderen stört bzw. gefällt. Rupert fasziniert mich auch deswegen, weil er in jeder Situation einen Ausweg sucht und meist auch findet.

Freitag, 10.06.2011 (3 Jahre, Tag 53)
Heute war mein Tag wieder vollgepackt mit einem straffen Programm.

Am Nachmittag hatte ich Ergometer, Funktionsgymnastik, Wassergymnastik und Aquajogging. Danach war ich ganz schön breit.

Nach dem Abendessen war ich mit Rupert noch was trinken. Da kam doch seine Bekannte. Ich hatte sie mir ganz anders vorgestellt. Scheint nett zu sein.

Sie fährt morgen mit uns nach Ravensburg zum Einkaufen. Mal sehen, was ich da so Interessantes erfahre.

Sonntag, 12.06.2011 (3 Jahre, Tag 55)
Habe gut geschlafen. Nach dem Frühstück bin ich mit Rupert nach Oberstaufen gefahren. Dort fand gerade ein Umzug der Musikkapellen aus dem Allgäu statt. Davon hatten wir vorher gar nichts gewusst, aber wir saßen in einem Café in der ersten Reihe. Wir hatten Superplätze und haben alles ganz live gesehen. Danach sind wir noch in Isny spazieren gewesen, haben Eis gegessen und nach dem Abendessen schauten wir bei mir noch einen Krimi. War recht gemütlich heute.

Montag, 13.06.2011 (3 Jahre, Tag 56)
Da heute Pfingstmontag ist, hatte ich mir vorgenommen, mal richtig auszuschlafen. Leider wurde ich bereits kurz nach halb acht geweckt. Aber das hatte einen traurigen Hintergrund, Ruperts alter Herr, den er viele Jahre betreute, ist letzte Nacht gestorben. Obwohl er schon neunundachtzig Jahre alt war, hat es Rupert unvorbereitet getroffen. Natürlich ist er sofort nach Hause gefahren.

Es tut mir sehr leid, vor allem, dass Rupert nun seine Reha unterbrechen musste. Ich hoffe, er kommt bald wieder und kann seine Reha fortsetzen.

Den Tag habe ich heute mit Leni und Mario verbracht. Mit Leni war ich letztes Jahr zur Reha, sie war auch mit zu unserem Treffen, und Mario ist ein Bekannter von ihr, sie hat ihn besucht. Er ist auch transplantiert. Er ist selber Arzt.

War ganz nett mit den jungen Leuten, beide hätten vom Alter her meine Kinder sein können.

Mal sehen, was ich heute Abend mache, vielleicht gehe ich mal in die Cafeteria.

Dienstag, 14.06.2011 (3 Jahre, Tag 57)

Heute hat Wolfram seinen 49. Geburtstag. Ich habe ihm eine Karte übers Internet geschickt.

Auf dem heutigen Programm standen wieder einige Termine. Es ging 7.30 Uhr los und meine letzte Anwendung hatte ich bis 16.45 Uhr. Aber es hat wieder viel Spaß gemacht. Bei »Körperwahrnehmung« musste der halbe Teil der Leute die Augen zumachen und der andere Teil hat sie geführt. Ich hatte die Augen zu und geführt hat mich ein Mann aus unserer Gruppe. Es war recht angenehm und auch interessant, wie man reagiert, wenn man sich voll auf einen anderen verlassen muss. Morgen kommt Rupert wieder, ich freue mich auf ihn.

Mittwoch, 15.06.2011 (3 Jahre, Tag 58)

Heute ist Rupert wieder nach Isny zurückgekommen. Ich war schon sehr froh darüber.

Habe wieder ganz schön viel Sport gemacht, sodass sich ein bisschen Muskelkater eingestellt hat, aber es geht mir gut.

Ich beschäftigte mich heute wieder wie jeden Tag mit Tai-Chi und war am Nachmittag auch wieder im Wasser.

War bei Dr. O. zur Visite und sagte ihm, dass ich immer mehr zunehme.

Er meinte, dass ich was für die Bauchmuskeln (was ist das?) machen kann. Dann könnte ich in einem Monat ca. ein Kilo abnehmen. Na, mal sehen.

Donnerstag, 16.06.2011 (3 Jahre, Tag 59)
Hatte heute wieder volles Programm. Nach 16 Uhr bin ich mit Rupert nach Isny gefahren. Ich hatte dort ein Paar Schuhe bestellt, die nun gekommen sind. Sie sind butterweich, ganz klasse.

In der Klinik war zum Abendessen Allgäuer Abend. Ich hatte meine Dirndlbluse und die 7/8-Hose mit passendem Bustier angezogen und sah ziemlich zünftig aus.

Danach haben Rupert und ich uns mit Elke (seiner Bekannten) getroffen. Wir waren in der Musikscheune und der Abend war schön.

Freitag, 17.06.2011 (3 Jahre, Tag 60)
Bin mit einer richtigen Erkältung aufgewacht. Da hatte ich gleich die Nase voll. Im wahrsten Sinne des Wortes. Schwester K. hat mir Medikamente gegeben.

Ich habe nur das Vormittagsprogramm gemacht und am Nachmittag pausiert.

Mit Rupert war ich Kaffee trinken und nach dem Abendessen sind wir zur »Sonne«, da war ein Platzkonzert. Wir saßen mit meinen Tischnachbarinnen zusammen und hatten Spaß.

Gegen 20.30 Uhr sind wir zu mir gegangen und schauten fern. Das war auch gut so, denn es hat fürchterlich angefangen zu regnen. Da waren wir aber schon im Trockenen.

Samstag, 18.06.2011 (3 Jahre, Tag 61)
Bin mit einem ziemlich dicken Kopf aufgewacht. Meine Erkältung hat mich ganz schön erwischt.

Nach dem Frühstück bin ich zum meditativen Tanzen gegangen. War wieder schön.

Dann hat mich Rupert abgeholt, wir sind nach Bregenz gefahren. Dort habe ich in einem Outlet Strümpfe und Dessous gekauft. Sind richtig tolle Sachen. Vom reellen Preis habe ich ungefähr nur ein Drittel bezahlt.

Den Abend verbrachten wir zusammen vorm Fernseher. Es lief das letzte Mal »Wetten, dass« mit Gottschalk.

War wieder schön mit uns. Ich fühle mich richtig wohl.

Sonntag, 19.06.2011 (3 Jahre, Tag 62)

Nach dem Frühstück war ich mit Rupert in der Turnhalle im BWZ. Er hat seinen neuen Hubschrauber fliegen lassen. Da strahlt er wie ein kleiner Junge.

Danach sind wir nach Oberstaufen zum Kaffeetrinken gefahren. Dann waren wir auf dem Ponyhof. Und zu meiner großen Überraschung hat Rupert mit mir getanzt. Es war so schön, in seinen Armen zu liegen.

Den Abend haben wir wieder vorm Fernseher verbracht. Es war sehr schön. Ich genieße diese Zeit hier in Isny sehr.

Montag, 20.06.2011 (3 Jahre, Tag 63)

Habe den ganzen Vormittag mein eigenes Programm gestaltet, da ich erst ab Mittag Anwendungen vorgegeben hatte. Ich war auch wieder im Wasser, ich denke, es hat mir auch nicht geschadet.

Nachmittags war ich mit Rupert noch in Isny und abends ist er wieder bei mir gewesen.

Dienstag, 21.06.2011 (3 Jahre, Tag 64)

Heute früh hatte ich wieder Programm im BWZ. Mittags war ich dann zur Sozialberatung. Frau W. hat mir einige Tipps gegeben, wie ich mit meinem Behindertengrad und dem Rentenantrag verfahren soll. Ich hoffe, ich kriege alles hin.

Am Abend waren Rupert und ich im Panorama. Elke und meine beiden Tischnachbarinnen sind auch dazugekommen. Es war ein schöner Abend. Ich fühle mich mit Rupert wirklich sehr wohl.

Habe von der Züchterin wieder Bilder von »Willy« bekommen. Ich freue mich auf diesen süßen Fratz.

Mittwoch, 22.06.2011 (3 Jahre, Tag 65)
Hatte heute wieder einen Termin bei Dr. O. Wir haben darüber gesprochen, wie es für mich beruflich weitergehen könnte. Er hält es für unwahrscheinlich, dass ich in absehbarer Zeit wieder arbeiten könnte. So will er auch seinen Abschlussbericht schreiben.

Ilona schrieb mir heute, dass sie volle EU-Rente bekommt. Ist gut für sie. Heute ist nun auch Wolfram nach Isny gekommen. Das ist nun die dritte Reha, in der wir uns treffen.

Freitag, 24.06.2011 (3 Jahre, Tag 67)
Da ich letzte Nacht wieder so starken Husten hatte, bin ich früh zu Dr. O. gegangen. Er hat mir noch paar Sachen aufgeschrieben, die ich am Nachmittag in der Apotheke holen muss.

Sonst habe ich mein Sportprogramm ganz normal durchgezogen.

Nachmittags war ich mit Rupert in Isny und siehe da, es kam auch Elke. Wir haben zusammen Eis gegessen.

Wir waren dann noch einen Ring für mich ansehen, den sie natürlich wieder nicht in meiner Größe hatten. Vielleicht kann er noch in meiner Größe bestellt werden.

Samstag, 25.06.2011 (3 Jahre, Tag 68)
Gegen 6 Uhr hatte ich einen Hustenanfall, ich dachte, mich macht es alle. Ich nahm dann das Bronchikum und da habe ich noch mal geschlafen.

War mit Rupert in Ravensburg. Wir sind schön gebummelt, haben Kaffee getrunken und auch Elke wieder getroffen. Sie wollte aber dann allein noch einkaufen gehen.

Rupert und ich sind dann wieder zurückgefahren.

Sonntag, 26.06.2011 (3 Jahre, Tag 69)
Rupert und ich sind heute nach Friedrichshafen gefahren. Es war herrliches Wetter und wir haben es sehr genossen. Wir sind einfach nur rumgebummelt und haben schön Kaffee getrunken. Ich

war nun schon so oft im Allgäu, aber hierher habe ich es noch nicht geschafft.

Es war so schön, dass wir nächste Woche nochmals her wollen. Am Abend waren wir im Panorama. Es sind noch andere Patienten aus der Klinik gekommen. Wir saßen alle zusammen, es war sehr schön.

Nun habe ich bloß noch eine Woche Reha. Schade!

Dienstag, 28.06.2011 (3 Jahre, Tag 71)

Letzte Nacht habe ich wieder mächtig mit meinem Husten zu kämpfen gehabt. Ich war heute früh richtig fertig.

Nach dem Abendessen war ich in Isny beim Friseur. Ich habe mir die Haare wieder kürzer schneiden lassen. Ich muss mich erst daran gewöhnen, aber ich denke, es sieht ganz gut aus. Rupert ist ganz begeistert von meinem neuen Outfit.

Am Abend waren Rupert und ich in der Musikscheune. Da war heute wieder Livekonzert. Elke war mit ihrer Truppe auch da, es waren ganz nette Leute dabei.

Ich bekam wieder neue Bilder von »Willy«, er ist ein süßer Fratz.

Donnerstag, 30.06.2011 (3 Jahre, Tag 73)

Hatte heute Nacht wieder quälenden Husten. Nach dem Inhalieren ging es mir ganz gut. Habe dann wieder mein Programm abgespult.

Nachmittags war ich noch zum Malen. Abends traf ich mich dann mit Rupert. Er hatte mit Elke ein Gespräch und sie muss wohl über unsere Beziehung gesagt haben, dass wir gut zusammenpassen. Denke ich auch.

Sonntag, 03.07.2011 (3 Jahre, Tag 76)

Habe wieder mal etwas länger geschlafen. Aber die Nacht war wieder geprägt von Hustenanfällen.

Nach dem Frühstück packte ich schon ein paar Sachen, um sie bereits ins Auto zu schaffen. Nach dem Mittag habe ich mich mit Rupert getroffen. Wir sind noch mal nach Oberstaufen gefahren. Dort war Handwerkermarkt. Es gab richtig schöne Sachen zu kaufen. Ich habe mir nach langem Hin und Her noch eine Jacke gekauft, die mit Kunstfell gearbeitet ist.

Am Abend hat mich Michael angerufen. Wir kamen auch auf »Willy« zu sprechen. Er hat mich gefragt, ob ich es abgesprochen habe. Als ich verneinte, merkte ich schon, dass er das nicht für gut befand. Aber das ist meine Entscheidung und ich stehe dazu.

Montag, 04.07.2011 (3 Jahre, Tag 77)

Meine letzten Anwendungen für diese Reha liegen hinter mir. Mein Gespräch mit Dr. O. war sehr gut. Er hat mir auch geraten, nächstes Jahr wieder eine Reha zu beantragen. Das mache ich auf jeden Fall.

Am Abend gehen Rupert, Elke und ich noch essen. Elke hat heute Geburtstag. Für mich war es ganz gut, sie kennengelernt zu haben.

Diese Reha war zwar ganz anders als die letzten, ich hatte kaum Kontakt zu anderen. Dafür erlebte ich mit Rupert eine sehr schöne Zeit und ich habe sehr ruhig gelebt, war nicht ständig auf der »Flucht« oder auf Achse. Ich habe mich gut erholt.

Dienstag, 05.07.2011 (3 Jahre, Tag 78)

Der gestrige Abend war sehr schön. Ich habe immer das Gefühl, dass Rupert ein bisschen stolz auf mich ist, wenn wir mit Elke zusammen sind. Er ist dann sehr liebevoll zu mir und das gibt mir wiederum Selbstvertrauen.

Bin heute früh gegen 6.30 Uhr aufgestanden. Dann habe ich meine restlichen Sachen ins Auto geschafft und bin danach frühstücken gegangen. Um 8 Uhr habe ich meinen Schlüssel abgegeben.

Danach bin ich noch mal zu Dr. O., um mich zu verabschieden. Er ist für mich mehr als Arzt, ich habe großes Vertrauen zu ihm.

Dann habe ich mich noch mit Rupert getroffen. Wir haben uns verabschiedet. Die Zeit empfanden wir beide als schön.

Auf dem Heimweg hat Rupert mir gesagt, dass er sich schon auf nächsten Mittwoch freut, wenn er nach Chemnitz kommt, es würde ihm was fehlen. Das hat mir Freude bereitet.

Mittwoch, 06.07.2011 (3 Jahre, Tag 79)

Nachdem ich schon mal gegen halb sechs wach war und mir eine heiße Milch geholt habe, bin ich wieder eingeschlafen.

Dann habe ich gefrühstückt, Wäsche aufgehangen und kurz mit Ilona gequatscht.

Für »Willy« habe ich einen Termin beim Tierarzt in unserem Bürohaus geholt. Da gehe ich mit ihm am Montag hin. Am Samstag kann ich ihn gegen 10.30 Uhr holen. Morgen werde ich erst mal für meinen neuen Mitbewohner einkaufen.

Als mein Mann kam, hat er nur kurz »Hallo« gebrummt. Ich gab ihm dann zu verstehen, dass ich mir einen Hund hole. Erst sagte er: »Was soll das heißen?« Darauf antwortete ich: »Das habe ich doch eben gesagt.« Dazu sagte er: »Mach doch, was du willst.« Dann ich: »Das mache ich auch, ich wollte dich nur informieren.«

Donnerstag, 07.07.2011 (3 Jahre, Tag 80)

Gleich heute früh bin ich mit den Eltern einkaufen gefahren. Ich habe für »Willy« schöne Sachen eingekauft. Der kleine Kerl kann kommen.

Wir waren dann noch Lebensmittel einkaufen, Oma und Opa waren wohl mit diesen ziemlich abgebrannt.

Den Nachmittag verbrachte ich zu Hause und im Garten, es ist ganz schön Unkraut gewachsen. Wenn am Wochenende Michael kommt, mäht er mir hoffentlich den Rasen. Dann ist so ziemlich wieder Ordnung im Grundstück, zumindest was ich machen kann.

Am Abend war ich wieder mal in der Sauna. War auch ganz schön. Nächste Woche ist ja Rupert da, da gehe ich nicht. Da wird zwar gerade gegrillt, aber ich bin lieber mit ihm zusammen. Ich sehne mich auch ein bisschen nach ihm.

Freitag, 08.07.2011 (3 Jahre, Tag 81)
Vormittags bin ich in die Schule gefahren. Da war heute letzter Schultag und zwei Kollegen wurden in den Ruhestand verabschiedet. Es war schön, wieder mal die Kollegen zu sehen, aber ich sehne mich wirklich nicht zurück. Ich würde es weder körperlich noch psychisch schaffen. Das kommende Schuljahr wird für einige Kollegen bestimmt schlimm, denn es werden viel zu wenige Schüler da sein.

Nachdem mein Mann zu seiner Freundin gefahren war, habe ich für »Willy« alles vorbereitet. Ich bin ja gespannt, wie ich mit dem kleinen Kerl zurechtkomme, aber ich freue mich auf ihn.

Samstag, 09.07.2011 (3 Jahre, Tag 82)
Heute war nun der Tag, an dem aus dem Bild »Willy« wirklich Willy geworden ist – er ist bei mir eingezogen. Er ist wirklich ein süßer kleiner Kerl.

Als wir zu Hause waren, ist er gleich durch den Garten getapst und hat mit Evi gespielt. Er hat sich gleich gut eingefügt, hat gefressen und auch seine Wurst gemacht. Es ist alles gut gegangen.

Und getreu der Aussage von Martin Rütter kamen am Abend auch noch meine Eltern, um das »neue Familienmitglied« zu begrüßen. Nachdem alle mit dem kleinen Kerl gespielt und gekuschelt hatten, war er fertig und hat geschlafen. So konnten wir »Erwachsenen« noch grillen, danach haben wir noch gekniffelt und ein Glas Wein getrunken. Es war ein richtig lustiger Tag. Der kleine Willy ist so putzig, wir hatten richtig Spaß mit ihm.

Nun hoffe ich, dass die Nacht auch einigermaßen gut verläuft. Denn Schlaf brauche ich immer noch ganz schön viel.

Sonntag, 10.07.2011 (3 Jahre, Tag 83)
Der kleine Willy hat es letzte Nacht ganz gut gemacht. Er hat gegen 1 Uhr und gegen 5 Uhr gequietscht, da bin ich mit ihm mal rausgegangen. Dann hat er wieder geschlafen. 8 Uhr sind wir dann aufgestanden. Er hat gefressen und seine Wurst gemacht, alles ganz prima.

Michael und Evi sind noch bis zum Nachmittag bei mir geblieben, wir hatten noch einen schönen Tag. Selbst Michael hat sich dann mal mit Willy beschäftigt.

Michi hat mein Fahrrad aus der Garage geholt und ich habe es geputzt.

Als es nicht mehr so heiß war, bin ich mit dem Rad zu den Eltern gefahren. Ich bin ewig nicht gefahren, musste mich erst wieder daran gewöhnen. Willy saß im Körbchen, das sah richtig putzig aus.

Mal sehen, wie die nächste Nacht verläuft.

Montag, 11.07.2011 (3 Jahre, Tag 84)
Letzte Nacht hat mich Willy nur einmal geweckt. Halb fünf sind wir mal Gassi gegangen. Dann hat er wieder geschlafen.

Ich nahm ihn mit zur Physiotherapie, er hat ganz lieb in seiner Tragetasche gelegen und geschlafen. Später bin ich mit ihm zum Tierarzt gegangen. Er meinte, Willy muss erst noch etwas zunehmen, ehe er ihn impfen kann. Zur Welpenschule soll ich auch noch nicht gehen. Er braucht erst seinen vollen Impfschutz.

Dienstag, 12.07.2011 (3 Jahre, Tag 85)
Heute ging es abermals nach Dresden. Willy hat sich vorbildlich verhalten, er war ganz lieb. Mit meinem Blut ist auch so weit alles in Ordnung, ich fahre erst in acht Wochen wieder hin.

Wir waren dann noch im CC und haben was gegessen. Mit Opa ist es wirklich momentan nicht so gut. Er ist ganz teilnahmslos. Ich mache mir Sorgen um ihn.

Am Nachmittag habe ich Willy noch bei der Stadt wegen der Hundesteuer angemeldet, somit war das auch noch erledigt.

Donnerstag, 14.07.2011 (3 Jahre, Tag 87)
Gestern Abend kam Rupert und so sind wir wieder in der Wohnung in Chemnitz. Mal sehen, wie das mit dem kleinen Racker wird.

Willy hat auch in der Wohnung gut geschlafen. Ich könnte ihn immer knuddeln.

Er ist ein richtiger Lausbub. Als wir ihn allein im Auto gelassen hatten, ist er selbstständig auf die Rückbank geklettert und hat uns erwartet (!). Das sah so süß aus, ich musste mir das Lachen verkneifen.

Mit Willy unternahm ich heute Laufversuche an der Leine, das klappte schon ganz gut. Er ist wirklich ein lieber kleiner Kerl.

Ich bin jetzt richtig gern mir Rupert zusammen, wir haben uns wohl aufeinander eingestellt und lassen uns unsere Freiheiten. Leider muss er am Samstag schon wieder heimfahren, er hat Termine.

Donnerstag, 21.07.2011 (3 Jahre, Tag 94)
Nach unserer üblichen Spielstunde um 5 Uhr haben wir zwei noch mal richtig schön geschlafen. Sind dann erst halb neun aufgestanden.

Da rief auch schon Mutti an, Vati müsse zum Arzt, sein Husten ist ganz schlimm. Also sind wir zum Doktor. Der hat Vati Tabletten verschrieben, dann ging es schon etwas besser.

Mein kleiner Willy braucht auch immer seine Spiel- und Tobeinheiten. Aber es macht auch ganz viel Spaß mit ihm. Er ist heute sogar ein ganzes Stück an der Leine gelaufen.

Was er noch nicht so richtig lassen kann, ist ins Zimmer zu pinkeln. Da habe ich wohl noch eine ganze Menge Erziehungsarbeit zu leisten.

Montag, 25.07.2011 (3 Jahre, Tag 98)
Letzte Nacht hat mich der kleine Wicht ganz schön genervt. Er war paar Mal wach und ich bin dann mit ihm runter. Manchmal hat er mich nur unverständlich angeguckt. Als ich dann bei der Physiotherapie war, hat er in seiner Tasche geschlafen.

Am Nachmittag haben sich die Eltern, Carolin und ich im Café getroffen. Carolin hat nachträglich zum Geburtstag eingeladen. Es war recht schön, aber ich bin heute nicht gut drauf. Irgendwie bereitet mir meine Psyche Probleme. Ich hatte gehofft, dass ich eher allein leben werde. Dieses Denken war leider nicht so ganz realistisch, davor hatte mich auch meine Psychologin gewarnt.

Mittwoch, 27.07.2011 (3 Jahre, Tag 100)
Habe mich zur Lymphdrainage wieder ganz gut erholen und entspannen können.

Danach bin ich mit Willy zum Chippen gefahren, denn der kleine Kerl hat entweder seinen Chip verloren oder der hat seinen Geist aufgegeben. Als ich die Kanüle sah, konnte ich den Schmerz nachempfinden. Willy hat fürchterlich geschrien. Aber danach ging es wieder. Am Nachmittag war er wieder der »Alte«. Zu Hause hatten wir dann wieder unsere Kuschelstunde.

Freitag, 29.07.2011 (3 Jahre, Tag 102)
Hatte bei meiner Psychologin ein gutes Gespräch. Sie hat mir eine Geschichte von drei Fröschen erzählt. Sie wollten einen Berg erklimmen, aber die anderen Frösche haben ihnen abgeraten. Daraufhin ist der erste Frosch abgesprungen. Der zweite ist den Berg halb nach oben, aber die anderen Frösche haben gesagt, er schafft es eh nicht bis hoch, also ist er umgekehrt. Der dritte Frosch ist ganz allein nach oben gestiegen und gut angekommen. Er ist nicht umgekehrt, weil er taub war und nicht gehört hat, dass er es nicht schaffen würde. Und so ist er seinen Weg allein, ohne auf die anderen zu hören, zu Ende gegangen.

Diese Geschichte ist so aus dem wahren Leben gegriffen. Ich möchte zwar nicht taub, aber der dritte Frosch sein.

Samstag, 30.07.2011 (3 Jahre, Tag 103)
Die letzte Nacht habe ich ganz gut geschlafen. Zum Glück hat Willy auch prima durchgehalten.

Leider hat es heute den ganzen Tag geregnet, es hat geschüttet wie aus Kannen und es ist auch ganz schön kalt. Und das mitten im Sommer.

Willy hat von Rupert einen Plüschtiger geschenkt bekommen. Der ist zwar größer als er selbst, aber er liebt seinen Tiger und besteigt ihn immer. Das sieht total lustig aus. Er ist ein richtiger kleiner Rammler.

Mittwoch, 03.08.2011 (3 Jahre, Tag 107)
Willy ist heute geimpft worden. Der kleine Kerl hat wieder geschrien wie ein kleines Schweinchen. Aber am Nachmittag war er wieder voll da. Er hat wieder schön gespielt, ist immer hinter dem Ball hergerannt. Das war so lustig, er war ganz außer Atem.

Am Nachmittag habe ich mich mit Doreen getroffen.

Wir waren im Röhrsdorfer Hof. Es war schön, mal nur mit ihr zu quatschen.

Samstag, 06.08.2011 (3 Jahre, Tag 110)
Gestern Abend ist Rupert nach Chemnitz gekommen. Wir waren dann noch zum Weinfest. Dann haben wir es uns in der Wohnung gemütlich gemacht.

Der kleine Willy kackt ständig in die Wohnung, ich glaube, er ist ein bisschen durcheinander. Aber das ist nun auch wieder nicht so schlimm, es lässt sich alles wegwischen.

Willy musste heute mal paar Minuten im Auto warten, da hat der kleine Kerl sich auf den Rücksitz im Auto gesetzt und hat aus einer Tüte die Leckerlis geklaut. Das ist eine Marke.

Dienstag, 09.08.2011 (3 Jahre, Tag 113)
Am Nachmittag haben wir Mutti abgeholt und sind mit ihr zu Vati ins Krankenhaus gefahren. Er ist wieder in der Herzklinik. Ihm geht es so weit ganz gut, wahrscheinlich kommt er morgen heim.

Auf dem Rückweg waren wir noch Kaffee trinken. War gut.

Am Abend gehen wir noch mit Maja und Steffen essen, hoffentlich wird da die Stimmung etwas besser. Die beiden sind eigentlich ein Garant dafür.

Donnerstag, 11.08.2011 (3 Jahre, Tag 115)
Heute vor 32 Jahren und noch mal vor 19 Jahren haben mein Mann und ich geheiratet. Es ist schade, dass es nicht funktioniert hat.

Habe heute Vati erneut in die Klinik gefahren. Es war alles in Ordnung und wir konnten wieder nach Hause fahren. Der Rentenversicherung habe ich meinen Reha-Bericht geschickt. Hoffentlich fällt da nun bald mal eine Entscheidung.

In der Schule kann ich nicht mehr arbeiten, das halte ich nicht mehr durch. Aber Geld verdienen muss ich, denn ich muss mich ja selbst versorgen.

Dienstag, 16.08.2011 (3 Jahre, Tag 120)
»Versuch's mal mit Gemütlichkeit«, das war heute mein Motto. Ich habe mir für alles viel Zeit gelassen und habe auch mal probiert, Willy allein zu lassen. War auf der Post und dann noch bei den Eltern.

Am Nachmittag war ich mit Willy zur Welpenschule. Der kleine Kerl war leicht überfordert. Er hatte Angst vor den anderen Hunden.

Aber die Übungen, wo er auf mich hören sollte, das hat er schon ganz prima gemacht. Ich habe ihn viel gelobt.

Zu Hause war er dann richtig fertig. Ich musste ihn erst mal richtig knuddeln.

Freitag, 19.08.2011 (3 Jahre, Tag 123)
Habe mir mit Willy heute früh wieder schön Zeit gelassen. Noch ehe ich nach Chemnitz gefahren bin, war die Post da. Es war nur ein Brief drin, Absender Rentenversicherung. Es war der Bescheid, dass meine Rente nun unbefristet ist bzw. bis zum 30.11.2023. Dann würde ich in Altersrente gehen, falls ich dann noch lebe. Ich würde mein Leben jetzt noch gern genießen. Ich habe mich jedenfalls riesig gefreut, auch wenn drin steht, dass ich nicht mehr arbeitsfähig werde. Das klingt erst mal hart, aber egal. Ich blicke nach vorn und habe gleich mal eine kleine Flasche Sekt geleert.

Für die Krankenkasse, private Rentenversicherung und das Schulamt habe ich dann gleich noch Briefe fertiggemacht.

Irgendwann werde ich nun in der Schule meine Sachen ausräumen. Aber dazu fehlt mir die Lust.

Sonntag, 21.08.2011 (3 Jahre, Tag 125)
Nach dem Frühstück bin ich aufgebrochen, um zu Rupert zu fahren. Es waren ca. 530 km. Obwohl Sonntag war und damit keine LKW auf der Autobahn, ist die Autobahn total voll gewesen. Ich habe zweimal Rast gemacht und Willy war pullern. Er hat ganz fein mitgemacht. Als wir dann bei Rupert waren, haben wir nur die Sachen in die Wohnung geräumt und sind noch mal losgefahren. Unterwegs tranken wir Kaffee und im Elsass aßen wir zu Abend. Es war sehr schön, weil wir bei diesem tollen Wetter draußen sitzen konnten.

Als wir wieder zurück waren, haben wir zwar noch ein wenig Fernsehen geguckt, aber ich bin ziemlich schnell eingeschlafen.

Dienstag, 23.08.2011 (3 Jahre, Tag 127)
Wir haben noch mal gut geschlafen. Gegen 10 Uhr bin ich wieder heimgefahren. Es ließ sich heute besser fahren als vorgestern. Es war bei Weitem nicht so viel Betrieb auf der Autobahn wie am Sonntag.

Die Hitze ließ uns das Wasser laufen, aber Willy hat sich wieder gut gehalten.

Am Nachmittag war ich mit Willy zur Welpenschule. Diesmal war er viel mutiger. Es waren auch nur noch drei andere Welpen da, da klappte es schon besser. Er hat auch mit den anderen Hunden rumgetobt, war richtig niedlich.

Jetzt liege ich im Bett und bin total breit.

Mittwoch, 24.08.2011 (3 Jahre, Tag 128)

Gleich früh war ich mit den Eltern einkaufen. Dann habe ich zu Hause noch was vorbereitet und bin kurz vor 14 Uhr zu Ilona gefahren.

Doreen war auch da und so hatten wir einen schönen Nachmittag. Ilona hatte sich wirklich viel Mühe gemacht.

Als ich so auf ihrer Terrasse saß, war mir schon etwas schwermütig zumute, wenn ich daran dachte, wie mein Haus aussieht. Seit Jahren ist ja nicht wirklich mehr was gemacht worden.

Ich hatte heute die Bilder, die ich vom Haus gemacht hatte, von der Drogerie geholt, auf denen die ganzen Katastrophen am Haus sichtbar werden.

Da sind wirklich viel Arbeit und Geld notwendig.

Abends bin ich nach Chemnitz gefahren, Rupert ist für zwei Tage da.

Samstag, 27.08.2011 (3 Jahre, Tag 131)

Seit gestern haben sich die Temperaturen halbiert. Der Organismus hat ganz schön Arbeit zu leisten.

Aber es hat auch gutgetan, mal die frische Luft einzuatmen. Evi und Michael waren den ganzen Tag da und so haben wir uns unterhalten und Fernsehen geguckt.

Willy war wie aufgezogen, ihm fehlte es wohl, dass er sich draußen austoben konnte.

Dienstag, 30.08.2011 (3 Jahre, Tag 134)
Habe mir heute früh einige Sachen gekauft. Für Willy ein Bettchen fürs Auto, für mich ein Reinigungsgerät, was auf jedem Boden gehen soll. Na, mal sehen.

Mittags hatte ich dann einen Kosmetiktermin.

Am Nachmittag war dann der Rasen dran, musste mir sogar noch den Mäher von den Nachbarn holen, weil unsere Krücke nicht richtig geht.

Später waren wir wieder zur Welpenschule. Willy war heute wie ausgewechselt. Er ist umgegangen wie aufgezogen. Er war ein richtiger Wilder.

Mittwoch, 31.08.2011 (3 Jahre, Tag 135)
Heute war wieder mal Dresden angesagt. Die Fahrt verlief gut und ich musste auch nicht zu lange warten. Mit meinem Blut ist alles okay. Ich konnte ich mich mal so richtig freuen.

Heute Morgen habe ich per Brief meine Versetzung nach Z. bekommen (unsere Schule ist ja nur noch Zweigstelle) und auch einen Brief zur Beendigung meines Dienstverhältnisses zum 01.10.11. Das war's nun.

Jetzt liege ich im Bett mit einer Flasche Prosecco und lasse es mir gut gehen.

Freitag, 02.09.2011 (3 Jahre, Tag 137)
Mein kleines Schaf (so sieht Willy manchmal aus) hat wieder schön bis halb acht geschlafen. Nach dem Frühstück bin ich mit ihm in die Stadt gefahren, brauchte noch paar Kleinigkeiten.

Dann haben wir es uns zu Hause gemütlich gemacht. Ich genieße es, allein im Haus zu sein.

Michi hat eine SMS geschickt, sie sind gut in Bulgarien angekommen sind, da bin ich erst mal wieder beruhigt.

Heute Abend kommt ja Wolfram, wir wollen uns im »Goldenen Becher« treffen, Ilona kommt mit dazu.

Samstag, 03.09.2011 (3 Jahre, Tag 138)

Der Abend war schön. Ilona war gut drauf, Wolfram auch. Als ich in den »Goldenen Becher« kam, habe ich noch einen ehemaligen Klassenkameraden getroffen. Der hat sich richtig gefreut, mich zu sehen. So haben wir alle vier zusammengesessen und gequatscht. War gut.

Heute Vormittag sind wir an die Talsperre gefahren. Wir haben eine Rundfahrt mit dem Schiff gemacht, haben dann gegessen, sind spazieren gegangen und redeten viel.

Wir saßen dann noch eine Weile bei mir auf der Terrasse und waren dann noch zum Abendessen. Das Wetter war super und wir konnten noch schön draußen sitzen.

Dann habe ich Wolfram wieder im Hotel abgeliefert und bin heimgefahren. Ich war froh, als ich im Bett lag.

Mittwoch, 07.09.2011 (3 Jahre, Tag 142)

Heute starten wir wieder unsere Reise nach Bad St. Pünktlich halb zehn war ich bei den Eltern und dann ging's los. Es hat zwar geregnet, aber die Fahrt verlief gut. Mittags waren wir schon in Vierzehnheiligen essen.

Dann bezogen wir unser Quartier und sind anschließend noch ein wenig rumgefahren und haben Eis gegessen. Willy, der kleine Schatz, macht alles prima mit.

Abends haben wir noch gekniffelt und anderthalb Flaschen Sekt getrunken. Oh, oh. Wir waren alle gut drauf, besonders Mutti. Das macht mich richtig froh.

Für Rupert habe ich noch eine Lederjacke gekauft. Ich hoffe, sie passt ihm. Jetzt bin ich müde und werde schlafen. Willy liegt auf seinem Fell und schläft schon.

Donnerstag, 08.09.2011 (3 Jahre, Tag 143)

Wir haben wir alle gut ausgeschlafen. Willy hat auch bis 7.45 Uhr geschlafen.

Nach dem Frühstück sind wir ins Bad gefahren und Willy habe ich allein im Auto gelassen. Wir hatten einen schönen Schattenplatz. Er war ganz brav, hat auf meinem Sitz geschlafen.

Dann waren wir Mittagessen und sind zurück ins Quartier. Wir hielten uns dann nur in der Ferienwohnung auf, haben gekniffelt und gegessen und entspannt.

Willy war mit der kleinen Tochter des Hauses unterwegs. Sie wollte ihn unbedingt mal haben und mit ihm spielen. Er ist auch mitgegangen. Er ist wirklich ganz unkompliziert, der kleine Kerl.

Samstag, 10.09.2011 (3 Jahre, Tag 145)

Wir hatten heute wieder einen sehr schönen Spätsommertag. Es waren 25 Grad. Nach dem Baden waren wir wieder Mittag essen, diesmal in den Klosterstuben. Ich habe nur eine Suppe gegessen, ich war noch voll von gestern.

Dann brachten wir Vati und Willy in die Ferienwohnung zurück und sind zu zweit noch mal los nach L. Ich wollte noch was für Willys kleine Freundin holen, weil sie immer so schön mit ihm spielt. Habe einen Schlüsselanhänger mit einem kleinen Hund bekommen.

Am Nachmittag saßen wir auf dem Balkon, haben uns gesonnt und ein bisschen gelesen. War schön. Abends dann wieder das übliche Programm.

Sonntag, 11.09.2011 (3 Jahre, Tag 146)

Heute war ein sehr schöner Tag. Das Wetter war fantastisch und wir waren noch mal im Thermalbad. Danach sind wir wieder schön essen gewesen und den Nachmittag verbrachten wir wieder auf dem Balkon. Ich fand es sehr toll, auch mal Zeit für mich zu haben: Haare gewaschen, die Nägel neu lackiert, gelesen usw.

Dann haben wir noch einen Film geguckt und gekniffelt.

Als alle im Bett waren, deckte ich noch Muttis Geburtstagstisch. Ich bin wirklich froh, solche Eltern zu haben.

Montag, 12.09.2011 (3 Jahre, Tag 147)
Nach dem Frühstück und der Gratulation zu Muttis 81. Geburtstag sind wir wieder nach Hause gefahren. Wir waren dann noch unterwegs essen und anschließend noch paar Kleinigkeiten einkaufen.

Dann bin ich heimgefahren und habe meine Sachen umgepackt. Nachdem ich noch Blumen gegossen und Willy versorgt hatte, ging es weiter nach Chemnitz, denn heute kommt ja Rupert. Morgen fahren wir nach Lübeck und bleiben bis Donnerstag. Ich freue mich auf Rupert, habe ihn nun doch einige Zeit nicht gesehen.

Mittwoch, 14.09.2011 (3 Jahre, Tag 149)
Wir haben sehr gut geschlafen. Es war schön, in der Nacht Ruperts Nähe zu spüren.

Das Frühstück war superklasse. Ganz reichlich und von allem etwas.

Dann haben wir uns die Stadt angesehen und einen Bekannten getroffen. Rupert hatte mit ihm einiges zu besprechen und ich bin in der Zwischenzeit mit Willy in Lübeck bummeln gewesen.

Abends waren wir noch mal essen und sind dann wieder zurück ins Zimmer.

Samstag, 17.09.2011 (3 Jahre, Tag 152)
Michael hat heute früh den Rasen gemäht. So sieht es erst mal wieder ordentlich aus.

Am Nachmittag habe ich Evi nach Limbach gefahren, sie hat mit ihrer Flötengruppe geprobt. Ich bin dann zu Oma und Opa zum Geburtstag gegangen. Mutti hatte mit ihren älteren Leutchen nachgefeiert, es war schon manchmal lustig.

Später kamen dann noch Evi und Micha dazu. Micha hatte erst Volleyballspiel. Gegen halb neun sind wir dann wieder heimgefahren. Ich war dann auch knülle – und klein Willy auch.

Montag, 19.09.2011 (3 Jahre, Tag 154)
Hatte heute wieder mal Lymphdrainage, was mir sehr gutgetan hat.

Als ich nach Hause kam, war mein Mann mal kurz da gewesen, aber schon wieder weg. Auch gut!

Am Nachmittag war ich bei der Hautärztin. Das erste Mal seit der Transplantation wurden keine Basaliome gefunden. Juhu! Bin sehr froh darüber.

Als ich heimkam, hat Willy richtig geweint, er dachte wahrscheinlich, ich komme nicht wieder. Das muss ich also noch tüchtig üben.

Dienstag, 20.09.2011 (3 Jahre, Tag 155)
Heute hat mein Schatz Rupert Geburtstag. Ich habe ihm ein paar Tage Entspannung im Hotel »Bayerischer Wald« geschenkt. Ich freue mich selbst auf die Tage, zumal auch das Wetter schön sein soll und wir spazieren gehen können.

Da ich heute zu Hause geblieben bin, habe ich mich um den Garten gekümmert. So weit es mir möglich ist, halte ich ihn ganz gut in Schuss.

Dann war ich wieder mit Willy zur Welpenschule. Seine Beißerei habe ich ganz schön einreißen lassen, und wenn ich ihm das Halsband anlegen möchte, macht er ein Spiel mit mir draus. Da gibt es noch ganz schönen Nachholbedarf.

Donnerstag, 22.09.2011 (3 Jahre, Tag 157)
Bin heute nach Bayern gefahren. Die Fahrt verlief gut und Rupert und ich kamen so ziemlich zeitgleich an.

Wir hatten Sekt/Orangensaft zur Begrüßung und sind dann erst mal auf unser Zimmer. Das hatte ich mir etwas größer vorgestellt, aber ging schon.

Nachdem wir aber mal eine Lichtprobe gemacht hatten und Rupert die Dusche benutzt hatte, waren wir nicht mehr so glücklich.

Lichtschalter ging so gut wie keiner und die Dusche sah auch nicht einladend aus. Geschlafen haben wir aber gut.

Auch das 5-Gang-Menü war echt klasse. Dann sind wir aufs Zimmer und haben noch ferngesehen.

Willy, der kleine Schatz, zaubert bei allen Leuten ein Lachen aufs Gesicht. Er hat auch schön geschlafen.

Freitag, 23.09.2011 (3 Jahre, Tag 158)

Nach dem Aufstehen haben wir fürstlich gefrühstückt. Als Rupert mit Willy unten war, hat er an der Rezeption gesagt, dass unser Zimmer einige unschöne Sachen hat. Er hat es ganz nett gesagt und so wurde es auch aufgenommen. Deshalb bekamen wir ein anderes Zimmer, eine Suite. Total klasse!!! Viel schöner als das erste Zimmer, natürlich auch viel teurer, aber das müssen wir ja nicht bezahlen.

Wir waren dann noch in Bad K. bummeln, danach begann unser Wellnessprogramm. Wir hatten ein Bad für zwei und hinterher noch eine entspannende Massage. Hat uns beiden gutgetan. Willy, der Liebe, bleibt dann allein im Zimmer und freut sich, wenn wir wiederkommen. Es macht einfach Spaß mit ihm.

Samstag, 24.09.2011 (3 Jahre, Tag 159)

Wir haben in unserem neuen Zimmer gut geschlafen. Das Frühstück war wieder herrlich, aber ich merke, ich muss schon wieder aufpassen. Warum nehme ich jetzt so schnell zu? Es macht mich ganz verrückt.

Erst sind wir heute in die Tschechei gefahren, dann nach Bodenmais. Es war herrliches Wetter und hat richtig Freude gemacht.

Den Abend wollen wir noch mal genießen, denn morgen geht es wieder heim. Aber Rupert ist nun auch der Meinung, dass wir im November noch in die Türkei fliegen. Also gehe ich nächste Woche aufs Reisebüro.

Dienstag, 27.09.2011 (3 Jahre, Tag 162)
War im Reisebüro und habe Angebote für die Türkei geholt. Mal sehen, wo es uns diesmal hinzieht.

Willy war heute bisschen außer Rand und Band. Er hat gemacht, was er wollte. Das setzte sich dann in der Welpenschule fort. Erst ging er los wie Schmitz' Katze, dann hat er teilweise ganz gut Sitz und Platz gemacht.

Mit Oskars Herrchen und Frauchen habe ich mich gut unterhalten, die finde ich ganz nett. Das Lustige ist, dass Oskar sich genauso daneben benimmt wie Willy.

Als wir zu Hause waren, hat er nicht mal mehr gefressen, sondern gleich geschlafen. Der kleine Stinker war ganz schön fertig.

Mittwoch, 28.09.2011 (3 Jahre, Tag 163)
Bin gleich früh zum Reisebüro gefahren und habe unsere Türkeireise gebucht. Wir wohnen wieder im Horos Paradiese, also das gleiche Hotel wie im Frühjahr. Dann hatte ich mich mit Steffen in der Schule verabredet. Da mein Dienstverhältnis am Freitag ausläuft, habe ich heute meine persönlichen Sachen abgeholt. Es war ganz schön viel, aber ich nahm auch erst mal alles mit, man weiß ja nie.

Dann habe ich Steffen noch zum Essen eingeladen. Nun ist das Kapitel Schule für mich abgeschlossen. Es hat aber alles seine zwei Seiten. Ich bin froh, dass ich mir den Stress eines Lehrers nicht mehr antun muss, aber der Preis dafür, die Krankheit, darauf hätte ich gern verzichtet.

Dienstag, 04.10.2011 (3 Jahre, Tag 169)
Habe einiges im Haus gemacht, dann bin ich ins CC gefahren, ich brauchte Druckerpatronen.

Zu Hause saß ich noch ein Weilchen auf der Terrasse und um 14 Uhr habe ich mich mit den Eltern und Carolin getroffen. Wir waren gemeinsam Kaffee trinken.

Danach bin ich zur Welpenschule gefahren. Willy hat mich heute total geschafft. Erst ist er auf die großen Hunde losgegangen, dann hat er wieder ständig in seine Leine gebissen. Es war total nervig. Zum Glück hat der kleine Oskar auch nur Blödsinn gemacht. Sein Frauchen und ich haben uns dann gegenseitig getröstet.

Samstag, 08.10.2011 (3 Jahre, Tag 173)
Vormittags war ich mit Mutti in A. in einem Großmarkt für Schreibwaren und Dekoration. Da war heute Eröffnung des Weihnachtsmarktes und ich kaufte einige schöne Räuchermänner, die ich Weihnachten verschenken möchte. Nach dem Mittag fuhr ich Mutti und Vati nach H., meine Tante liegt im Krankenhaus.

Dann habe ich mich zu Hause erst mal hingelegt, ich war irgendwie breit.

Nachmittags war Evi mit Willy spazieren, es hatte geregnet – und er sah total zerzaust aus. Da habe ich ihn geduscht, da hat der kleine Kerl total gezittert. Dann haben Evi und ich ihn geföont. Er hat mir richtig leidgetan. Mein Freund kleiner zerpflückt mir immer mal meinen Farn. Ich schimpfe dann mit ihm, dann guckt er mit seinen Kulleraugen immer so unschuldig.

Donnerstag, 13.10.2011 (3 Jahre, Tag 178)
Als ich heimkam, habe ich meinen Mann gefragt, ob er schon mal darüber nachgedacht hat, ob wir auch ohne Gutachter eine Lösung für unser Haus finden. Er hat das bejaht. Na, mal sehen. Ich hoffe, wir finden bald für uns beide eine akzeptable Lösung.

Am Nachmittag war ich mit Ilona zum Kaffee verabredet. Wir haben uns lange nicht gesehen, aber es war ganz angenehm. Schön mit ihr zu quatschen.

Freitag, 14.10.2011 (3 Jahre, Tag 179)
Ich habe meinen Mann gefragt, wie wir nun mit dem Haus weitermachen wollen. Wie immer war mir klar, dass er sich natürlich

nichts überlegt hatte, auch wenn er sich so geäußert hat. Warum denke ich immer, dass er macht, was er sagt? Er hat mir dann erklärt, egal, wann ein Gutachter unser Haus bewertet, er zieht keinesfalls vor März 2012 aus.

Zumindest habe ich ihm nun entlockt, dass er das Haus nicht behalten kann. Aber, ob das dann im März 2012 immer noch so ist, das weiß ich auch nicht.

Ich will wirklich froh sein, wenn ich endlich für mich wohne. Im Haus oder einer Wohnung, mir ist das jetzt wirklich schon egal.

Montag, 17.10.2011 (3 Jahre, Tag 182)

Nach der Therapie bin ich heimgegangen und habe meine Sachen gepackt, denn Rupert kommt ja heute.

Bei meinem Hausarzt sprach ich noch vor wegen meiner jährlichen Untersuchung, ich brauche ja die Stempel für die Krankenkasse.

Als ich dann in Chemnitz war, bin ich mit Willy erst mal spazieren gegangen und dann schleppte ich meine Sachen in den 4. Stock. Als ich das Abendessen fertig hatte, kam Rupert und wir konnten essen.

Dienstag, 18.10.2011 (3 Jahre, Tag 183)

Heute früh ging's auf nach Dresden. Bei meinem Blutbild war alles in Ordnung. Auf meine Frage, ob ich noch Krebszellen habe, hat Dr. R. das bejaht. Er sagte, bei einer akuten Leukämie wäre das bedenklich, bei der chronischen muss es weiter beobachtet werden.

Zur Welpenschule hat Willy richtig gut mitgemacht und mit dem kleinen Hardy sehr ausdauernd gespielt.

Als wir zurück in der Wohnung waren, reichte es uns allen. Wir waren geschafft.

Samstag, 22.10.2011 (3 Jahre, Tag 187)
Wir haben heute noch mal richtig schön geschlafen und nach dem Frühstück wieder unsere Sachen gepackt.

Zu Hause waren Michael und Evi da. Wir aßen zusammen Mittag und anschließend redeten wir.

Ich habe Michael gesagt, wie ich mich fühle, nämlich von ihm abgelehnt.

Er sagte mir dann, dass ich ja von mir auch nichts mehr sagen würde, und er wüsste gar nicht, woran er wäre. Ich denke, wir haben ein bisschen Klarheit in unsere Mutter-Sohn-Beziehung gebracht.

Nächstes Wochenende nehmen sie Willy mit und bringen ihn am Donnerstag zu den Eltern zurück.

Montag, 24.10.2011 (3 Jahre, Tag 189)
Heute hatte ich einen total vollen Tag. Erst war ich zur Lymphdrainage, dann habe ich noch einige Besorgungen gemacht, u. a. Volksbank, Hausarzt usw.

Um 11 Uhr hatte ich Friseurtermin, meine Haare sind wieder kürzer und ganz schön rot. Aber mir gefällt es.

Dann kam die Krönung des Tages, ich musste zum Zahnarzt. Aber es war halb so schlimm, er hat zwar gebohrt, es war aber zum Aushalten. Allerdings muss ich mir zwei Kronen machen lassen. Aber erst nach dem Urlaub.

Als ich wieder zu Hause war, bin ich mit meinem Wuschel spazieren gegangen und dann haben wir noch gespielt. Ich könnte den kleinen Kerl knuddeln.

Donnerstag, 27.10.2011 (3 Jahre, Tag 192)
Vormittags war ich mit den Eltern einkaufen. Ich bin ja nun eine Woche nicht da.

Als ich wieder zu Hause war, habe ich den Rest meiner Fenster geputzt und die Gardinen gewaschen. Ich war ganz schön kaputt.

Da ist ja auch noch Willy, der seine Zeit beansprucht. Mit dem Ball spielen, das geht immer.

Mit meinem Mann will ich noch reden, ob wir nun unser Haus begutachten lassen. Ich hoffe, er lenkt endlich mal ein.

Als ich so beim Gardinenaufhängen war, habe ich so gedacht, wäre schön, wenn beim nächsten Mal die Trennung und der Auszug endlich vorüber wären.

Freitag, 28.10.2011 (3 Jahre, Tag 193)

Heute früh habe ich den Gutachter angerufen, der unser Haus schätzen soll. Er kommt heute in vierzehn Tagen. Mal sehen, wie dann die Lage ist.

Zu Hause habe ich meine Sachen gepackt und mich noch mal intensiv mit Willy beschäftigt. Es fällt mir schon schwer, dass der kleine Kerl heute Abend von Evi und Michael abgeholt wird.

Mittags waren wir noch beim Tierarzt. Er hat sich Willys Zähne angesehen. Die neuen kommen schon, aber paar alte blockieren noch den Platz.

Willy wiegt nun fast drei Kilo und hat somit ganz schön zugelegt. Er macht mir viel Freude.

Samstag, 29.10.2011 (3 Jahre, Tag 194)

Gestern Abend wurde mein Willy von den Kindern abgeholt. Es hat mir schon ganz schön leidgetan. Er hat sich zwar gefreut, wusste aber gar nicht so recht, was los war.

Ich habe unruhig geschlafen, er hat mir gefehlt.

Gegen Mittag haben sie angerufen, er hat wohl bis halb acht geschlafen, wäre aber gestern Abend erst spät eingeschlafen. Na ja, er wird es überstehen.

Ich fahre dann nach Chemnitz, Rupert kommt schon gegen Nachmittag, dann komme ich auf andere Gedanken. Und morgen geht es ab in die Türkei.

Sonntag, 30.10.2011 (3 Jahre, Tag 195) bis
Sonntag, 06.11.2011 (3 Jahre, Tag 202)

Der Urlaub war wiederum ganz toll. Wir waren wieder sehr ausgiebig einkaufen und haben auch schöne Sachen mitgebracht. Ich war auch paar Mal am Strand und auch im Meer baden. Hat mir wieder viel Spaß gemacht. Wir haben uns beide gut erholt und hatten eine sehr schöne Zeit miteinander.

Die Flüge waren auch okay, ich habe aber auch nicht mehr so große Angst. Wovor soll ich auch noch Angst haben?

Willy scheint sich bei den Kindern und auch bei den Eltern wohlgefühlt zu haben. Das war mir sehr wichtig.

Montag, 07.11.2011 (3 Jahre, Tag 203)

Nach unserem wunderschönen Urlaub habe ich Rupert nach dem gemeinsamen nächsten Silvester gefragt. Er war wieder total genervt. Seine Antwort hat mich regelrecht entsetzt und wieder die Frage aufgeworfen, was ich für Rupert eigentlich bin. Er sagte: »Ich bin noch nicht so weit. Denkst du, ich kann dort weitermachen, wo ich aufgehört habe?« Ich kam mir ziemlich verarscht vor.

Als ich mit Willy heute spazieren war, ist er von zwei Schäferhunden bei einem Bauernhof angefallen worden. Sie haben ihn am Bauch verletzt. Der kleine Kerl war total verstört und hat richtig gezittert. Ich habe ihn gestreichelt und gekuschelt, er hat es sich auch gefallen lassen.

War eigentlich ein total »guter« Tag.

Dienstag, 08.11.2011 (3 Jahre, Tag 204)

Willy war letzte Nacht ganz unruhig. Ich habe ihn dann mit in mein Bett genommen und so schliefen wir auch ganz gut.

Dann habe ich mich der Wäsche gewidmet und sie auch schrankfertig gebracht. Nun muss alles »nur« noch in den Schrank.

Mit Willy war ich beim Tierarzt. Der hat mit mir geschimpft, weil ich erst heute gekommen bin. Er hat mir klargemacht, dass

Willy hätte tot sein können. Er hat ihm dann Spritzen verpasst und seine Wunde behandelt. Wir sind erst nach 20 Uhr vom Tierarzt nach Hause. Und der Kleine war so tapfer.

Donnerstag, 10.11.2011 (3 Jahre, Tag 206)

Mein Gespräch bei meiner Psychotherapeutin war wieder sehr gut. Wir sprachen darüber, dass Rupert mit mir Silvester wieder nicht zusammen sein will. Sie ist der Meinung, dass es Menschen gibt, die Feiertage ablehnen. Ich soll mich auf mich besinnen und selbst was unternehmen. Das andere Thema war, dass ich Willy nach dem Hundebiss nicht gleich zum Arzt gebracht habe bzw. ihn sogar noch geduscht habe. Das war bei mir wahrscheinlich Blackout.

Dann war ich mit den Eltern einkaufen und anschließend bin ich zum Tierarzt gefahren. Die Wunde ist schon ganz gut geheilt, aber er hat mir noch mal gesagt, wenn der Biss ein Millimeter tiefer gewesen wäre, dann wäre der Bauch offen gewesen. Dabei schauert es mich heute noch. Zum Glück ist es nicht so weit gekommen.

In die Sauna nehme ich heute Willy mit, will ihn nicht allein lassen.

Freitag, 11.11.2011 (3 Jahre, Tag 207)

Vormittags war ich wieder beim Zahnarzt. Er hat mir noch mal einen Zahn behandelt, der später einmal eine Krone bekommen soll.

Nach dem Mittag kam der Gutachter und hat sich unser Haus angesehen. Er hat so weit alle »Problemchen« erkannt. Was er nicht gesehen hat, z. B. eine kaputte Jalousie, sagte ich ihm. Mein PC spinnt heute, ich habe ihn schon ein paar Mal runtergefahren. Da merkt man erst mal, wie abhängig man von dem Ding ist.

Michael kommt ja am Wochenende, vielleicht nimmt er sich mal so viel Zeit, um sich mit dem PC zu beschäftigen.

Samstag, 19.11.2011 (3 Jahre, Tag 215)
Nun habe ich fast eine ganze Woche kein Tagebuch geschrieben. Ich möchte aber auch nicht jeden Tag einzeln nachschreiben, es ist nicht wirklich viel passiert.

Mein eigener Rechner ist kaputt. Da ich aber noch Garantie darauf habe, gebe ich ihn zur Reparatur ab. Michael hat mir einen Rechner von Rupert eingerichtet, so kann ich wieder Tagebuch schreiben.

Die Tage mit Rupert waren zum Teil anstrengend und ich war manchmal ganz schön fertig.

Was mich aber richtig getroffen hat, ist, dass Rupert mit mir auf keinen Fall zu Silvester zusammen sein will. Das tut mir weh und es ärgert mich auch.

Heute habe ich es mir zu Hause gemütlich gemacht, nachdem ich vormittags im Garten und mit den Kindern beschäftigt war.

Diese Gemütlichkeit mit Willy vor dem Kamin tut mir gut, aber füllt mich nicht aus. Mir fehlt ein liebevoller Partner.

Mittwoch, 23.11.2011 (3 Jahre, Tag 219)
Hatte einen total vollen Tag. Vormittags war ich zur Krankengymnastik und Lymphdrainage und dann bin ich noch zur Psychologin. Wir haben noch mal über Silvester gesprochen und darüber, dass ich nicht so richtig weiß, wohin ich gehöre und keinem auf den Keks gehen will. Das Ganze hat mich so berührt, dass ich dann auch noch weinen musste. Diese Stimmung hat sich den ganzen Tag nicht positiv verändert.

Aber meine Therapeutin hat mir auch gesagt, ich soll mir Sachen suchen, die mir gefallen und wo ich mich gebraucht fühle. Das werde ich jetzt tun.

Dann habe ich den ganzen Nachmittag gemalt. Es hat mir wieder Spaß gemacht, aber es hat mich auch ganz schön angestrengt.

Samstag, 26.11.2011 (3 Jahre, Tag 222)
Letzte Nacht hatte ich ziemliche Hüftschmerzen. Entweder war unser Spaziergang gestern zu lang oder ich habe beim Malen zu lange gestanden. Aber eigentlich sind beides keine wirklichen Gründe.

Heute früh brachte ich noch Tannenzweige zu den Eltern, dann widmete ich mich wieder dem Malen meiner Bilder.

Ich habe dabei den Kamin geheizt und es mir mit Willy gemütlich gemacht.

So kann ich das Leben wirklich genießen.

Donnerstag, 01.12.2011 (3 Jahre, Tag 227)
Willy hat Bindehautentzündung. Also habe ich mal wieder Medikamente vom Tierarzt bekommen und gelöhnt. Ein Glück, dass ich es kann, bei Lisa war das damals noch schwerer.

Vormittags war ich mit den Eltern einkaufen.

Nach dem Mittag bin ich wieder mit gepackten Taschen nach Chemnitz gefahren. Mein Mann ist am Wochenende auch nicht da und da macht es mich wütend, wenn ich dann bedenke, dass das Haus leer ist und ich mich in Chemnitz aufhalten muss. Diesen Zustand schnellstens zu ändern wird mein wichtigstes Ziel für 2012 sein.

Als Rupert dann da war, sind wir noch auf den Weihnachtsmarkt gegangen. Es war schön, auch wenn es draußen noch recht mild war.

In der Wohnung haben wir uns noch einen schönen Abend gemacht.

Sonntag, 04.12.2011 (3 Jahre, Tag 230)
Heute mussten wir uns wieder mal voneinander verabschieden. Aber die letzten Tage waren sehr schön gewesen.

Zu Hause habe ich Maja und Steffen angerufen und sie zu meiner Geburtstagsfeier am 17.12.11 eingeladen. Sie sagten zu, was mir auch sehr wichtig war, weil ich Michael und Evi nun mal mit Rupert bekannt machen will. Ein bisschen Bauchschmerzen hatte ich schon, als ich Michael am Telefon eingeladen habe. Als ich ihm sagte, dass Rupert auch kommt, war seine Antwort: »Ich habe damit kein Problem.« Das hat mich sehr gefreut und ich glaube, er weiß gar nicht, wie wichtig mir das ist.

Am Nachmittag bin ich mit Willy noch zu den Eltern gelaufen. Wir haben zusammen Kaffee getrunken. Immerhin ist heute der zweite Advent.

Dienstag, 06.12.2011 (3 Jahre, Tag 232)

Heute zum Nikolaustag war ich mit den Eltern zu einer Bustour. Es ging ins Erzgebirge und es war sehr schön. Wenn man so im Bus durch die Lande kutschiert wird, kann man alles viel besser sehen.

Das wunderschöne Erzgebirge in der Vorweihnachtszeit, es ist einfach nur traumhaft. In allen Fenstern leuchten Schwibbogen, in den Vorgärten strahlen die Weihnachtsbäume. Da kommt weihnachtliche Stimmung auf.

Wir waren Mittag essen und Kaffee trinken. Willy war ein ganz Lieber und wurde mit Streicheleinheiten von allen verwöhnt. Als wir gegen 19 Uhr zu Hause waren, waren wir aber auch ganz schön breit.

Mittwoch, 07.12.2011 (3 Jahre, Tag 233)

Der gestrige Tag hat mir ganz schön zugesetzt. Und doch mussten wir heute wieder zeitig los, denn ich hatte ja meinen Termin in Dresden.

Mein Blutbild ist so weit in Ordnung, und dass ich mich manchmal so schwach fühle, damit muss ich mich abfinden. Es wird nicht mehr wie früher. Aber ich habe gelernt, mich zu arrangieren. Da ich mich hauptsächlich um meinen kleinen Willy und um mich kümmern muss, geht das schon.

Der kleine Willy hat heute mehrfach so richtig gekotzt. Er tut mir richtig leid. Heute bekommt er nur noch was zu trinken, Futter wird mal weggelassen.

Donnerstag, 08.12.2011 (3 Jahre, Tag 234)
Mein erster Termin war bei der Psychotherapeutin. Wir haben auch noch mal über Silvester gesprochen und ich hatte die Idee, ich könnte doch mit dem Busunternehmen, mit dem ich schon am Nikolaustag unterwegs war, wegfahren. Das hätte ich mir ganz gut vorstellen können.

Nach meinem Gespräch bin ich zu dem Reisebüro gegangen und habe einen Gutschein für die Eltern abgeholt. Nebenbei habe ich mir gleich noch eine Kopie von der Silvesterreise mitgenommen. Es sind auch noch Plätze frei.

Als ich mir aber das Ganze etwas näher angesehen habe, geht die Reise in den Schwarzwald und zum Titisee. Dort, wo ich schon mit Rupert war. Da will ich aber nicht hin. Also war es wieder nichts.

Freitag, 09.12.2011 (3 Jahre, Tag 235)
Gestern Abend in der Sauna fühlte ich mich mal wieder fehl am Platz. Alle haben sich über Weihnachten und die Weihnachtsfeier in der Sauna unterhalten. Ich hatte überhaupt keine Lust dazu. Ich bin dann heim zu meinem Willy.

Nachmittags erzählte ich Rupert noch, dass ich Silvester in den Urlaub fahren wollte. Leider ist es ein Ziel, was ich eben nicht will, ich hätte noch mehr Kummer. Den habe ich auch, wenn ich zu Hause bleibe, da muss ich jedoch nicht noch viel Geld ausgeben. Rupert lässt das ziemlich unbeeindruckt.

Sonntag, 11.12.2011 (3 Jahre, Tag 237)
Heute war ich mit den Eltern in Bad Schlema. Ich hatte sie zum Essen eingeladen, das war mein Nikolausgeschenk. Es war wie-

der sehr schön erholsam. Am Nachmittag habe ich es mir zu Hause gemütlich gemacht. Ich heizte den Kamin an, las ein bisschen und spielte mit meinem Kuschelhund Willy.

Mittwoch, 14.12.2011 (3 Jahre, Tag 240)

Nach meinen üblichen Physiotherapien bin ich heimgefahren und habe mit Willy noch eine Runde gedreht. Der kleine Kerl bringt mich immer zum Lachen.

Als ich nach Hause kam, lag im Briefkasten das Gutachten von unserem Haus. Ich war beim Öffnen des Umschlags richtig aufgeregt. Dann konnte ich mich entspannen. Der Wert war so festgelegt, wie ich es mir gedacht hatte.

Mal sehen, ob ich nun mit meinem Mann einig werde.

Am Abend war dann Rupert gut in Chemnitz angekommen. Wir haben gemeinsam zu Abend gegessen, es gab Gemüsepfanne und Steak. Dann saßen wir gemütlich vor dem Fernseher. Ich habe mich selig gefühlt, immerhin liegen einige schöne Tage vor mir.

Donnerstag, 15.12.2011 (3 Jahre, Tag 241)

Der Tag begann mit einem guten Frühstück.

Am Nachmittag waren wir auf dem Weihnachtsmarkt und haben richtig geschlemmt. Es war herrlich.

Zurück in der Wohnung schaltete ich meinen Rechner ein. Und dann habe ich mir mein wohl schönstes Geburtstagsgeschenk selbst gemacht.

Da mein Stammzellenspender mit mir nicht so richtig Kontakt will, ich wollte mich ihm so gern erkenntlich zeigen, auch mal einladen, hat mir meine Psychologin geraten, mich an die DKMS (Deutsche Knochenmarkspenderdatei) zu wenden. Vielleicht kann ich dort helfen, dass durch Aufklärung und Bekanntmachung der DKMS noch mehr Spender von Stammzellen gefunden werden und dadurch noch mehr Patienten überleben können. Nun hat mir eine Mitarbeiterin der DKMS geschrieben, dass meine Hilfe willkommen ist. Ich habe mich riesig über die Antwort gefreut und werde gleich wieder antworten.

Am Abend war dann mein »Pflichtprogramm« angesagt, wie jedes Jahr. In der ARD wurde die José-Carreras-Show übertragen. Die einzelnen Schicksale der Leukämiepatienten haben mich wieder sehr beeindruckt. Wenn dann immer gezeigt wird, wie die Familien zu den Kranken stehen und immer für sie da sind, werde ich immer traurig. Meine Eltern waren immer für mich da, aber sonst habe ich so ziemlich alleine gekämpft. Ich hätte mir manchmal gewünscht, mich hätte jemand einfach nur mal in den Arm genommen.

Dann kamen mir auch die Tränen, ich konnte sie nicht zurückhalten. Um Mitternacht hat mir Rupert noch zu meinem 54. Geburtstag gratuliert. Dann haben wir geschlafen.

Freitag, 16.12.2011 (3 Jahre, Tag 242)

Es ging schon ganz früh mit Anrufen und Simsen los. Es war für mich sehr schön.

Am Vormittag sind wir dann nach B. gefahren. Wir wollten die Eltern zu einem Ausflug ins Gebirge abholen. Leider hatte der Wetterbericht das Sturmtief »Joachim« angekündigt und die Eltern hatten Angst. Dann haben sie sich aber trotzdem aufgerafft und wir sind erst mal gemütlich zum Mittagessen gefahren.

Dann waren wir noch auf dem Annaberger Weihnachtsmarkt, dort genehmigten wir uns einen Glühwein und aßen Quarkbällchen. Mutti und Vati haben gesagt, dass es ihnen richtig gut gefallen hat, und das hat mich sehr froh gemacht. »Joachim« konnte uns also nichts anhaben.

Zurück in der Wohnung haben wir dann Ilona und Uwe erwartet. In unserer spartanisch eingerichteten Wohnung besitzen wir ja immerhin fünf Stühle, so konnten wir die Gäste empfangen. Wir haben ein bisschen geredet, dabei Sekt getrunken. Es war schön entspannend.

Samstag, 17.12.2011 (3 Jahre, Tag 243)

Wir erledigten vormittags noch paar Besorgungen. Auf dem Weihnachtsmarkt haben wir noch mal den herrlichen Duft eingesogen und was gegessen.

Abends ging es dann zum Italiener zum Abendessen. Ich hatte Michael, Evi, Maja und Steffen eingeladen. Es sollte die erste Begegnung zwischen Rupert und Evi und Michael werden. Der Abend war recht schön, Michael war zwar sehr reserviert, dafür war Evi umso lockerer. Leider ging es ihr selbst nicht so gut, sie sah auch ziemlich blass aus.

Der kleine Star des Abends war Willy. Eine junge Frau vom Nachbartisch wollte ihn unbedingt mal anfassen und hat gesagt, wie schön weich er sich anfühlt. Die Serviererin hat ihm immer mal ein Stück Schinken zugesteckt und gesagt, dass er bald wieder kommen soll.

Als wir dann gegen 22 Uhr zu Hause waren, war ich ganz schön kaputt. Ich halte wirklich nicht mehr lange durch.

Sonntag, 18.12.2011 (3 Jahre, Tag 244)

Wir haben bis gegen 8.30 Uhr geschlafen. Glücklicherweise hat Willy auch so lang durchgehalten.

Dann taten wir das, was wir immer tun, wenn Rupert wieder heimfährt. Also Sachen packen, Müll runterschaffen, verabschieden, losfahren.

Als wir uns tschüss sagten, habe ich zu Rupert gesagt, dass ich insgeheim immer noch gehofft hatte, dass er sagt, wir könnten doch über Silvester wenigstens mal zwei Tage zusammen sein. Er meinte aber nur: »Wir telefonieren.« Ich habe nun für mich beschlossen, dass ich zu Hause bleiben werde und nächstes Jahr mich zeitig genug um eine Reise über diese Zeit kümmere. Ich will nicht immer an diesen Tagen allein sein.

Und dann habe ich mir noch was ausgedacht. Ich will mir für die Tage über den Jahreswechsel eine Aufgabe suchen. Und so gehe ich jetzt auf die Suche nach einem Verlag, der mein Tagebuch in Auszügen veröffentlichen würde. Gleichzeitig werde ich das Tagebuch überarbeiten. Da habe ich wohl genug zu tun und es wird mir nicht langweilig werden.

So ganz alleine wie letztes Jahr fühle ich mich tatsächlich nicht, denn ich habe Willy.

Alfred Brehm hat dazu richtig gesagt: »Mensch und Hund ergänzen sich hundert- und tausendfach; Mensch und Hund sind die treuesten aller Genossen.«

Montag, 19.12.2011 (3 Jahre, Tag 245)

Der Morgen begann wie immer montags – ich war zur Lymphdrainage.

Dann habe ich unser Gutachten fürs Haus kopiert und an meine Anwältin geschickt. So war das damit nun auch noch erledigt.

Zu Hause war ich nur kurz, denn um 15 Uhr hatte ich mich mit meiner lieben Schulfreundin Lydia verabredet. Wir waren in einem Café und haben zwei Stunden nur gequatscht. Es war richtig schön. Wir wollen nun nicht wieder so viel Zeit bis zum nächsten Treffen vergehen lassen.

Als ich wieder zu Hause war, versendete ich an einige Verlage mein Tagebuch. Bin ja gespannt, ob sich einer dafür interessiert.

Mittwoch, 21.12.2011 (3 Jahre, Tag 247)

Habe es mir zu Hause gemütlich gemacht und knapp 20 E-Mail-Postkarten geschrieben. Dann war ich aber auch ganz schön fertig, mir tut dann immer der Rücken weh und ich habe das Gefühl, ich kann mich gar nicht mehr aufrecht halten.

Ich führte heute ein sehr schönes Gespräch mit Frau D. Einer Mitarbeiterin von der DKMS. Sie hat mir gesagt, dass ich dort mitarbeiten kann, evtl. Gespräche in Schulen führen oder bei Typisierungen mithelfen. Das würde mir total viel Freude machen.

Donnerstag, 22.12.2011 (3 Jahre, Tag 248)
Am Vormittag habe ich noch die letzten Einkäufe getätigt und dann Opa die Haare geschnitten.

Wieder zu Hause angekommen, zog ich mich um und bin nach L. zum Jahresabschluss meiner ehemaligen Arbeitsstätte, der Berufsschule, gefahren. Es waren wirklich viele Kollegen gekommen.

Plötzlich stand Steffen auf und hat mir von allen Kollegen Gutscheine für Wellness überreicht. Sie hätten noch mal gesammelt. Das hat mich richtig verblüfft. Ich war erst mal sprachlos, freute mich aber sehr.

Dann bin ich mit Willy wieder heimgefahren. Ich traf Vorbereitungen auf die nächste Weihnachtsfeier. Wir haben heute auch noch in der Sauna Jahresabschluss.

Freitag, 23.12.2011 (3 Jahre, Tag 249)
Vormittags erledigte ich noch Schreibarbeiten. Das hätte mir mal jemand, als ich noch im Schuldienst war, sagen sollen. Ich hätte den Piep gezeigt.

Wenn man mir vor Jahren gesagt hätte, dass mir die Feiertage zum Jahreswechsel einmal schnuppe sein werden, dem hätte ich nicht geglaubt! Eigentlich schade!

Der gestrige Saunaabend war übrigens richtig schön. Es kam gute Stimmung auf. Ich war ja auch mit Partner da – mit Willy. Der war aber auch wieder zu niedlich, den muss man ganz einfach lieb haben. Wir sind erst 23 Uhr nach Hause gekommen und waren beide total müde.

Den Nachmittag verbrachte ich damit, Geschenke einzupacken. War ganz schön, aber Stimmung kam nicht auf.

Rupert habe ich heute gesagt, dass seine Psychotherapeutin nur ihn sieht, nicht aber sein Umfeld. Da bin ich mir auch ganz sicher, sonst würde sie ihm sagen, wie ich mich jedes Jahr zum Ende fühle. Aber ich habe mich schon fast an das Alleinsein gewöhnt. Was soll's?

Samstag, 24.12.2011 (3 Jahre, Tag 250)
Heiligabend 2011

Heute ist nun Heiligabend. Die Kinder sind auch schon (!) vormittags aufgestanden und zum Mittag sind wir zu den Eltern gegangen.

Beim Mittagessen haben uns Evi und Michael erzählt, dass sie im kommenden Jahr ein Baby bekommen. Ich werde Oma und das freut mich riesig.

Was soll ich weiter sagen?

Beginn eines neuen Lebens

Danksagung

Bedanken möchte ich mich vor allem bei meinen Eltern, die mir mein ganzes Leben Liebe, Freude und Halt, aber auch Mut zu Neuem gegeben haben. Sie waren und sind immer für mich da. Was mir immer sehr leidgetan hat, dass sie sich in ihrem Alter um mich kümmern mussten, aber ich mich eher um sie hätte sorgen müssen.

Bei meinem Sohn Michael, der mich vor einigen Jahren regelrecht zum Gebrauch eines Laptops überreden musste und dem ich nun für seine Beharrlichkeit dankbar bin. Er hat seinen Weg gefunden und macht mich mit seiner Evi nun zur Oma.

Bei Rupert, der zu meinem Partner in allen Lebenslagen geworden ist. Er hat mir in Zeiten, in denen ich mich selber aufgeben wollte, Zuversicht gegeben und Ziele gezeigt, die mir veranschaulichen, dass ich doch noch gebraucht werde.

Meinen Freunden Ilona und Uwe, die immer ein offenes Ohr für mich hatten. Dir, liebe Ilona, war kein Weg zu weit, um mich zu besuchen.

Meinen Freunden Maja und Steffen, bei denen ich das Gefühl von Familie spüren durfte und darf.

Allen, die mir Gutes gewünscht und getan haben. Es wären hier so viele zu nennen: Kollegen, Freunde, Bekannte, Mitpatienten … und, und, und.

Ich bedanke mich auch bei den Ärzten, Schwestern und dem Personal im Haus 66 der Uniklinik in Dresden. Ich habe mich hier immer als individueller Mensch gefühlt, nicht als Nummer. Ich durfte eine wunderbare, aufopferungsvolle Betreuung erfahren.

Ich bedanke mich bei den Ärzten, Schwestern und dem gesamten Personal der Reha-Klinik Schwabenland in Isny. Besonderer Dank gilt dem Chefarzt der Onkologie Herrn Dr. O.

Auch bedanken möchte ich mich bei meinem inzwischen von mir geschiedenen Mann, dem Vater unseres Sohnes, für die trotz allem gute Zeit, die wir fast dreißig Jahre hatten.

An meiner Genesung waren aber auch beteiligt: meine leider verstorbene Mischlingshündin Lisa, mit der ich eine Zeit lang gemeinsam gegen den Krebs gekämpft habe (sie hat den Kampf leider 2009 verloren) und mein Bolonka Zwetna-Rüde Willy, der mich immer wieder zum Lachen bringt und mich auf Trab hält.

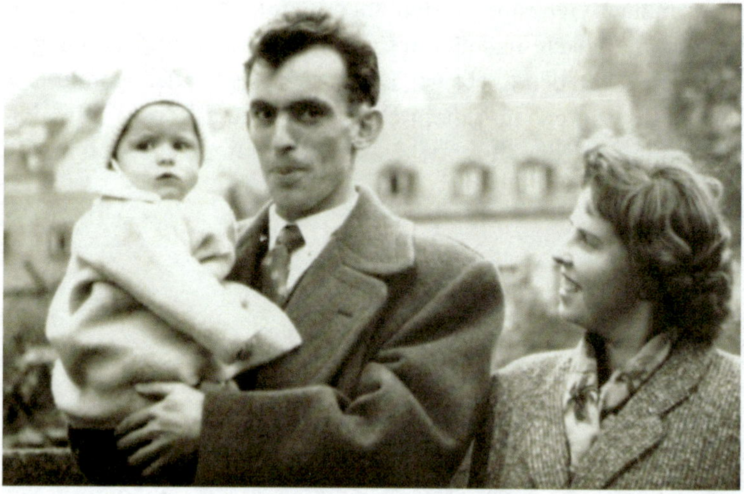

Mit meinen lieben Eltern zur Taufe 1958

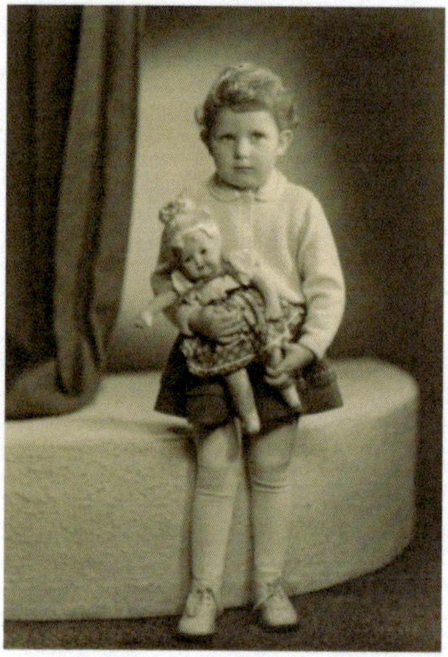

Banger Blick auf den Mann im weißen Kittel,
diesmal war es aber kein Arzt, sondern der Fotograf

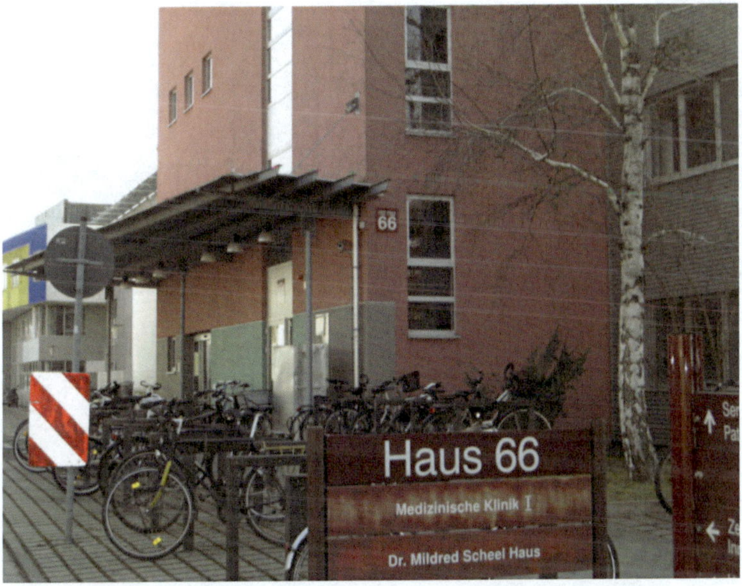

Haus 66 der Uniklinik Dresden Dr. Mildred Scheel Haus

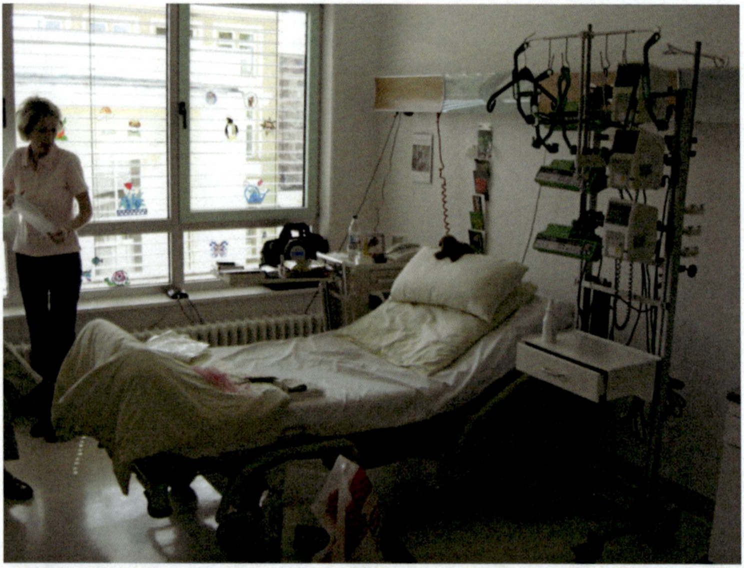

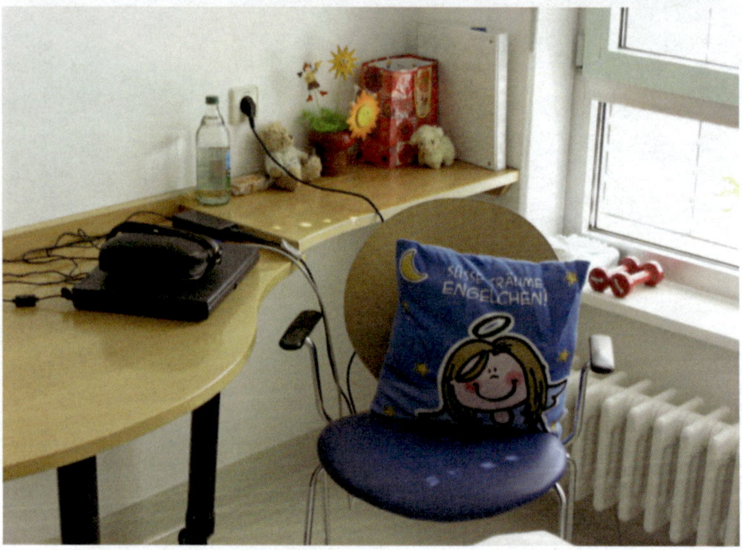

Mein »Reich« in der Uniklinik für ca. vier Wochen

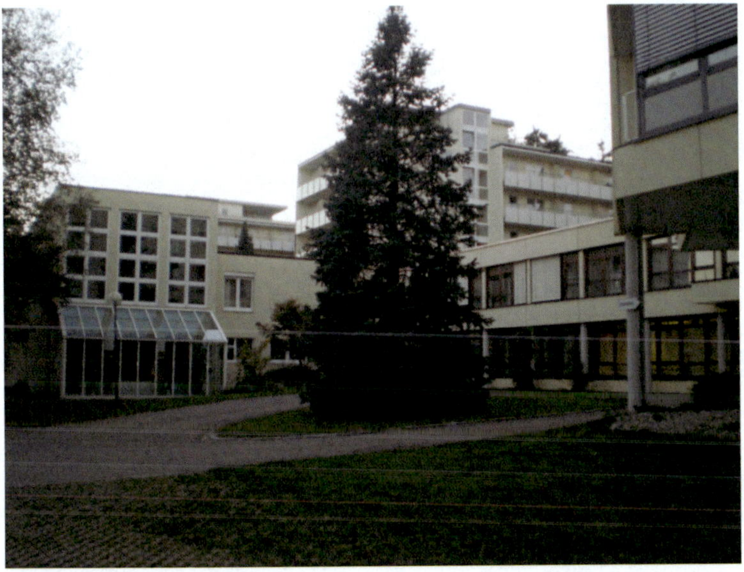

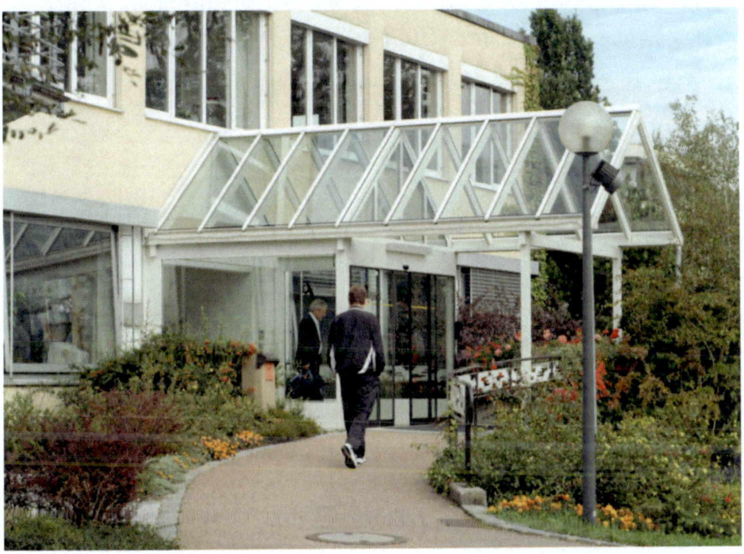

Reha-Klinik Schwabenland in Isny-Neutrauchburg

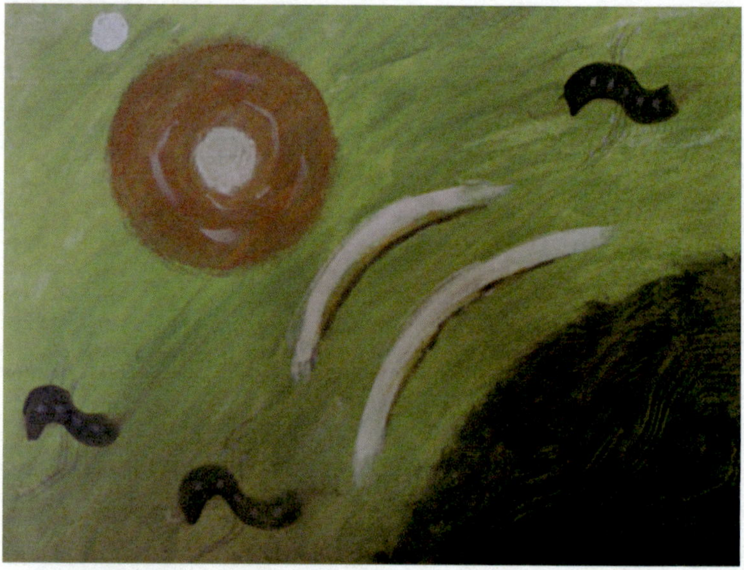

Mein Bild voller Verzweiflung und Hoffnung,gemalt bei einem neuerlichen Klinikaufenthalt am 07.07.2009

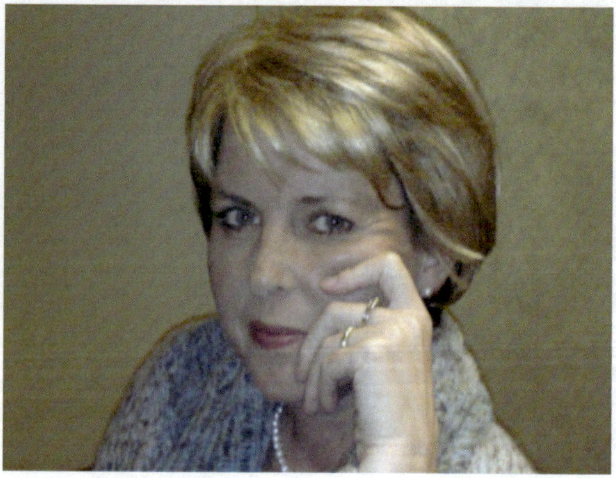

Mit Perücke zur Reha im Oktober 2008

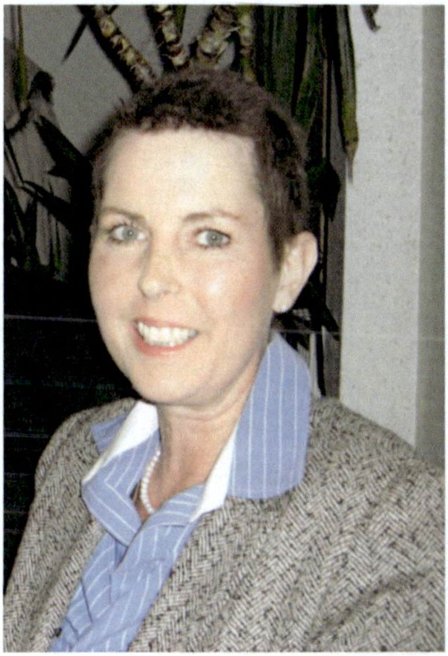

*Erster »öffentlicher«
Auftritt ohne Perücke
zum Klassentreffen
im November 2008
(mit Stoppelhaar
und Platzbacken
vom Prednisolon)*

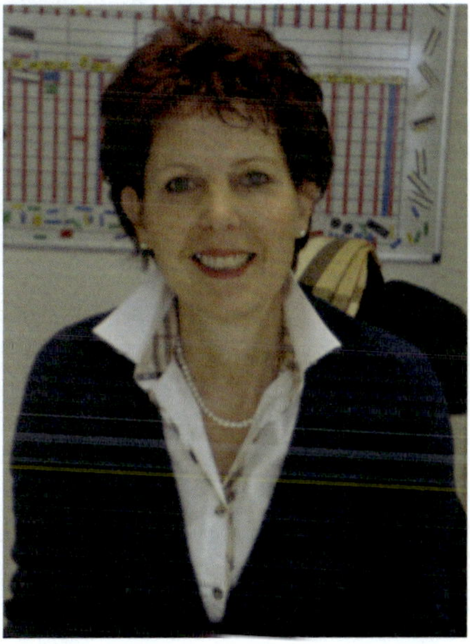

Alles wieder gut!

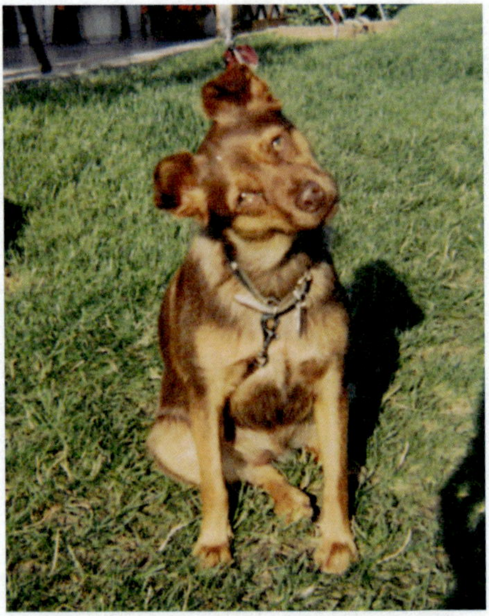

Meine verstorbene Hündin »Lisa«

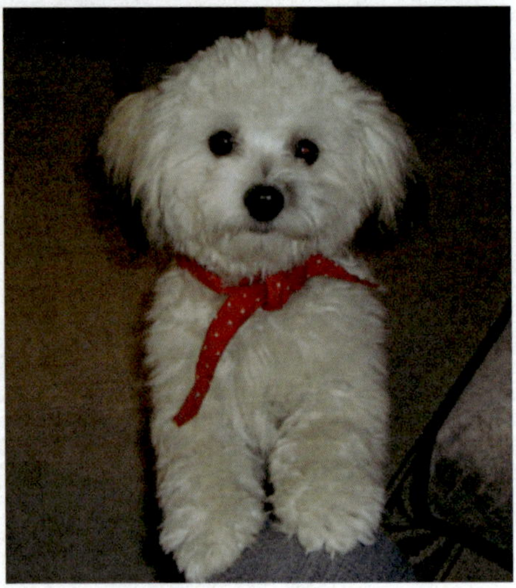

Der wilde »Willy«

Leukämie

Niemand kann das Ausmaß der schockierenden Diagnose so gut nachempfinden wie Betroffene oder Angehörige, die sich diesem Kampf stellen mussten. Der Austausch mit transplantierten Patienten und deren Familien ist uns als gemeinnütziger Verein sehr wichtig, um das nötige Feingefühl und Verständnis spürbar in unsere Spenderwerbung sowie Spenderbetreuung einfließen zu lassen. Wir sind eine von über 20 Spenderdateien in Deutschland. Unser Anspruch ist es, gemeinsam Blutkrebs zu besiegen und mithilfe eines engagierten, sozialen Netzwerkes in motivierter Zusammenarbeit so vielen Leukämiepatienten wie möglich und ihren Familien die Chance auf ein sorgenfreies Leben zu bieten.

Umso mehr freuen wir uns, dass wir Ute Stahl seit 2012 in unserem Kreise wissen dürfen. Als Vorstandsmitglied des Vereins gibt sie zahlreiche wichtige Impulse, Anregungen sowie Hintergrundwissen und zeigt aktiv u.a. bei Typisierungsaktionen mit ihrer eigenen Geschichte, die Sie, lieber Leser, in diesem Buch verfolgen konnten, neuen potenziellen Spendern wie wichtig ihre Registrierung als Stammzellspender ist. Denn: »Für manche Leukämiepatienten lassen sich rund um den Globus noch keine passenden Stammzellspender finden.« So Prof. Dr. Dietger Niederwieser, Vorstandsvorsitzender und Leiter der Hämatologie und Internistische Onkologie des Universitätsklinikums Leipzig.

VKS – VEREIN FÜR KNOCHENMARK- UND STAMMZELLSPENDEN E.V.

Der Verein für Knochenmark- und Stammzellspenden e.V. sucht neue potenzielle Spender für Leukämiepatienten.

Alle 16 Minuten erhält ein Patient in Deutschland die Diagnose Blutkrebs. Unbehandelt führt die Erkrankung fast immer zum Tod. Für die meisten Patienten ist die Transplantation von Stammzellen eines gesunden Spenders, dessen Gewebemerkmale mit denen des Erkrankten nahezu identisch sind, die einzige Aussicht auf Heilung. Weniger als ein Drittel der in Deutschland ca. 12.000 Patienten findet innerhalb der Familie einen passenden Spender. Je mehr Spender deshalb für die Suche zur Verfügung stehen, desto größer ist die Überlebenschance für sie.

Der VKS macht sich deshalb seit 1997 zur Aufgabe, über Blutkrebs aufzuklären und Mitmenschen zur Registrierung in die weltweite Spenderkartei zu motivieren. Nur so kann die Überlebenschance für Leukämiepatienten gesteigert werden. Jede gesunde Person, die zwischen 18 und 55 Jahre alt ist, kann sich typisieren lassen. Zur Erfassung der benötigten Gewebemerkmale genügt ein schmerzloser Abstrich von der Wangenschleimhaut mittels Wattestäbchen. Alle erfassten Gewebemerkmale werden in das Zentrale Knochenmarkspender-Register Deutschland (ZKRD) eingespeist und stehen so für die weltweite Suche nach Stammzellspendern zur Verfügung. Es bedarf daher keiner Mehrfachtypisierung.

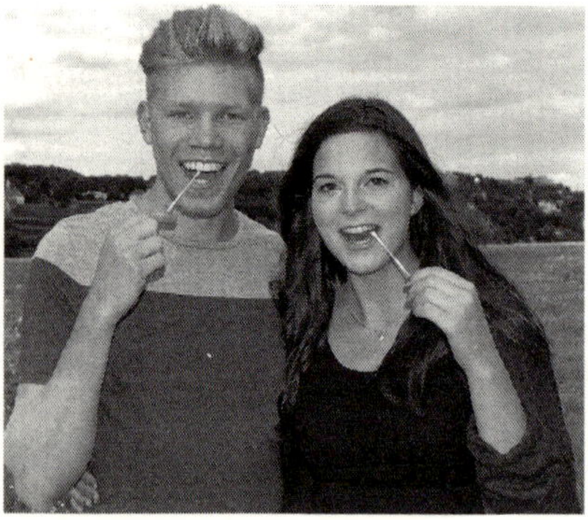

Stammzellentnahme in den meisten Fällen ohne Operation

Blutkrebs ist der Oberbegriff für bösartige Erkrankungen des Knochenmarks bzw. des blutbildenden Systems, bei denen die normale Blutbildung durch die unkontrollierte Vermehrung von bösartigen Blutzellen gestört ist. Wegen dieser Krebszellen kann das Blut seine lebensnotwendigen Aufgaben nicht mehr ausführen, etwa Infektionen bekämpfen, Sauerstoff transportieren oder Blutungen stoppen. Unbehandelt führen die Erkrankungen fast immer zum Tod.

Ist jedoch ein genetischer Zwilling gefunden, können die Stammzellen entnommen werden. Hierzu gibt es zwei Methoden: In ca. 80 Prozent der Fälle erfolgt die Entnahme aus der Blutbahn, wobei keine Operation notwendig ist. In den restlichen Fällen wird dem Spender unter Vollnarkose Knochenmark (nicht Rückenmark!) aus dem Beckenkamm entnommen. Innerhalb von etwa zwei Wochen regeneriert sich das Knochenmark beim Spender.

Jede Spende hilft

Neben der Aufgabe möglichst viele bereitwillige Spender zu finden, stellen auch die Kosten, die für die Registrierung anfallen, den Verein für Knochenmark- und Stammzellspenden e.V. vor enorme finanzielle Herausforderungen. Der gemeinnützige Verein ist daher auf Geldspenden angewiesen. Befürworter von Typisierungsaktionen können deshalb auch Geld spenden und so die Registrierung neuer Spender unterstützen. Informationen zu Spendenmöglichkeiten finden sich auf der Website des Vereins. Hier können zudem kostenfrei Typisierungssets angefordert werden.

Partner des Zentralen Knochenmarkspender-Registers Deutschland (ZKRD) und Mitglied der Stiftung Knochenmark- & Stammzellspende Deutschland (SKD)

Helfen kann so einfach sein! – Kontaktieren Sie uns.

Geschäftsstelle des Vereins für Knochenmark- und Stammzellspenden e.V.
Fetscherstraße 72, 01307 Dresden
Telefon: +49 (0)351 563776 813
Telefax: +49 (0)351 563776 829

www.vks-sachsen.de

Spendenkonto »Lebensretter«
Verein für Knochenmark- und Stammzellspenden e.V.
Commerzbank Dresden
IBAN: DE82 8508 0000 0517 0060 00
BIC: DRESDEFF850

blutkrebs gemeinsam besiegen

vks